坐好月子
不留病

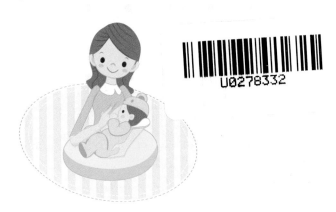

U0278332

岳然/编著

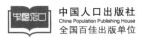
中国人口出版社
China Population Publishing House
全国百佳出版单位

图书在版编目（CIP）数据

坐好月子不留病 / 岳然编著. —北京：中国人口出版社，2015.9

ISBN 978-7-5101-3480-7

Ⅰ.①坐… Ⅱ.①岳… Ⅲ.①产褥期—妇幼保健—基本知识 Ⅳ.①R714.6

中国版本图书馆CIP数据核字（2015）第138683号

坐好月子不留病

岳然 编著

出版发行	中国人口出版社	
印　　刷	沈阳美程在线印刷有限公司	
开　　本	720毫米×960毫米　1/16	
印　　张	16.25	
字　　数	200千	
版　　次	2015年9月第1版	
印　　次	2015年9月第1次印刷	
书　　号	ISBN 978-7-5101-3480-7	
定　　价	29.80元	

社　　长	张晓林
网　　址	www.rkcbs.net
电子信箱	rkcbs@126.com
总编室电话	(010) 83519392
发行部电话	(010) 83534662
传　　真	(010) 83515922
地　　址	北京市西城区广安门南街80号中加大厦
邮政编码	100054

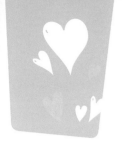

CONTENTS

CHAPTER 1　健康饮食，调理好体质

CONTENTS

CONTENTS

CHAPTER 2　产后护理，恢复好身心

CONTENTS

CHAPTER 3 精心看顾, 安度月子期

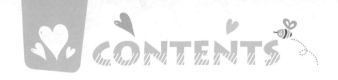

CONTENTS

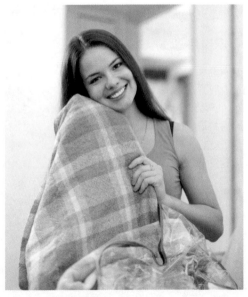

CHAPTER 4 养颜塑身，还原好状态

CONTENTS

CHAPTER 5　远离月子病, 保持好身体

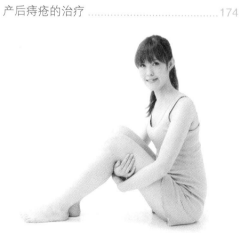

CONTENTS

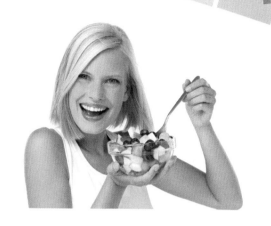

CHAPTER 6 科学育儿，哺喂与护理

CONTENTS

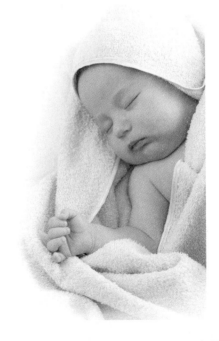

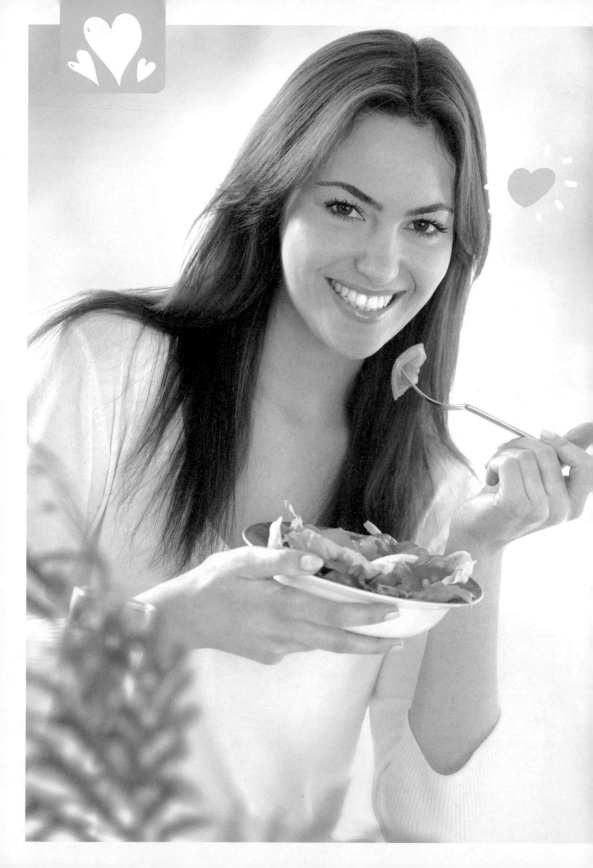

CHAPTER 1

健康饮食，调理好体质

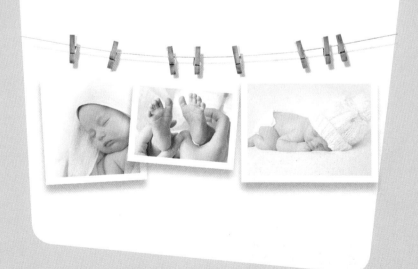

坐月子的饮食原则

新妈妈在生产过程中要耗费大量体力，失血多，身体非常虚弱，既要恢复自身的生理功能，同时还要哺乳。因此，新妈妈在月子期间的饮食一定要补充充分的热量和各种营养素，同时还要照顾到尚未恢复的胃肠功能，根据自身生理变化的特点，月子里饮食应该科学、合理、循序渐进。总的来说，新妈妈在坐月子期间的饮食应该遵循以下原则：

饮食清淡

新妈妈的消化功能往往较差，特别是在刚刚分娩后，肠胃更需要受到保护。如果这时吃过于油腻的食物，这些食物会增加新妈妈胃肠道的负担，易使其脾功能受损、引起消化不良，影响食欲。所以新妈妈应吃些清淡而又能健胃的食品，如豆腐、薏仁粥、玉米粥、红枣薏仁粥、瘦猪肉汤、蒸蛋等。

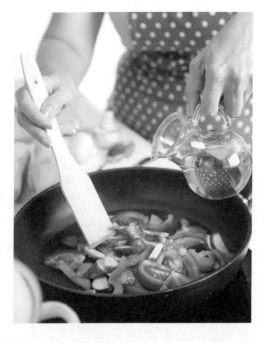

少量多餐

新妈妈分娩后，身体十分虚弱，食欲也不佳，因此，应该采取餐次增加、分量减少的方式，每日餐饮以 5~6 次为宜。这样有利于食物消化吸收，保证充足的营养。孕期时胀大的子宫对其他的器官都造成了压迫，产后的胃肠功能还没有恢复正常，采用少食多餐的原则，既保证营养，又不增加胃肠的负担，让身体慢慢恢复。

营养均衡

新妈妈产后饮食是否均衡，决定了其产后身体状况恢复是否良好。在新妈妈的日常饮食中，除了要摄取适宜的肉类，还要搭配蛋、海鲜和蔬果。因为蛋类不仅含有丰富的蛋白质，还含有维生素 A、D、E 和磷、铁、钙等。而鱼虾等海鲜，不仅热量低，所含的蛋白品质也较一般肉类好，是产后新妈妈绝佳的营养食品。蔬菜水果则含有多种丰富的矿物质和维生素，新妈妈多吃蔬果，其所富含的纤维素可以帮助新妈妈胃肠蠕动，使其排便顺畅。

补充水分

由于新妈妈在分娩过程中，流失了大量血液和水分，因此补充水分十分重要。利用薄粥、鲜美的汤汁，给予新妈妈充分的营养与水分，不仅可以促进母体的康复，同时也能增加乳汁的分泌量。

干稀搭配

干类食物可以保证营养的供给，稀类食物则可以提供足够的水分。新妈妈产后处于比较虚弱的状态，胃肠道功能受到影响。尤其是进行剖宫产的新妈妈，麻醉过后，胃肠道的蠕动需要慢慢地恢复。因此，产后的头1周，最好以好消化、好吸收的流食和半流食为主，如稀粥、蛋羹、米粉、汤面及各种汤等，以后再慢慢适量增加干类食品。

对于坐月子的新妈妈，合理的膳食就是最好的营养剂。坐月子期间饮食做到安全、合理、科学，新妈妈自然会得到全面而均衡的营养。而盲目地进食补药和补品，如人参，则是不合理的，食用过量不仅不利于新妈妈的营养吸收和身体恢复，还可能带来便秘、牙龈出血、口臭等不良症状。另外，新妈妈在日常饮食中也不要吃寒凉、生冷的食物，应该多吃一些平补或温补之物。小米粥和鸡蛋这两样食物，性质平和，具有平补的功效，新妈妈可以适宜地多食用些。

产后不可忽视的饮食禁忌

分娩后，新妈妈体力消耗很大，元气大损，急需补充各类营养物质，于是家人就给新妈妈做各种各样营养丰富的食品。但作为新妈妈，因经历了特殊的生理过程，并不是什么都适合吃，相反有一些产后饮食大忌，新妈妈和照顾新妈妈的人应该在日常饮食中注意。

鸡蛋忌多吃

新妈妈在分娩过程中，体力消耗大、出汗多、体液不足、消化能力下降，分娩后如果立即吃鸡蛋，会难以消化，增加肠胃的负担。就算到了产褥期，新妈妈因身体虚弱，没有恢复，如果吃鸡蛋过多，也会增加肠胃负担，甚至引起胃病。

忌坚硬、生冷、辛辣

新妈妈产后饮食应以清淡、易消化为主。坚硬、生冷的食物易损伤新妈妈的脾胃，影响其消化功能，生冷的食物还容易导致瘀血滞留，从而引起产后腹痛、产后恶露不净等。而辛辣的食物，容易使新妈妈上火，引起口舌生疮、便秘或痔疮的发作。如果母体内热，还会通过乳汁影响到宝宝。因此，新妈妈在产后1个月内应该禁食坚硬、生冷、辛辣的食物。

红糖忌多吃

红糖营养丰富，释放能量快，营养吸收利用率高，具有温补性质；还可促进子宫收缩，排出产后宫腔内的瘀血，促使子宫早日复原；同时也有益于养血、健脾暖胃、活血化瘀等功效，是产后新妈妈的理想食品。但新妈妈也不可过多食用，因为过多饮用红糖水会损坏牙齿；如果在夏季过多喝红糖水，还会加速出汗，使新妈妈的身体更加虚弱，甚至中暑；红糖还会使恶露增多，导致慢性失血性贫血，影响新妈妈的子宫恢复，这些都不利于新妈妈的身体健康。

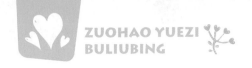

忌不吃蔬菜、水果

新妈妈分娩后，有些家里的老人遵照传统观念，不让新妈妈吃蔬菜、水果，认为它们都是寒凉食品，对新妈妈的身体不利。其实新妈妈分娩时体力消耗大、失血较多，加上生殖器官需要复原和哺乳的需要，新妈妈应该多吃富含营养、水分多的蔬果。它们含有丰富的维生素，是新妈妈组织修复和分泌乳汁必不可少的食物。其中的纤维素还有促进肠蠕动的作用，可以防止便秘。

忌喝茶

有的新妈妈可能爱喝茶，但和在孕期一样，新妈妈还是不喝茶为好。茶内含有咖啡因，新妈妈喝茶后，咖啡因会通过母乳进入宝宝体内，容易使宝宝发生肠痉挛和不明原因的啼哭现象，甚至使宝宝精神过于旺盛，不能很好地睡眠。这不仅影响宝宝的健康，也影响新妈妈的休息和睡眠。

忌滋补过量

产后新妈妈进行适当的营养滋补是有益的，有利于身体的恢复，同时可以有充足的乳汁。但如果滋补过量，容易导致新妈妈过胖，使身体代谢失调，引起各种疾病。而且新妈妈营养过剩，会使奶水中的脂肪量增多，造成宝宝肥胖。若宝宝消化能力差，不能充分吸收这些脂肪，还会出现脂肪泻。因此产后新妈妈应忌滋补过量。

忌烟酒

新妈妈吸烟可以使乳汁减少。烟中含有有毒的尼古丁，不利于宝宝的生长发育。而且新妈妈吸烟时呼出的气体对宝宝来讲也是一种严重的吸毒现象。新妈妈也不可饮酒，因为新妈妈大量饮酒可引起宝宝嗜睡、深呼吸、触觉迟钝、多汗等症状，对宝宝的成长极为不利。

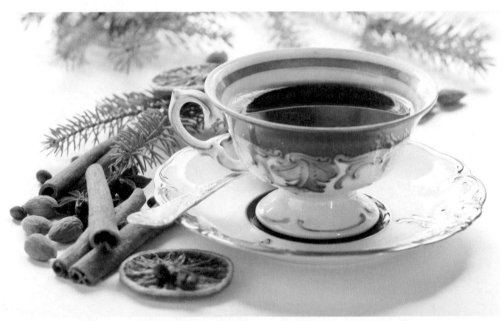

剖宫产新妈妈的饮食讲究

如果新妈妈是通过剖宫产手术分娩的，经历了大手术，产后的饮食较自然分娩的新妈妈来说，更有讲究，所以必须多加注意、好好调理，这样才有助于剖宫产新妈妈精力和体力的恢复。

产后饮食须知

产后 6 小时禁食。新妈妈进行剖宫产手术后，由于肠管受刺激而使肠道功能受刺激，肠蠕动减慢、肠腔内有积气，易造成术后的腹胀感，在产后的 6 小时内不应该进食任何东西。

6 小时后可以服用一些排气类的食物（如萝卜汤），以增强肠蠕动、促进排气、减少腹胀，并使大小便通畅。

产后进食应该循序渐进。新妈妈在剖宫产手术后 1~2 天，消化能力较弱，所以应摄入容易被消化的食物，而且不能吃油腻的食物。产后 3~4 天，不要急于喝过多的汤，避免乳房乳汁过度淤胀。产后 1 周，新妈妈胃口正常，可进食鱼、蛋、禽等，做成汤类食用为宜。

应吃温热食物。剖宫产后新妈妈饮食所有食物和饮料，最好都要吃温热的，包括水果，建议用开水温一下再吃。

产后饮食禁忌

忌吃易胀气的食物。剖宫产手术后，新妈妈要少吃或不吃易发酵、产气多的食物，如糖类、黄豆、豆浆、淀粉等，以防腹胀。

忌吃油腻的食物。

忌吃深色的食物，以免疤痕颜色加深。

忌饮用咖啡、茶、辣椒、酒等刺激性食物。

忌吃生冷类食物（如大白菜、白萝卜、西瓜、水梨等），禁食 40 天为宜。

忌吃辛辣温燥的食物，如韭菜、大蒜、辣椒、胡椒等。

经过剖宫产手术的新妈妈，胃肠功能的恢复需要一定时间，产后建议少吃多餐，以清淡高蛋白质饮食为宜，同时注意补充水分。要适当吃些粗杂粮，切忌偏食。

剖宫产新妈妈的饮食要点

剖宫产新妈妈对营养的要求比正常分娩的新妈妈更高。剖宫产手术中所需的麻醉、开腹等治疗手段，对身体本身就是一次伤害。因此，剖宫产新妈妈在产后恢复会比正常分娩新妈妈慢些。剖宫产后因有伤口，同时产后腹内压突然减轻，腹肌松弛，肠蠕动缓慢，新妈妈易有便秘倾向。这些问题就导致剖宫产新妈妈的饮食要点与自然分娩新妈妈相比有些差别，大体上来说，剖宫产新妈妈的饮食要点有以下几个方面：

主食种类要多样化

剖宫产新妈妈粗粮和细粮都要吃，比如小米、玉米粉、糙米、标准粉，它们所含的营养素要比精米精面高出好几倍。

多饮用各种汤品

汤类味道鲜美，且易消化吸收，还可以促进乳汁分泌，如红糖水、鲫鱼汤、猪蹄汤、排骨汤等。剖宫产的新妈妈身体更为虚弱，可以多喝此类汤，但应汤肉同吃。红糖水的饮用时间不能超过 10 天，因为饮用红糖水时间过长会使恶露中的血量增加，新妈妈处于一个慢性失血过程而发生贫血。不过汤品的进量也要适度，以防引起胀奶。

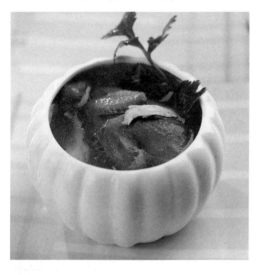

月子第1周

营养目标

本周新妈妈所摄营养应利于开胃、去除恶露、促进子宫收缩。

食材推荐

鸡蛋、藕粉、米粥、软饭、烂面、蛋汤等。

饮食重点

新妈妈产后第 1 周，饮食上主要是开胃，而不是滋补。新妈妈只有胃口好，营养吸收才能好。产后的最初几日，新妈妈会感觉身体虚弱、胃口比较差，所以要吃些清淡的荤食，配上时鲜蔬菜，应该做到口味清爽、营养均衡。新妈妈也可以吃些橙子、柚子等开胃的水果，但由于此时的新妈妈刚刚经历了分娩，肠胃比较虚弱，不应过多食用水果。

多吃蔬菜和水果

新鲜干净的蔬菜和水果既可以提供丰富的维生素、矿物质，又可提供足量的膳食纤维素，可以防止剖宫产新妈妈产后发生便秘。

饮食要富含蛋白质

剖宫产新妈妈产后应比平时多吃蛋白质，尤其是动物蛋白，比如鸡、鱼、瘦肉、动物肝、血等。豆类也是必不可少的佳品，但无须过量，因为那样会加重肝肾负担，反而对身体不利，每天摄入 95 克即可。

忌吃酸辣食物，少吃甜食

酸辣食物会刺激剖宫产新妈妈虚弱的胃肠而引起诸多不适。而过多吃甜食不仅会影响食欲，还可能使热量过剩而转化为脂肪，引起新妈妈身体肥胖。

第1周月子餐

山楂红糖饮

材料 新鲜山楂 30 克。

调料 红糖 3 勺。

做法

1 清洗干净山楂，然后切成薄片，晾干备用。

2 在锅里加入适量清水，放在火上，用大火将山楂煮至熟烂。

3 加入红糖稍微煮一下，出锅即可。

核桃山楂汤

材料 核桃仁 100 克，干山楂少许。

调料 红糖适量。

做法

1 将核桃仁、干山楂用水浸至软化，放入搅拌机打碎。

2 加入适量水，过滤去渣。

3 将滤好的汁液倒入锅中，煮沸，加入红糖调味即可。

TIPS

山楂不仅能够帮助新妈妈增进食欲、促进消化，还可以散瘀血，加之红糖补血益血的功效，可以促进恶露不尽的新妈妈尽快化瘀，排尽恶露。

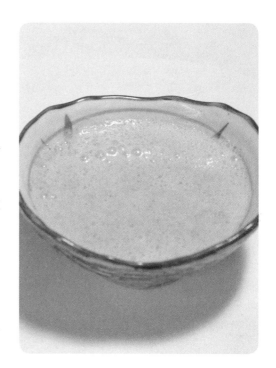

鸡蛋羹

材料 鸡蛋 3 个（约 180 克），阿胶 30 克，米酒 100 克。

调料 盐适量。

做法

1 将鸡蛋打入碗里，用筷子均匀地打散。

2 把阿胶打碎放在锅里浸泡，加入米酒和少许清水用小火炖煮。

3 待煮至胶化后往里倒入打散的鸡蛋液，加上一点点盐调味，上锅蒸至蛋液凝固即可。

TIPS

此食疗方既可养身又可止血，对新妈妈产后阴血不足、血虚生热、热迫血溢引起的恶露不尽有治疗作用。

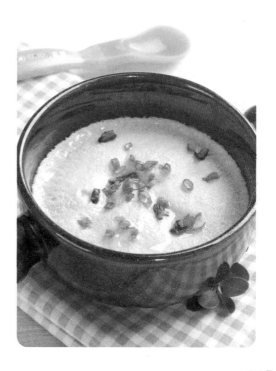

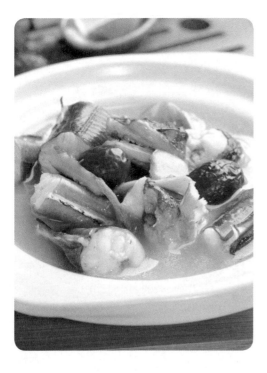

炖鳗鱼

材料 鳗鱼1条，当归、黄芪、红枣各15克。

调料 料酒少许，盐适量。

做法

1 鳗鱼洗净，切段备用。

2 砂锅中放入鳗鱼、当归、黄芪、红枣、料酒、盐和适量清水。

3 炖煮50分钟，待鳗鱼熟烂即可。

TIPS

鳗鱼含有丰富的蛋白质、维生素A、维生素E及丰富的钙质，含有23%的脂肪，其中长链多不饱和脂肪酸的含量较高，具有补虚活血、祛风明目的疗效，其蛋白质含量丰富，适合新妈妈产后坐月子食用。

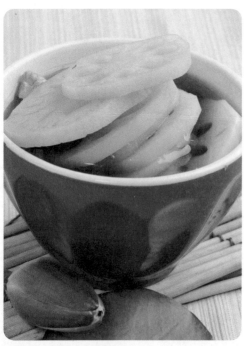

核桃仁莲藕煲

材料 核桃仁10克，莲藕250克。

调料 红糖或盐适量。

做法

1 莲藕洗净切片，核桃仁去皮、打碎。

2 将碎核桃仁、莲藕片放入锅中，加水煮沸。

3 酌加适量红糖或盐调味即可。

TIPS

莲藕含有丰富的铁质，对贫血者颇为相宜。适用于产后新妈妈血瘀发热。

新妈妈产后头3天的饮食细节

产后第1天

产后新妈妈身体比较虚弱，应补充一些有营养的食物，因此时新妈妈的消化功能很弱，所以要吃些清淡、营养丰富的流食，如粥、蔬菜汤、豆腐汤等，这些食物不仅有利于新妈妈的营养吸收、体力恢复，也有利于下奶。还要适当吃些性温的新鲜蔬菜和水果，可以增加维生素的摄入，对防止新妈妈便秘也有帮助。

如果是剖宫产新妈妈，最好是在术后6~8小时进食，以免新妈妈在麻醉期内，正常的生理反射恢复之前，发生呕吐或吸入性肺炎等。

这里要提醒新妈妈的是，流质的汤虽然易消化、营养丰富，但也不能喝太多。新妈妈在产后第1天就饮用过多的汤品，实际上是进行了过早催乳，使乳汁分泌增多。这时宝宝刚刚出世，胃的容量小、活动量少，吸吮母乳的能力较差，吃的乳汁较少，如果新妈妈有过多的乳汁瘀滞，会导致乳房胀痛。

此时新妈妈乳头比较娇嫩，很容易发生破损，一旦被细菌感染，就会引起乳腺疾病，不仅增加新妈妈的痛苦，还影响正常哺乳。因此，新妈妈喝汤，一般应在分娩1周后逐渐增加，以适应宝宝进食量渐增的需要。

还有些新妈妈在产后有诸多不适，没有食欲，但分娩让身体经历了一场严酷的考验，新妈妈虚弱的身体急需补充营养，体力才能慢慢恢复。所以就算这时的新妈妈什么都不想吃，也要强迫自己慢慢吃点东西，至少要喝点水，否则可能会脱水。

小贴士

新妈妈产后及时进补充足的碳水化合物有利于恢复能量；进补蛋白质可以快速修复身体；吃适量的新鲜水果和蔬菜可以利尿通便；摄取丰富的铁和帮助铁吸收的维生素C，可以帮助新妈妈恢复生产时失去的血液。另外，给宝宝喂哺母乳时，骨骼会流失很多钙，所以新妈妈在产后吃些清淡、易消化的食物及时补充钙也很必要。

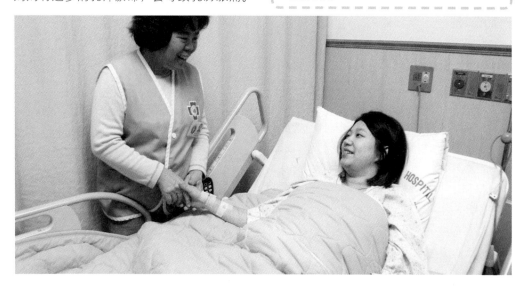

产后第2天

新妈妈在产后第 2 天可以进食一些半流质食物，如稀粥、面汤、藕粉、蒸蛋羹、蛋花汤、卧鸡蛋等，同时也可以喝一些鲫鱼汤。

剖宫产新妈妈在产后第 2 天，可以开始吃些稀软、烂的半流质食物，如肉末、肝泥、鱼肉、烂面、烂饭等，每天吃 4~5 次。

产后第3天

新妈妈产后第 3 天基本就可以进食普通的食物了。这天新妈妈可以喝些营养丰富的荤汤，但要炖得清淡一些，如肉骨汤、鸡汤、肉丝蛋花汤、猪蹄汤、龙眼红枣汤、黄花猪蹄汤、猪蹄花生汤等。这些鲜美可口的汤，对于新妈妈来说，可以补充营养、增加水分，促使乳腺分泌出足量优质的乳汁，有利于新妈妈和宝宝的身体健康。

剖宫产新妈妈在产后第 3 天也可以开始食用普通的食物了，不过要注意摄入充足的优质蛋白质、各种维生素和矿物质，以利于伤口的早日愈合。剖宫产新妈妈每日可以摄入主食 350~400 克、肉类 150~200 克、鸡蛋 2~3 个、蔬菜水果 500~1000 克、牛奶 250~500 毫升、植物油 30 克左右。

产后头 3 天，新妈妈的体力尚未恢复，食物总体上应以清淡、不油腻、易消化、易吸收、营养丰富为佳，形式为流质或半流质。新妈妈产后前 3 天应忌食刺激性食物，在之后的整个月子期也最好少吃或不吃这类食物。产后新妈妈的日常饮食应以少食多餐为原则，特别是剖宫产新妈妈，在饮食上应有更严格的要求，每餐不要进食过多，做到少食多餐，这样既可以保证营养的充分供给，又不至于给肠胃增加过多负担，有利于剖宫产新妈妈身体更快地恢复。

新妈妈产后的头3餐

产后第1餐——恢复体力

新妈妈分娩后精力大量损耗，身体变得非常虚弱，体内的一些激素水平也大大下降，因此产后第 1 餐非常重要。很多妈妈身上都或多或少有些月子病。这里要提醒新妈妈的是，产后第 1 餐吃得不恰当，也可能成为月子病的根源。所以新妈妈应该依照个人体质，吃好产后第 1 餐，为之后的月子生活开个好头。

自然分娩新妈妈产后即可食用产后第 1 餐，吃些清淡、易消化的流质食物，适量喝水。

剖宫产新妈妈术后 6 小时内应该禁食、禁水，术后 6 小时未排气可进食白开水和半流食，比如粥、鱼汤、猪蹄汤等。剖宫产新妈妈在未排气期间，忌食普通食物，如煮鸡蛋、炒菜、米饭等；也不可进食甜食，以免腹胀。

新妈妈餐桌：糖水煮荷包蛋、冲蛋花汤、蒸蛋羹、藕粉等。

产后第2餐——恢复能量

新妈妈产后第 2 餐基本便可正常进食，但仍以清淡、稀软、水分多、易消化的食物为主。这一餐可以以鸡蛋为主要的食材，因为鸡蛋营养丰富，有助于新妈妈恢复体力、维护神经系统健康、减少抑郁情绪。这里推荐一款健康、营养的美食，新妈妈可以作为产后第 2 餐。

紫菜鸡蛋汤

材 料 紫菜 3 张，鸡蛋 2 个（约 120 克），虾皮 5 克。

调 料 盐、葱花、香油各适量。

做 法

1 将紫菜切（撕）成片状，备用。

2 鸡蛋打成蛋液，在蛋液里放一点点盐，然后再将其打匀，备用。

3 锅里倒入清水，待水煮沸后放入虾皮略煮，再把鸡蛋液倒进去搅拌成蛋花。

4 放入紫菜，中火再继续煮 3 分钟。

5 出锅前放入盐调味，撒上葱花，淋上香油即可。

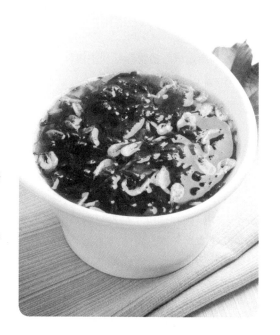

产后第3餐——补充必需营养素

产后第 3 餐旨在提高新妈妈的食欲，及时补充产后必需的营养素。这一餐，无论是自然分娩的新妈妈，还是剖宫产新妈妈，基本都可以正常进食了。因为此时的剖宫产新妈妈一般都已排气，适时适量地进食，才能保证身体的营养需求和体力恢复的需要。同样，这里有一款营养美味的汤面，新妈妈可以选择作为产后第 3 餐。

番茄菠菜面

材 料 菠菜 50 克，番茄 100 克，切面 100 克，鸡蛋 1 个（约 60 克）。

调 料 盐、植物油各适量。

做 法

1 鸡蛋打成蛋液；菠菜洗净后切成 3 厘米长的段，备用；番茄用热水烫过，去皮，切成块，备用。

2 锅中放入植物油，油烧热后，放入番茄块煸出汤汁。

3 锅中加入清水，烧开后把面条放入，煮至完全熟透。

4 将蛋液、菠菜段放入锅内，大火再次煮开，出锅时加盐调味即可。

TIPS

此面非常好消化，番茄稍酸的口感，可以帮助新妈妈增强食欲。

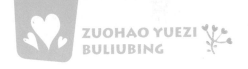
月子第2周

营养目标

本周新妈妈所摄营养应利于催乳、补血、强筋骨、防止腰酸背痛。

食材推荐

猪蹄、黑芝麻、山楂、鱼、胡萝卜、黑豆、菠菜、面筋、龙眼肉、金针菜等。

饮食重点

月子第2周的饮食以补血、补钙和催乳为主。新妈妈在经历了最难受的产后第1周后，从第2周开始，消化功能基本已经调节过来了。因此，比起第1周的饮食，新妈妈在这周可以吃更多种类的食物。月子第2周是新妈妈收缩子宫与骨盆腔的重要时期，所以在饮食上就应该注意补血、补钙，以促进子宫和骨盆的恢复。另外这一周也应该及时催奶了，新妈妈应该吃一些有助于通乳、下奶的催乳食品，以利于顺利地哺喂宝宝。

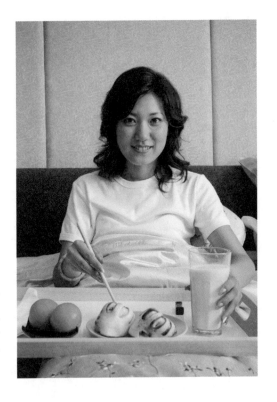

第2周月子餐

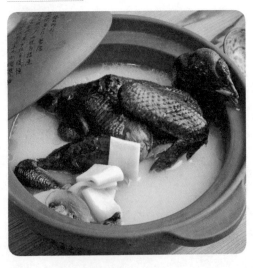

乌鸡白凤汤

（材料）乌骨鸡1只，白凤尾菇50克。

（调料）葱段、姜片各5克，黄酒10克，盐适量。

（做法）

1. 乌骨鸡处理干净。
2. 清水加姜片煮沸，放入鸡，加上黄酒、葱段，用小火焖煮至酥软。
3. 放入白凤尾菇，加盐后沸煮3分钟起锅食用。

红枣小米粥

（材料）小米 50 克，燕麦、红枣各 30 克，
蜂蜜 10 克。

（做法）

1 将红枣洗后去核。
2 将小米、红枣、燕麦加水煮 40 分钟，关火，
加蜂蜜调匀即可。

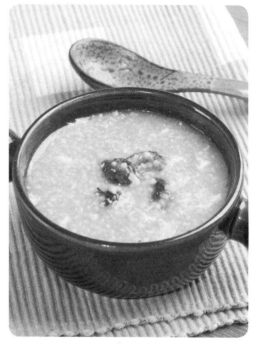

TIPS

养血，健脾，增益泌乳

阿胶猪肉煲

（材料）瘦猪肉 200 克，阿胶 5 克。

（调料）盐适量。

（做法）

1 猪肉洗净，切成小块。
2 锅内加水煮沸，放入肉块焯一下备用。
3 猪肉放煲内小火炖熟，放入阿胶炖化，
加入盐调味即可。

TIPS

阿胶能促进体内血红细胞和血红蛋白的
生成，并能促进钙质吸收，对新妈妈
补血补钙有较好的效果。服用阿胶的
同时每天要多喝水，吃适量蔬菜，这
样均衡搭配，才能得到最好的滋补功效。

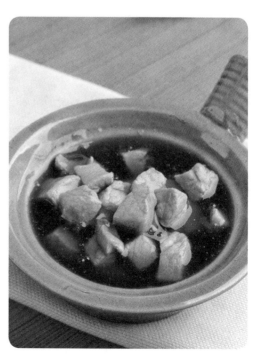

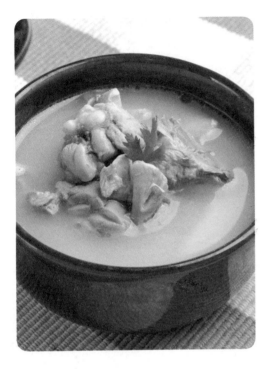

月母鸡

材料 小母鸡 1 只。

调料 葱、姜各 10 克，料酒 2 勺，胡椒粉少许，猪油 10 毫升，高汤 3 碗，盐适量。

做法

1 小母鸡宰后去毛、内脏及骨，剁成 3 厘米见方的鸡块，放入开水锅内汆，去血水，捞出。

2 锅洗净，烧热，倒入猪油，烧至六成热时放入姜、葱，炒出香味后，再下鸡块，炒一下。

3 烹入料酒，随即倒入高汤 3 碗，下盐、胡椒粉。

4 大火烧至汤汁成白色时，拣去姜、葱，再移上小火烧 10 分钟即可。

茄泥肉丸

材料 猪肉（肥瘦各一半）、茄子各 200 克，鸡蛋 1 个（约 60 克）。

调料 葱 10 克，姜 3 克，酱油、料酒各 1 勺，淀粉 2 勺，油、盐各适量。

做法

1 将猪肉洗净绞碎，放入一个大碗中，加入酱油、料酒、盐及少量淀粉拌匀；将鸡蛋打到一个干净的碗里搅匀；葱、姜均洗净切末备用。茄子洗净切条，隔水蒸 20 分钟左右。

2 取出茄子，加入少许葱、姜，捣成泥状，拌入肉泥中搅匀。锅内加入油烧热，将茄泥肉糊用勺挑到手中，用大拇指和食指挤成小丸，蘸上蛋液和淀粉，放到锅里炸。

3 先用中火稍炸，后用小火炸熟内部，起锅前再用大火将外皮炸脆，捞出来控干油，摆入盘中。

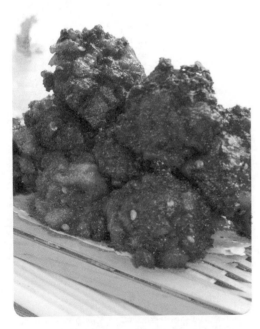

月子第3周

营养目标

本周新妈妈所摄营养应利于自身增加营养、滋补元气、补充体力、补气补血。

食材推荐

大豆及豆制品、原味蔬菜汤、各类坚果、鱼、肉、蛋、禽等。

饮食重点

有关专家认为，新妈妈分娩后，补充营养最好从本周开始。在产后的前 2 周里，新妈妈的内脏尚未回缩完全，疲劳感也未完全消失，在这 2 周里，如果吃下太多养分高的食物，肠道是无法完全吸收的，还会造成虚不受补的现象。对于原本吸收能力强、身体肥胖的新妈妈，立即进补容易造成产后肥胖症；原本瘦弱的新妈妈则会因无法吸收食物养分而发生腹泻，导致更瘦弱。而到了本周，新妈妈的身体稍有恢复，可以开始通过进食种类多样的食品来增加营养、滋补元气、补充体力了。

第3周月子餐

香菇盒

材料　瘦猪肉 150 克，香菇 50 克，火腿 25 克，鸡蛋 1 个（约 60 克）。

调料　葱 5 克，姜 2 克，高汤 1/2 碗，淀粉 2 勺，酱油 4 勺，盐适量。

做法

1. 将香菇用温水泡发，洗净，捞出摊开压平。
2. 猪肉、火腿、葱、姜均洗净，切成碎末；将鸡蛋打入，与淀粉、1 勺酱油、适量盐一起拌匀，做成肉馅待用。
3. 将香菇摊开，把调好的肉馅摊在香菇片上，另用一片香菇盖起来，制成香菇盒，然后整齐地平放在大盘子上，上屉蒸 15 分钟，取出。
4. 将剩下的酱油、盐、高汤调成汁，浇在香菇盒上即可。

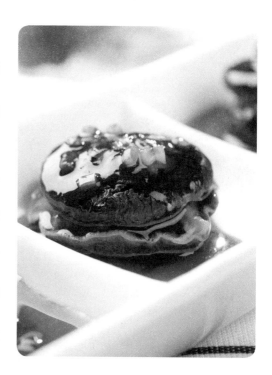

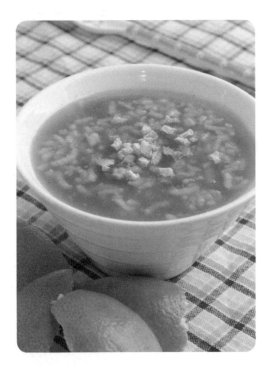

黄芪橘皮红糖粥

材 料 黄芪30克，粳米100克。

调 料 橘皮末3克，红糖适量。

做 法

1 将黄芪洗净，放入锅内，加适量清水煎煮，去渣取汁。

2 锅置火上，放入粳米、黄芪汁和适量清水煮粥。

3 粥成加橘皮末煮沸，再加入红糖调匀，即可食用。

TIPS

橘皮能理气健胃、燥湿化痰；红糖温中补虚、活血化瘀；黄芪是补气的良药。此粥有益气摄血的作用，用于产后气虚、贫血、乏力、恶露等症状。

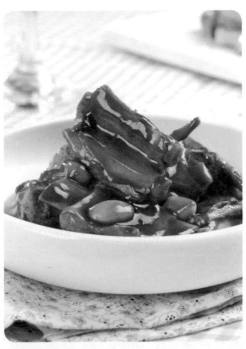

红焖羊排

材 料 羊排100克。

调 料 蒜5克，葱、姜末各10克，大料、花椒、山奈、香叶、桂皮各3克，胡椒粉、水淀粉各1勺，酱油5勺，糖2勺，油、香油、盐各适量。

做 法

1 将羊排洗净，剁成段，再用流水冲洗，捞出沥干。

2 锅内油烧热，先下入葱末、姜末炒香，再倒入羊排，加入酱油煸炒5分钟。

3 添入适量清水，加大料、花椒、山奈、香叶、桂皮、糖、盐、胡椒粉、蒜，小火煨烧。

4 待汤浓汁稠时，用水淀粉勾薄芡，淋入香油即可。

柏子仁粥

材 料 柏子仁 15 克，粳米 50 克。

调 料 蜂蜜 3 勺。

做 法

1 粳米、柏子仁分别洗净放入锅中，加适量清水以小火煮开。

2 3 个小时后加蜂蜜调匀出锅即可。

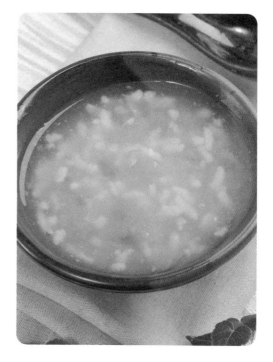

TIPS

每日分 2 次服用，可安血养神。大便秘结、失眠多梦者适用。

当归山药炖羊肉

材 料 羊肉 400 克，山药 200 克，当归 50 克。

调 料 姜片 5 克，味精、胡椒粉、盐各适量。

做 法

1 羊肉洗净，切块，入锅余烫后捞出。

2 山药去皮，切滚刀块，清水浸泡 30 分钟。

3 将羊肉、当归、姜片放入炖锅内，小火炖 30 分钟，下入山药，炖至山药熟透，加盐、味精、胡椒粉调味即可。

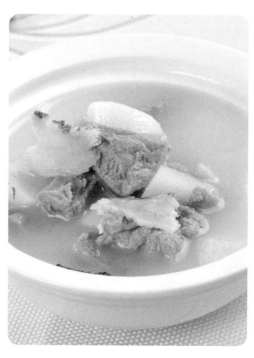

TIPS

羊肉具有暖中补虚、开胃健力、滋肾气、养肝明目、健脾健胃、补肺助气等功效，对产后大虚或腹痛、产后出血、产后无乳等症状都有极好的疗效。

月子第4周

营养目标

本周新妈妈所摄营养应利于体力的进一步恢复，补气补血、排出毒素、防止便秘。

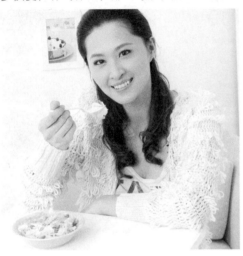

食材推荐

黄豆芽、莲藕、胡萝卜、食用菌。

饮食重点

月子第4周，是新妈妈即将迈向正常生活的过渡期，更应该严格按照坐月子的饮食和休养方式，使气血更加充足，这样才能改善体质，巩固整个月子期的成果，帮助新妈妈达到最佳体力与健康状态。这一周，新妈妈应该多进食一些补充营养、恢复体力的营养菜肴，为满月后开始独立带宝宝的生活打好身体和体力基础。而本周的饮食重点就是补充维生素，有效地将毒素排出来，防止便秘的发生。

第4周月子餐

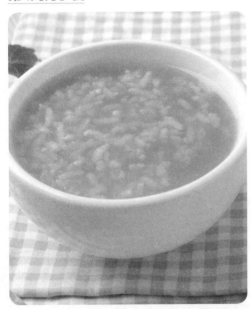

紫苋菜粥

材料 紫苋菜1把，糯米60克。

调料 盐适量。

做法

1. 苋菜洗净，切段。
2. 锅中倒入适量水，放入苋菜段，用水煮10分钟。
3. 取汁和糯米共煮至米熟烂加盐调味即可。

TIPS

紫苋菜的钙、铁含量比较多，夏季心烦气闷时，清香可口的紫苋菜粥尤其适合坐月子的新妈妈补充矿物质。

番茄烧牛尾

材料 牛尾、番茄各 300 克，洋葱块 30 克。

调料 葱段、香菜段各 5 克，高汤 2 碗，胡椒粉、味精、盐各适量。

做法

1 牛尾洗净，剁成块，入沸水锅氽烫后捞出。

2 番茄去皮，切块。

3 牛尾、葱段同放炖煲中，加高汤炖熟，拣去葱段，加入番茄、洋葱，炖至牛尾酥烂，加盐、味精、香菜段、胡椒粉调味即可。

TIPS

牛尾既有牛肉补中益气之功，又有牛髓填精补髓之效。牛髓能润肺补肾，泽肌悦颜。

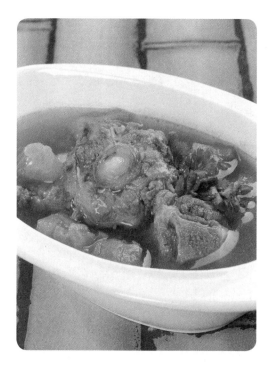

红枣海参粥

材料 大米 1 小碗，海参 2 个，大枣 10 克，淡菜 1/4 碗。

做法

1 将大枣洗净，去核并切成片；海参用水发透，切成颗粒；淡菜洗净，切成小块；大米淘洗干净。

2 将大米置于锅中，加入大枣、海参、淡菜及水，然后将锅置大火上烧沸，再改用小火煮 45 分钟即可。

TIPS

海参味甘咸，补肾、益精髓、摄小便，其性温补，足敌人参，最适宜产后滋补。

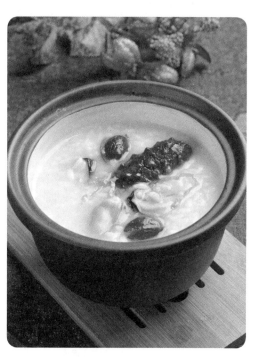

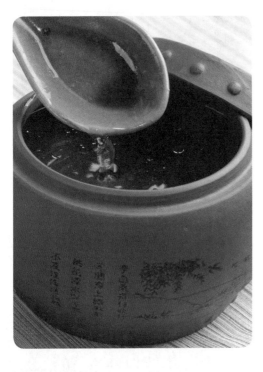

肘子母鸡汤

材料 母鸡 200 克，肘子 500 克。

调料 料酒、葱、姜各 10 克，味精、盐各适量。

做法

1. 母鸡处理干净，将鸡翅与肘子一同放入锅中，加入清水，待烧开后撇去血沫，然后用小火煮 4~5 小时。

2. 将鸡胸肉和鸡腿肉去净油脂后拍碎成鸡蓉，加入清水调稀，放入盐、料酒、葱、姜、味精待用。

3. 将煮好的鸡汤滤净碎骨肉，并撇去浮油，烧开，将调好的鸡蓉倒入汤内搅匀，待开后再撇净油沫等杂质，即可成清汤。

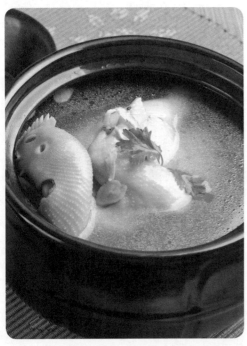

芪归炖鸡汤

材料 小母鸡 1 只，黄芪 50 克，当归 10 克。

调料 胡椒少许，盐适量。

做法

1. 鸡处理干净。

2. 黄芪去粗皮，与当归均洗净待用。

3. 砂罐洗净，放清水 400 克，放入全鸡，大火烧开后撇去浮沫，加黄芪、当归、胡椒，用小火炖 2 小时左右，再加入盐，炖 2 分钟即可食用。

TIPS

在鸡中加黄芪、当归有利于子宫复旧和恶露排尽的功效。

蔬果宜忌，新妈妈需留心

产后的新妈妈，因身体康复和乳汁分泌的需要，应该摄入更多的维生素和矿物质，尤其是具有止血和促进伤口愈合作用的维生素 C。同时，新妈妈在月子里容易发生便秘或排便困难，需要摄入一定的膳食纤维以促进肠胃的蠕动，达到通便的目的。而蔬菜和水果不仅含有大量的维生素 C，还富含膳食纤维，正是新妈妈最需要的食品，所以在坐月子期，新妈妈吃适量的蔬果是科学合理的。不过，这也并不意味着新妈妈就可以想吃什么蔬果，就吃什么蔬果，进食蔬果时的一些宜忌还是应该多加留心，以防影响到身体恢复和健康。

宜吃水果

橘子。橘子中含维生素 C 和钙质较多，维生素 C 能增强血管壁的弹性和韧性，防止出血。新妈妈产后子宫内膜有较大创面，出血较多，如果吃些橘子，可防止产后继续出血。钙是构成宝宝骨骼牙齿的重要成分，新妈妈适当吃些橘子，也能够通过乳汁把钙质提供给宝宝，不仅可以促进宝宝牙齿、骨骼的生长，而且能防止宝宝发生佝偻病。

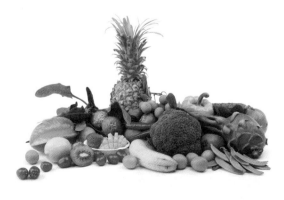

山楂。山楂中含有丰富的维生素和矿物质，还含有大量的山楂酸、柠檬酸，能够生津止渴、散瘀活血。新妈妈产后过度劳累，往往食欲缺乏、口干舌燥、饭量减少，如果适当吃些山楂，能够增进食欲、帮助消化、加大饭量，有利于身体康复和哺喂宝宝。另外，新妈妈吃些山楂，也能较快地排出子宫内的瘀血，减轻腹痛。

香蕉。香蕉中含有大量的纤维素和铁质，有通便补血的作用。新妈妈胃肠蠕动较差，常常发生便秘，再加上产后失血较多，需要补血。而铁质是造血的主要原料之一，所以新妈妈多吃些香蕉能防治产后便秘和产后贫血。同时如果新妈妈摄入的铁质多了，乳汁中铁质也就会增多，这对预防宝宝贫血有一定的帮助作用。

红枣。红枣中含有大量维生素 C，还含有大量的葡萄糖和蛋白质，具有补脾活胃、益气生津、调整血脉的作用，尤其适合产后脾胃虚弱、气血不足的新妈妈食用，但要注意适量。

龙眼。龙眼味甘、性平、无毒，为补血益脾的佳果。产后体质虚弱的新妈妈，适当吃些新鲜的龙眼或干燥的龙眼肉，既能补脾胃之气，又能补心血不足。

忌吃水果

杏。杏性温热，多食易上火生痰，新妈妈产后不宜食用，而且在产后哺乳期，新妈妈吃杏对宝宝也不利。所以，产后忌吃杏子。

柿子。柿子性大凉，寒则凝滞。新妈妈产后，体质较弱，切忌食用寒凉食物，所以忌吃柿子。

梨。梨性凉，新妈妈同样在产后忌吃梨。如果新妈妈实在想吃，可煮熟食用。

宜吃蔬菜

黄豆芽。黄豆芽含有大量蛋白质、维生素C、纤维素等，蛋白质是生长组织细胞的主要原料，能修复生产时损伤的组织。维生素C能增加血管壁的弹性和韧性，防止出血。纤维素能通肠润便、预防便秘，所以黄豆芽是新妈妈的理想食品。

莴笋。莴笋含有钙、磷、铁等多种营养成分，能助长骨骼、坚固牙齿，适合产后少尿和乳汁不畅的新妈妈食用。

莲藕。莲藕含有大量的淀粉、维生素和矿物质，是祛瘀生新的佳蔬良药。新妈妈多吃莲藕，能及早清除腹内存积的瘀血，增进食欲、帮助消化，促进乳汁分泌，有助于对宝宝的喂养。

海带。海带含碘和铁较多，碘是制造甲状腺素的主要原料；铁是制造血细胞的主要原料，新妈妈多吃这种蔬菜，能增加乳汁中铁和碘的含量，还能预防贫血。

黄花菜。黄花菜中含有蛋白质和矿物质磷、铁、维生素A、维生素C等，营养丰富，味道鲜美，尤其适合做汤。新妈妈多吃黄花菜有助于消除产褥期容易发生的腹部疼痛、小便不利、面色苍白、睡眠不安等症状。

> **小贴士**
>
> 要先洗后切蔬菜，以免营养成分丢失。
> 蔬菜炒过或煮过吃，效果比生食好，尤其可增进脂溶性维生素A、维生素D的吸收。
> 菜汤不要丢掉，以减少营养成分的丢失。
> 不要用铜锅炒菜。
> 炒菜时应急火快炒。

新妈妈坐月子要补钙、补铁

钙不仅是新妈妈骨骼组织的主要构成物质，并且在新妈妈机体各种生理和生物化学的过程中也起着重要的作用。钙离子对新妈妈血液的凝固、神经肌肉的兴奋性、细胞的黏着、神经冲动的传递、细胞膜功能的维持、酶反应的激活，以及激素的分泌等，都有着决定性的影响。因此，新妈妈产后从第1个月开始就要注意补钙，特别是给宝宝喂母乳的新妈妈更要注意这一点，以免钙通过母乳流失。

铁是人体最重要的营养素之一，能合成血红蛋白。而血红蛋白是红细胞的主要成分，其功能是在新妈妈的肺部结合氧气送到全身各组织，并将组织中的二氧化碳送到肺部使

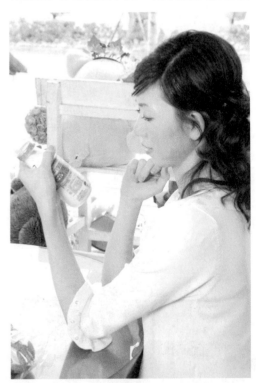

其被呼出体外。由于孕期时新妈妈体内营养就以"宝宝优先"的原则被宝宝选择和吸收，如果新妈妈体内铁质被宝宝吸收了又没有及时补充，外加分娩时失血较多，新妈妈在月子期就容易缺铁。如果新妈妈缺铁严重，血中血红蛋白减少，就会引起缺铁性贫血。所以新妈妈在月子期适当补充铁质是必要的。

对于哺乳新妈妈来说，在这一时期补铁，一方面是给自己补充铁质，另一方面也是给自己的宝宝补充铁质。因为新妈妈的母乳中本来就含有一些铁质，虽然不是非常多，但是喂宝宝母乳之后，其中的铁质会被宝宝非常好地吸收掉，利于宝宝的健康成长。

钙的摄取应适量

钙以蛋白结合钙、络合钙和离子钙的形式存在于血浆中，若钙缺乏，血清钙降低，可使神经和肌肉的兴奋性增高，从而引起抽搐；若长期钙缺乏，还可以导致宝宝佝偻病、新妈妈软骨病和骨质疏松。反之血清钙过高，则会抑制神经、肌肉的兴奋性。

影响钙吸收率的因素

维生素 D 可以促进钙吸收；乳糖和钙同服时，可大大提高钙的吸收率；膳食中蛋白质供给充足也有利于钙吸收。而蔬菜中的草酸和纤维素会影响钙的吸收。

补充钙时还应该控制磷的摄入量。磷摄入过多时，会与钙形成磷酸钙，影响钙的吸收与利用。所以，钙、磷摄入之比最好控制在 2：1。

维生素 D 对人体钙的吸收具有重要意义，因此产后新妈妈想要补钙，就应该摄入适量的维生素 D。一般情况下，维生素 D 摄入量夏季为 200 国际单位，冬季为 400 国际单位。

维生素 D 对人体很重要，但并不意味着多多益善，如果摄入维生素 D 过量，会引起中毒，最好控制在每日摄入 800 国际单位以下。

而摄入维生素 D 最好、最安全并最有效的方法是进行户外活动，晒太阳。实验证明，每天户外活动 2 小时以上，体内转变的维生素 D 可以满足人体的需要量，不需要再服用维生素 D 补充剂。

补钙的有效途径——膳食多样化，营养均衡

日常生活中有很多富含钙质的食物，如奶类、豆类、水产品和蔬菜等，新妈妈在日常饮食中应该注意膳食多样化。如果新妈妈只吃蔬果，没有脂肪的参与，维生素 D 也就没有了载体，从而不能被吸收，这必然会影响到钙的吸收；另外血浆中有一部分钙是以蛋白质结合钙的形式存在的，如果蛋白质摄入不足，也会影响钙的吸收和利用。所以荤素搭配、平衡膳食、营养均衡极为重要。

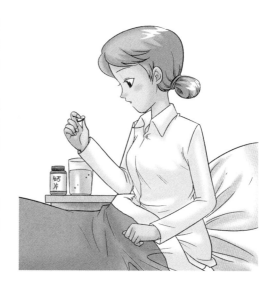

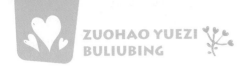
补钙美食

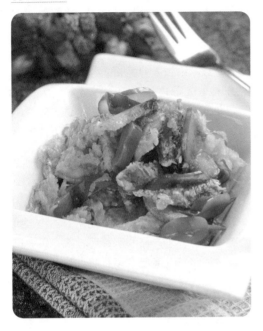

萝卜泥拌鱼干

材料 沙丁鱼干 3 条，黄瓜 1 根，裙带菜（盐腌制）10 克，萝卜 150 克。

调料 柠檬汁 2 勺，酱油、盐各少许。

做法

1. 将裙带菜放入水中浸泡去掉盐分，切成大小合适的片；黄瓜切成薄片后撒上盐，使其变软后控干水分。

2. 萝卜碾成萝卜泥沥干水分；将沙丁鱼干剔下鱼肉，淋上 1 勺柠檬汁。

3. 把裙带菜、黄瓜片、萝卜泥、鱼肉放入碗中进行拌制，加入剩下的柠檬汁，用酱油调味即可。

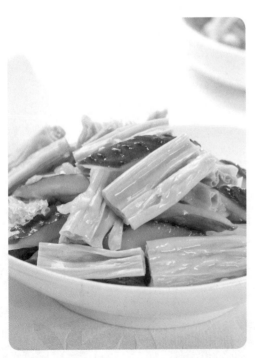

凉拌腐竹

材料 腐竹 250 克，黄瓜 1 根。

调料 盐适量，蒜末 8 克，醋、味精、糖、香油各 1/2 勺。

做法

1. 将黄瓜洗净，切去两头，再切成小块，放大碗内加盐拌匀，腌 15 分钟，挤去水分。

2. 用水将腐竹泡涨，下开水锅中氽一下，再用凉水过凉，捞起挤干，然后再切成小段。

3. 将黄瓜、腐竹与盐、蒜末、味精、醋、糖、香油拌匀装盘即可。

家常豆腐

材料 豆腐 300 克，里脊肉 100 克，油菜 50 克。

调料 酱油 1 勺，糖、水淀粉各 1/2 勺，油、盐、香油、味精、豆瓣酱各适量。

做法

1. 豆腐洗净，切片。里脊肉洗净，切片；油菜洗净，切段。
2. 锅中放油烧至七成热，放入豆腐片，煎成金黄色捞出。
3. 锅中留少许油，下肉片炒香。
4. 加豆瓣酱、适量水，放入豆腐，加入酱油、味精、盐、糖、水淀粉搅拌均匀，淋上香油，加入油菜段，将汤收浓即可。

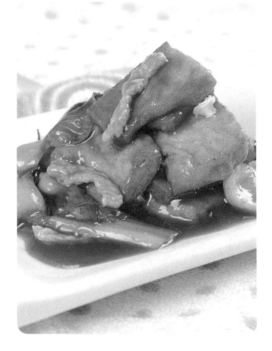

补铁美食

虾皮炒菠菜

材料 虾皮 10 克，菠菜 400 克。

调料 葱 2 克，油、盐各适量。

做法

1. 将菠菜择洗干净，切段。
2. 干虾皮用温水稍泡，洗净。
3. 将锅置于火上，放入油，待油热后，放入葱花和虾皮略煸炒。
4. 将菠菜放入，一同煸炒几下，再放入盐炒匀即可。

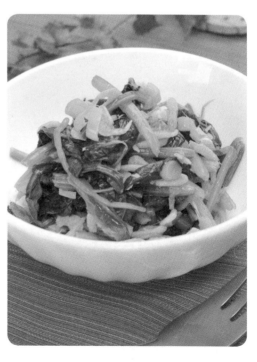

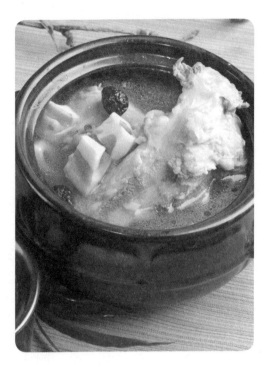

牛骨莲枣汤

材料 牛骨250克，莲藕150克，红枣5枚。

调料 盐适量。

做法

1 牛骨、莲藕均洗净，切块；红枣洗净。

2 锅置火上，放入适量清水，烧开后放红枣、莲藕、牛骨，再沸时撇去浮沫，用小火炖2小时。

3 用盐调味即可。

TIPS

牛骨含有丰富的钙质，对产后新妈妈的补钙有益。

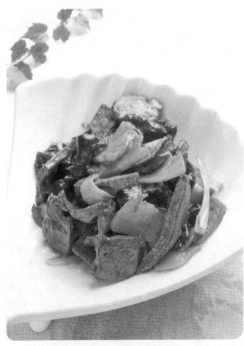

酸甜猪肝

材料 猪肝250克，菠萝肉75克，水发木耳30克。

调料 葱段10克，香油、糖、醋各1勺，酱油、水淀粉各1/2勺。

做法

1 将猪肝、菠萝肉分别洗净，切小片；水发木耳洗净，撕小片。

2 将猪肝放碗内，加酱油、水淀粉，拌匀上浆。

3 锅置火上，放油，烧至六成热，下猪肝滑熟，捞出沥干。

4 原锅内放葱段、木耳、菠萝肉，略炒几下，加醋、糖，沸后用水淀粉勾芡，倒入猪肝翻炒均匀，淋上香油即可。

产后便秘食疗法

新妈妈产后子宫收缩，直肠承受的压迫突然消失而使肠腔舒张、扩大；大部分时间都在卧床休息，缺少活动，使胃肠运动缓慢；饮食精细，食物残渣少；疏忽调理大便或孕期便秘未能治愈等，都是引起新妈妈产后便秘的原因。产后便秘对新妈妈的产后恢复和健康有极大危害，以下食疗方对缓解、治疗新妈妈的产后便秘有功效。

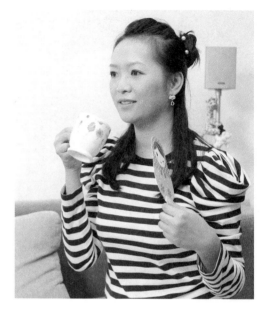

治疗便秘食谱推荐

肉松炒芹菜

材料 芹菜 300 克，猪肉松 50 克。

调料 油、味精、麻油、盐各适量。

做法

1. 将芹菜去根、去叶，洗净后用刀拍松，切成长丝。
2. 锅里倒油烧热，煸炒肉松，然后盛出。
3. 锅内加少许油烧热，放入芹菜煸炒至将熟时，放入肉松、盐、味精，淋入麻油即可。

TIPS

芹菜富含膳食纤维和维生素，产后多吃一些既可补充营养，又可促进肠道蠕动，防止便秘发生。

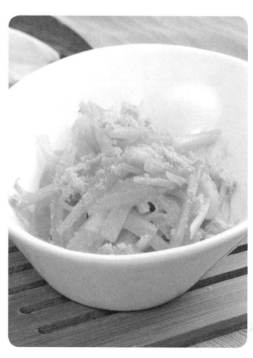

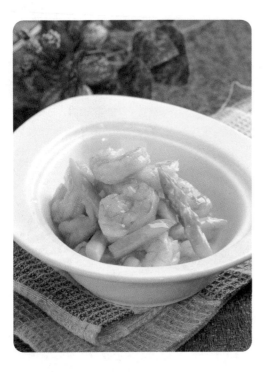

蒜香芦笋虾仁

材料 青芦笋 100 克，虾仁 300 克。

调料 蒜末 1 勺，油适量。

A：蛋清 1 个，盐适量，淀粉 1 勺。

B：料酒 1 勺，盐适量，糖 1/2 勺，水淀粉 1/2 勺。

做法

1. 虾仁挑去泥肠，洗净，沥干，拌入调料 A 略腌，过油后捞出。

2. 芦笋削除根部粗皮，洗净，用开水汆烫后捞出冲凉，切小段。

3. 用 2 勺油炒香蒜末、芦笋，接着放入虾仁和调料 B，炒匀即可盛出。

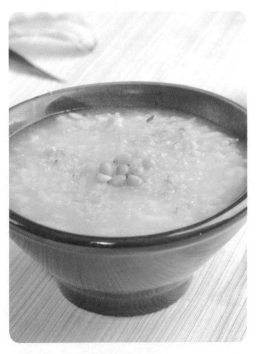

松子仁粥

材料 松子仁 30 克，粳米 100 克。

调料 盐适量。

做法

1. 将松子仁洗净，沥干水，研烂如膏，待用。

2. 煮锅中加清水适量，放入松子膏和粳米，置于火上煮。

3. 烧开后改用中小火煮至米烂汁黏时，加入少许盐调味即可食用。

TIPS

此粥可润肠增液、滑肠通便，对产后新妈妈的便秘有较好的疗效，每日可食用 1~2 次。

产后失眠食疗法

产后失眠的危害

新妈妈如果睡眠不好会带来一系列预想不到的疾病，如产后头疼，产后激素分泌不好造成体重增加，产后脱发，产后忧郁，等等。但产后新妈妈容易失眠，其原因有很多，精神紧张、兴奋、抑郁、恐惧、焦虑、烦闷等精神因素常可引起失眠；工作和生活的压力过重、环境改变、噪声、光和空气污染等社会环境因素也会引起新妈妈失眠；晚餐过饱、睡前饮茶和咖啡这些不良生活习惯同样可以导致失眠。所以说，新妈妈想要摆脱失眠，需要改变、调整的很多，比如情绪状态、居住环境、生活习惯等，这里主要从饮食的角度给新妈妈提供一些有助于缓解、克服失眠的食疗方法。

产后失眠的各种食疗小方法

经常失眠的新妈妈，可以用莲子、龙眼、百合配粟米熬粥，此粥有助眠疗效。

将适量洋葱捣烂，装入瓶内盖好，临睡前放在枕边嗅其气，一般在片刻之后便可入睡。

临睡前吃 1 个苹果，或在床头柜上放 1 个剥开皮的柑橘，失眠的新妈妈吸其芳香气味后，可以镇静中枢神经，帮助入睡。

心虚、多汗、失眠的新妈妈，切开 1 个猪心，塞入党参、当归各25克，同蒸熟，去药，吃猪心并喝汤，对失眠有效。

新妈妈将食醋 1 汤勺，倒入 1 杯冷开水中，调匀饮用，可以催眠入睡并睡得香甜。

食物中所含的维生素和氨基酸对于人的精神健康具有重要影响。如果新妈妈缺乏某种单一营养物质也会引起失眠，所以在日常饮食中新妈妈应该多吃富含 B 族维生素的食物，比如粗粮、鱼等，这些食物可以增强对产后失眠症的治疗。

产后失眠不仅不利于新妈妈的身体健康，而且对于新出生的宝宝也会造成一定程度的影响，因此，及时地采取措施对新妈妈产后失眠进行治疗是至关重要的。除了上面讲的食疗方，新妈妈和家人应该从生活的各个方面进行调整，力求给新妈妈创造一个良好的睡眠环境。

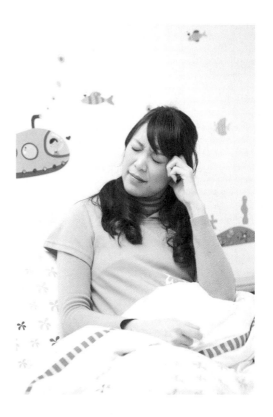

产后尿潴留食疗法

产后尿潴留的定义为阴道分娩后6小时无法自解小便，或剖宫产24小时后，拔掉导尿管6小时内不能自解小便。亦有定义新妈妈小解后，膀胱余尿量在150毫升以上者。

症状和治疗方法

尿潴留的症状主要为下腹疼痛，触诊可检查到胀大的膀胱，超声波有助诊断，导尿常可导出超量的小便，特别在大量静脉注射下，有时会超过1000毫升。

在治疗上，可以使用口服止痛药减少伤口的疼痛、帮助新妈妈站立如厕、提供隐秘性小解处、使用温水坐浴等方法。导尿则是治疗小便潴留最好的方法，同时可以减少急性肾衰竭和膀胱破裂的机会。

利尿食谱推荐

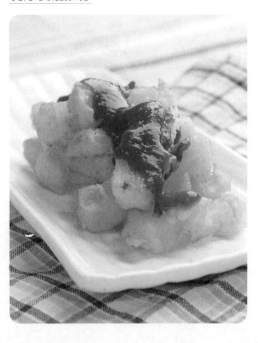

导尿搭配抗生素治疗

虽然产后小便潴留的定义为产后6小时内不能自行排尿，但并不表示到6小时就一定要导尿，应视新妈妈是否有尿频和尿急等症状，或身体检查时下腹部是否有肿块鼓出，诊断为膨胀的膀胱才需导尿。通常余尿量在700毫升内，经1次导尿后便能自解；700~1000毫升小便常需2次导尿方可自解；超过1000毫升时，则平均需5次（每次相隔4小时）导尿，方能恢复小便自解。如需导尿2次以上，则置放导尿管24~48小时，让膀胱能充分休息。导尿次数越多，感染的机会越高，所以如实施导尿，最少应给1次预防性抗生素治疗。

通过食疗方对尿潴留进行调理也是新妈妈可以选择的一种疗法。

脆皮冬瓜

材料 冬瓜200克。

调料 面粉、淀粉各2勺，番茄酱、糖各1勺，油、鸡精、盐各适量。

做法

1. 将冬瓜去皮，洗净，切成长条，放入沸水中汆烫至熟，捞出来控干水，将面粉、淀粉、盐、鸡精、糖一起放到碗里，加适量水调成浆，静置10分钟后下入冬瓜条，为冬瓜上浆。

2. 锅内加入油烧热，放入冬瓜，炸至金黄酥脆，装盘后淋上番茄酱即可。

草莓绿豆粥

（材料）糯米 250 克，绿豆 100 克，洗净的草莓 250 克。

（调料）糖适量。

（做法）

1. 绿豆挑去杂质，淘洗干净，用清水浸泡 4 小时。

2. 糯米淘洗干净，与泡好的绿豆一并放入锅内，加入适量清水。

3. 大火烧沸后，转微火煮至米粒开花，绿豆酥烂，加入草莓、糖搅匀，稍煮一会儿即可。

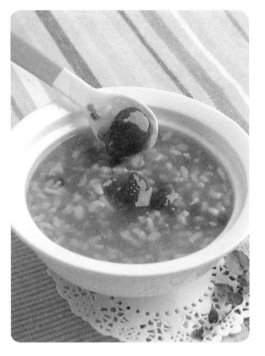

红豆汤

（材料）红豆 200 克，带皮老姜 30 克，米酒 3000 克。

（调料）红糖 150 克。

（做法）

1. 将红豆泡入米酒中，加盖泡 8 个小时。

2. 老姜切成丝，放入已泡好的红豆中。

3. 大火煮开后，加盖转中火继续煮 20 分钟。

4. 转小火煮 1 小时后熄火，加入红糖搅拌后即可食用。

TIPS

红豆有强心利尿之效，有水肿、脚气或水分代谢较差的孕妈妈、产后新妈妈应该多吃红豆，以利尿、强心、去水肿。

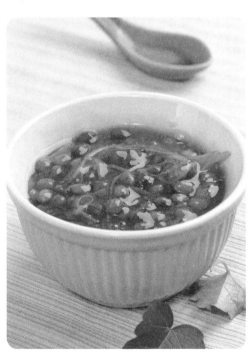

健康食品，吃出妈妈的好身材

很多新妈妈都有生完宝宝就发胖的烦恼，那么哪些食物新妈妈吃了不仅不胖，还有减肥的功效呢？

利于减肥、恢复身材的健康食品

黄瓜。黄瓜中含有的丙醇二酸，有助于抑制各种食物中的碳水化合物在体内转化为脂肪。

绿豆芽。含水分多，食入体内后产生的热量少，更不容易形成脂肪堆积皮下。

猕猴桃。它能促进人体对维生素 C 的吸收，早上食用效果最佳。

鸡胸肉。它含丰富的蛋白质，热量低，是减肥食品中很受欢迎的品种。因为鸡皮的热量极高，可将其割掉。

海藻。它含有丰富的矿物质，不含热量。食用时可加入适量的醋，或用来炒蛋，以此增加菜的分量。

南瓜。它含有丰富的植物纤维素和胡萝卜素，用煮或炒的方法食用，人体吸收率会更高。

韭菜。韭菜除了含钙、磷、铁、糖和蛋白质、维生素 A、维生素 C，还含有胡萝卜素和大量的纤维素等，能增强胃肠蠕动，有很好的通便作用。

牛奶。牛奶含有丰富的乳清酸和钙质，它既能抑制胆固醇沉积于动脉血管壁，又能抑制人体内胆固醇合成酶的活性，减少胆固醇产生。

冬瓜。经常食用冬瓜，能去除身体多余的脂肪和水分，起到减肥的作用。

花生。花生具有降低胆固醇、润肠通便的作用，其蛋白质含量高达 30%，营养价值可以与动物性食品鸡肉、牛奶、瘦肉等相媲美，且容易被人体吸收。经常食用花生不仅能够控制体重，还能起到滋补益寿的作用。

苹果。有研究表明，每天 1 个苹果可以抑制体重增加。苹果中纤维素含量很高，纤维素让人有饱腹感。另外，苹果中含有的抗氧化剂，有助于预防代谢综合征。苹果是最理想不过的低热量零食。

荞麦面条。荞麦中纤维素含量很高，而且跟大多数碳水化合物不一样，它含有蛋白质，新妈妈吃了后，会有充分的饱腹感，所以吃荞麦面条更容易控制量，从而控制自身体重的增长。

当然，食品中具有减肥功效的还有很多，不止上面所述，新妈妈只要均衡饮食，不过量进食高脂肪、高蛋白的食物，外加保持轻松愉快的心情，一定能使自己恢复到产前的体形和身材。

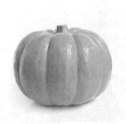 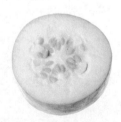 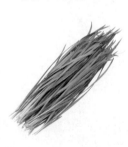 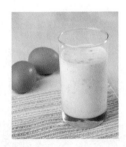

产后瘦身，新妈妈的必修课

为了宝宝，新妈妈在孕期每天会吃很多营养食物，这就导致了产后一身赘肉，特别是肚子和腰上更为明显，这让很多新妈妈烦恼不已。减肥成了每个爱美的新妈妈迫不及待要做的一件事，成了产后的必修课。那么产后如何减肥最有效呢？这里从饮食的角度给新妈妈提供一些建议。

的健康为代价。有的新妈妈为了早日恢复窈窕身材，产后没多长时间即进行高强度运动、不规范的瑜伽动作、节食等，这些都是极为不可取的，新妈妈应该多加注意。总的来说，在产后6个月，新妈妈合理饮食，通过一些瘦身月子餐，配合适当的运动训练，即可达到瘦身减肥的目的。

把握减肥黄金期

产后6个月是减肥的黄金期，只要好好把握这段时间，产后想要恢复理想体重、体形并非难事。但这里要提及的一点是，在这段时间内，新妈妈减肥必须要科学合理，不可盲目、急功近利，不能以影响自身和宝宝

利于减肥的素食食谱

素食的纤维素含量高，除了一般人熟悉的蔬菜水果，米饭、粗粮馒头也都含有丰富的纤维素，食后不但有饱足感而且可预防便秘。素食用低油烹调，做出来的食物清淡、好消化，能够避免过多油脂的摄取。

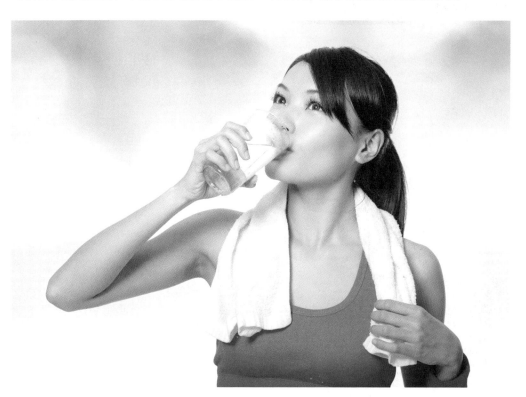

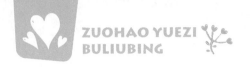
瘦身食谱推荐

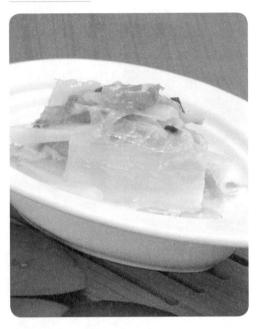

奶汁白菜

材料 大白菜 250 克，火腿 15 克。

调料 高汤 1/2 碗，鲜牛奶 2 勺，油、盐、鸡精、水淀粉、香油各适量。

做法

1 大白菜洗净，切段；火腿切成碎末备用。

2 锅内加入油烧热，放入大白菜，用小火缓慢加热至白菜变干，放入高汤、牛奶、盐烧沸腾，改用小火烧 3 分钟左右。

3 用水淀粉勾芡，撒入火腿末，加入鸡精后淋少许香油装盘即可。

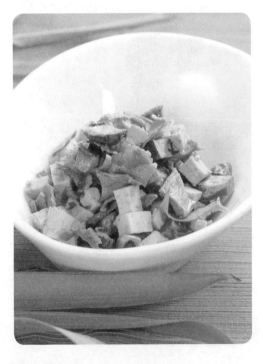

笋尖焖豆腐

材料 干口蘑 5 克，干笋尖、虾米各 10 克，豆腐 200 克。

调料 葱花、姜末各 2 克，酱油 1 勺，油适量。

做法

1 将口蘑、干笋尖、虾米用温开水泡发。

2 泡好后与豆腐一同切成小丁；虾米汤、口蘑汤留用。

3 将油烧热，先煸葱花、姜末，然后将豆腐放入快速翻炒，再将切好的笋丁、口蘑丁等放入，并加入虾米汤、口蘑汤、酱油，再用大火快炒，炒透即可。

凉拌豆腐

材料 内酯豆腐1块，樱桃番茄4个，茄子1个，小白鱼干15克，毛豆50克。

调料 姜少许，蒜1瓣，酱油1/2勺，盐适量。

做法

1 将内酯豆腐切成大块摆在盘子内控干水分。

2 把蒜切成薄片；茄子切成1厘米见方的小丁，用盐轻轻揉搓，入锅焯熟捞出备用。

3 毛豆焯过后将豆取出，樱桃番茄切成两瓣，与蒜、小白鱼干、茄子一同盛到切好的豆腐上，撒上姜泥和酱油即可。

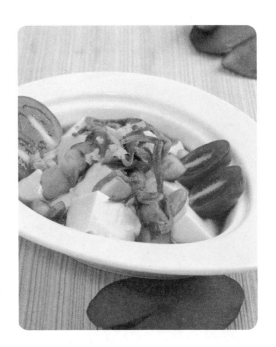

利于减肥的中医食谱

中医食谱的设计，适合产后坐完月子的新妈妈食用，其中的瘦肉和鲤鱼，富含蛋白质，有助于乳汁分泌。不用哺乳的新妈妈则着重于健脾益气，能有效改善产后虚胖的问题。

苦瓜炒牛肉

材料 苦瓜1根，瘦牛肉100克，红柿椒1个。

调料 蒜蓉3克，豆豉汁、料酒各1勺，淀粉1/2勺，油、盐各适量。

做法

1 将苦瓜洗净，去籽和内膜，然后切片，用盐均匀拌开，腌制15分钟后再用水洗净，沥干；瘦牛肉洗净，切片，用料酒、淀粉拌匀备用；红柿椒洗净，切丝。

2 锅里放入少许油，烧至七成热时放入牛肉片过一下油，迅速捞出，沥干油分。

3 锅里留适量油，烧热后爆香蒜蓉，加豆豉汁翻炒，再放入牛肉片和苦瓜片、红柿椒丝，加少许盐翻炒熟即可。

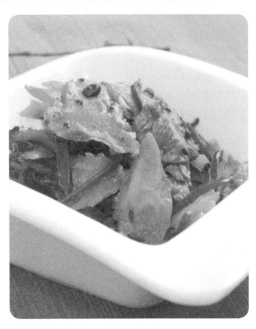

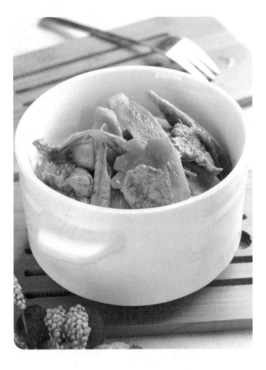

牛蒡炒牛肉

材料 瘦牛肉、牛蒡各 100 克,胡萝卜 20克,豇豆 30 克。

调料 糖 1/2 勺,料酒 2 勺,酱油、芝麻油各 1 勺,盐适量。

做法

1 用刀背将牛蒡的皮刮掉,再用削皮器将牛蒡削成长长的薄片,放入水中浸泡;胡萝卜切成细丝;牛肉切成 1 厘米宽的条。

2 豇豆焯至颜色鲜亮,斜向切成薄片。

3 把锅烧热,倒入芝麻油,放入糖、料酒、盐和酱油,再加入所有原料翻炒,至汤汁煮干后熄火,放入芝麻油混合搅拌,最后盛入盘中即可。

▶ 饮食调理, 还新妈妈姣好容颜

新妈妈产后容易出现脸部水肿、面色晦暗、长痘痘等现象,这让很多爱美的新妈妈烦恼不已,影响月子期间的心情,对新妈妈身体恢复和照顾宝宝都不利。其实新妈妈不必太过焦虑自己的容颜不如以前光彩照人,只要在饮食上多加调理,保持平和愉快的情绪,问题多多的面部皮肤问题完全可以得以缓解,甚至恢复到以前的模样。

改善肤质的用品和饮品

玫瑰花。干玫瑰花用热水浸泡后,滴上几滴橄榄油,用来敷面,能使皮肤显得光滑润泽。

蜂蜜。蜂蜜含葡萄糖、果糖、蛋白质、活性酶、生物活素、生物刺激素及各类维生素等,还有多种微量元素,营养全面,长期食用可使新妈妈皮肤白嫩光滑、红润健康,防止皮肤皲裂。

酒。喝剩的酒不要倒掉,用酒搓擦面部,可滋润皮肤。

山楂。用山楂泡茶饮用,能促进血液循环,有护肤的作用,还能去除多余脂肪。

罗汉果。用罗汉果泡茶,有抗氧化作用,能防止衰老。

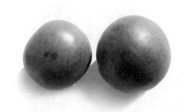

改善肤质的美容餐

口蘑烧冬瓜

材料 冬瓜1大块，口蘑20个。

调料 鸡精少许，料酒2勺，油、盐各适量，水淀粉2勺。

做法

1. 冬瓜洗净，去皮去籽，切块，入沸水锅焯一下，捞出用凉水浸泡；口蘑去杂洗净，切块。

2. 锅放油烧热，放入口蘑、冬瓜块、料酒、盐、鸡精，大火烧沸。

3. 改小火，烧至口蘑、冬瓜入味，用水淀粉勾芡即可出锅装盘食用。

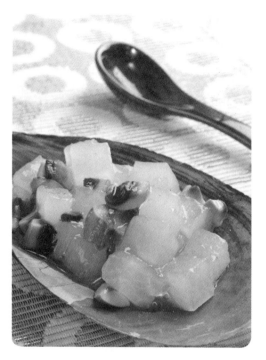

黄瓜牛肚丝

材料 熟牛肚300克，黄瓜100克。

调料 姜丝、蒜片各3克，鸡精、醋、料酒各1勺，油、盐各适量。

做法

1. 熟牛肚切丝；黄瓜洗净，切丝。

2. 锅内放油烧热，下姜丝、蒜片爆香。

3. 下入牛肚丝、料酒、盐、鸡精、醋快速翻炒。

4. 加入黄瓜丝快速翻炒均匀即可。

TIPS

牛肚含蛋白质、脂肪、钙、磷、铁、硫胺素、核黄素、尼克酸等，具有补益脾胃、补气养血、补虚益精、消渴、治疗风眩之功效。

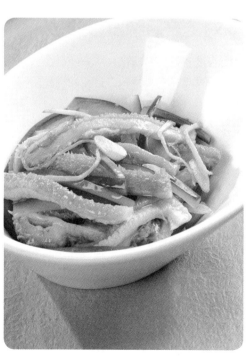

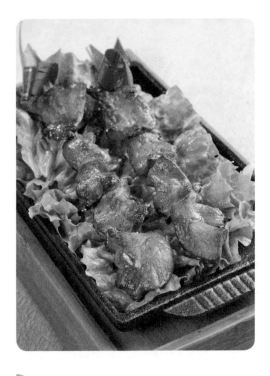

玫瑰花烤羊心

材料 羊心 150 克，鲜玫瑰花 50 克。

调料 盐适量。

做法

1 鲜玫瑰花洗净，放锅中，加盐和适量水，煮 10 分钟，凉凉。

2 羊心洗净，切成长块，穿在烤签或竹扦上，蘸上玫瑰盐水，反复在明火上烤炙，烤熟即可。

TIPS

这道菜肴源自古方，可治心气惊悸、郁结不乐，对预防新妈妈产后忧郁症、心情烦闷十分有效。

对抗产后脱发妙法多

很多新妈妈发现，自从分娩后，原来浓密的秀发现在变得稀松，且头发稀少的部分多在头部前 1/3 处，每次在梳理和清洗秀发的时候，还会有大把的头发脱落。如果有这种现象，新妈妈就很可能是患了产后脱发。其实产后脱发是很正常的生理现象，之所以会有这种情况，主要是因为新妈妈分娩后体内激素大量减少，反馈性地使头发营养供应减少。随着新妈妈分娩后机体内分泌水平的逐渐恢复，脱发现象会自行停止，新妈妈不必为此而过度担忧或恐惧。

如果新妈妈想早日改善这种现象，首先就应该保持轻松愉快的心情；其次要少吃过于油腻和刺激性的食物；再次要注意产后头发的清洁卫生，每天用中性洗发液洗发 1 次，

自然晾干；最后一点是新妈妈尽量不要烫发和染发。

在日常生活中，也有很多食材可以用来缓解新妈妈的产后脱发：

多摄入动物性蛋白质

头发最重要的营养来源就是蛋白质，所以在饮食方面，新妈妈除了应注意均衡摄取营养，还应该多补充一些富含蛋白质的食物，如牛奶、鸡蛋、鱼、瘦肉、核桃、葵花子、芝麻、紫米、家禽肉等。

服用黑芝麻

将黑芝麻炒熟、捣碎，加糖拌匀，每天 2~3 次，每次 1~2 勺，持续服用 1 个月，对缓解脱发会有明显的效果。

用何首乌醋液洗发

将何首乌浸泡在醋液中，1 个月后，取醋液与洗发水混合洗头，吹干后再将何首乌醋液喷一些在头发上，不仅可防止脱发，还有美发、养发的功效。

多吃绿色蔬菜和新鲜水果

绿色蔬菜中的碱性矿物质（钙、镁、钠、钾等）含量高，可中和体内不利于头发生长的酸性物质，并使之成为无毒性物质排出体外，新妈妈可选食冬瓜、萝卜、大白菜、菠菜、藕。新鲜水果如樱桃、苹果、大枣等，也可以帮助新妈妈生发、长发。

对抗脱发的食疗方

除了上面提到的方法，还有 2 个食疗妙方可以帮助新妈妈早日找回以前一头靓丽的秀发：

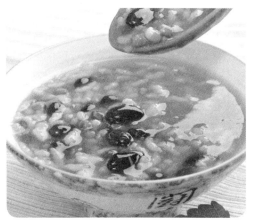

乌发豆粥

材料 黑豆、大米各 50 克，绿豆、红豆各 25 克。

调料 红糖适量，陈皮 1 小片。

做法

1. 拣去豆中杂质，洗净，浸水，备用；米洗净；陈皮浸软，洗净。
2. 锅内加水，烧开后下豆、米及陈皮同煮至烂。
3. 放入红糖融化即可。

小米蒸排骨

材料 猪排骨 300 克，小米 100 克。

调料 葱、姜各 10 克，干豆豉 5 克，料酒 2 勺，甜面酱、冰糖各 1 勺，鸡精少许，油、盐各适量。

做法

1. 小米淘洗干净后用水浸泡 20 分钟左右；排骨洗净，剁成 4 厘米长的段备用；豆豉剁碎；冰糖研碎；姜切末，葱切成葱花备用。
2. 将排骨加豆豉、甜面酱、冰糖、料酒、盐、鸡精、姜末、少许油拌匀，装入蒸碗内，在上面撒上小米，上笼用大火蒸熟。
3. 取出扣入圆盘内，撒上葱花即可。

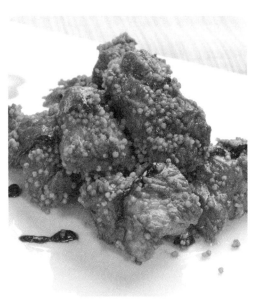

坐月子饮食不正确的旧观念

关于新妈妈坐月子，老人总有许许多多的"过来人"经验，这些经验构成了中国女性坐月子的传统，该吃什么、该喝什么、该怎么做，照顾新妈妈饮食起居的老人都有一套自己的说法。随着社会的发展和时代的变迁，我们逐渐知道，传统观念中很多坐月子的方法是不合理、不科学的；但也有很多是有道理的、正确的。因此很多新妈妈就陷入了困惑中，分辨不清孰是孰非。这里就坐月子饮食上的新旧观念解些疑问，可供新妈妈参考。

旧观念一：早喝汤、早下奶

这个观点是不正确的。因为新妈妈分娩后 3 日内，乳汁分泌并不十分多，乳腺管也没有完全通畅，如果早早地大量喝汤水，刺激乳汁分泌，就会全部堵在乳腺管里，容易引起乳腺炎。这时应该让宝宝把乳腺管全部吸吮通畅，以后再慢慢配合不油腻的汤汤水水，乳汁才会源源不断。

旧观念二：老母鸡汤补身体

在老一辈人的心里，老母鸡一直被认为是新妈妈补身子的佳品，但老母鸡体内含有的雌激素对新妈妈是不利的。因为分娩后的新妈妈只有体内雌激素下降、泌乳素上升，才会有乳汁分泌，如果雌激素居高不下，就会抑制泌乳素的分泌。而新妈妈过多食用老母鸡汤或肉，会增加体内的雌激素，这会影响新妈妈分泌乳汁，对哺喂宝宝没有好处。

新妈妈分娩 2 周，体内激素比较平稳、乳汁通畅后，才可以适量吃些老母鸡汤。

旧观念三：月子里不能吃水果

在老一辈的传统观念里，坐月子的新妈妈不能吃水果，否则以后就会经常牙痛。但水果是维生素和矿物质的重要来源，特别是像维生素 C 这种水溶性维生素，当菜烧熟了以后基本就流失了，如果新妈妈不吃水果，很可能就会导致缺乏维生素 C。新妈妈分娩后身体比较虚弱，忌寒凉是正确的，但不能完全不吃水果。而新妈妈牙齿不好则和水果完全无关，月子里千万不要放弃营养丰富的水果。

旧观念四：产后常吃火腿，伤口长得快

火腿一直被认为是促进伤口愈合的"良药"，因此它就经常出现在新妈妈的食谱中。其实，新妈妈伤口的愈合和优质蛋白有关，只要是含蛋白质丰富的食物都能促进伤口愈合。而火腿是腌制品，大量的食盐反而不利于伤口愈合，还会通过母乳加重宝宝的肾脏负担。另外火腿所含的大量亚硝酸盐，不仅影响新妈妈的健康，还会随着新妈妈的乳汁对宝宝造成危害。

旧观念五：红枣、龙眼能补血

分娩时大量出血和产后持续数周的恶露，让补血成为新妈妈的必修课。而传统的补血食物就是红枣、龙眼。但事实是红枣、龙眼不但不能补血，反而还会增加出血量，因为龙眼和红枣都有活血作用，吃了会造成恶露淋漓不尽。

坐月子饮食科学的新观念

新观念一：健康合理的营养分配

● 要摄入充足的热能

新妈妈在分娩过程中消耗了大量的体力，身心疲惫，喂哺宝宝也需要分泌大量乳汁，这些都需要补充充足的热能。基本上新妈妈每天要比孕前多摄入 500 千卡的热能，比孕中晚期要多摄入 300 千卡的热能。

● 要摄入全面的维生素和矿物质

新妈妈分娩时出血造成铁质的缺乏、乳汁中含钙导致缺钙的危险、月子里身体各方面代谢旺盛引起对营养素需求的增加，这些都需要食物更趋于全面多样，补充各种维生素和矿物质，仅仅依靠荤食是无法满足新妈妈营养需求的，新鲜蔬菜、水果是这些营养素最好的来源。

● 要摄入优质蛋白

蛋白质可以促进伤口的恢复、提高乳汁的质量，产后的饮食中优质蛋白质的摄入要比孕前多 25 克。瘦肉、鱼虾、鸡蛋都是优质蛋白的良好来源。

新观念二：烹调方法要健康科学

无论是怀着宝宝还是宝宝已经降生，健康的烹调方法总能让新妈妈最大限度地获得食物中的营养成分，也更有利于消化。蒸、焖、炖、煮是最适合新妈妈的烹调方法，煎、炸、熏、烤要远离新妈妈的厨房。

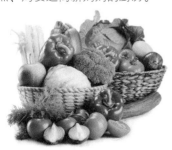

新妈妈月子期饮食备忘录

分娩后，元气大伤，肠胃、体力虚弱的新妈妈，补充丰富多样的营养是必需的。但补充营养也要讲究方法，选对食材，控制好时间和分量，对新妈妈恢复健康和体力补充大有裨益。反之，大进大补不仅不利于新妈妈的营养吸收，还会对新妈妈的身体产生负面影响，最后只能适得其反。

月子里新妈妈适宜吃的食物

芝麻含钙高，多吃可预防缺钙，也可以缓解便秘。

西芹纤维素高，多吃可预防新妈妈便秘。

黑豆含有丰富的植物性蛋白质和维生素 A、B 族维生素、维生素 C，对脚气水肿、腹部和身体肌肉松弛的新妈妈有改善功效。

猪心有强化心脏的功能。

猪肝适合在早上、中午食用。

红萝卜含丰富的维生素 A、B 族维生素、维生素 C，是新妈妈的最佳菜肴。

猪腰有强化肾脏、促进体内新陈代谢、恢复子宫机能、治疗腰酸背痛等功效。

干贝有稳定情绪的作用，可治疗新妈妈产后忧郁症。

莲藕排骨汤可治疗新妈妈坐月子期间的贫血症状，莲藕具有缓和神经紧张的作用。

鸡蛋黄中的铁质对贫血的新妈妈有疗效。

猪蹄能补血通乳，可治疗新妈妈产后缺乳症。

花生能养血止血，可治疗新妈妈贫血出血，同时具有滋养作用。

海参是零胆固醇的食品，蛋白质高，适合产后虚弱、消瘦乏力、肾虚水肿及患有黄疸的新妈妈食用。

饮食疗法，远离哺乳期乳腺炎

哺乳期乳腺炎成为很多新妈妈的困扰，不仅乳房会痛，严重的还会影响哺乳，对宝宝的健康造成一定的影响。对此，除了要及时进行治疗，月子期的新妈妈采取食疗法缓解、治疗乳腺炎也很重要。根据中医疗法，可以进行食疗的乳腺炎有 3 种症状，不同的症状有不同的食疗方，患有乳腺炎的新妈妈可以针对自己的情况对症使用。

气滞血瘀型乳腺炎

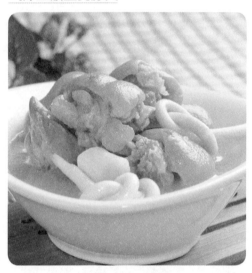

猪蹄通草汤

材料　猪蹄 2 只。

调料　通草 6 克，葱白 30 克，盐适量。

做法

1. 猪蹄洗净，切块。
2. 猪蹄与通草、葱白一同放入锅内，小火焖煮 3 小时。
3. 加入盐调味即可。

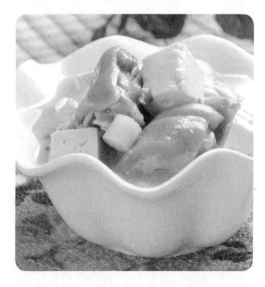

猪蹄葱白煮豆腐

材料　猪蹄 1 只，豆腐 60 克。

调料　葱白 10 克，黄酒 5 勺，盐适量。

做法

1. 将猪蹄洗净切开。
2. 猪蹄与葱白、豆腐同放砂锅内加水适量，小火煮 30 分钟。
3. 倒入黄酒，加入盐即可。

TIPS

适用于乳房胀痛、肝郁气滞、乳汁不通者。

猪蹄炖黄花菜

 材 料 猪蹄 1 只，黄花菜 50 克。

调 料 盐适量。

做 法

1 将猪蹄去杂毛洗净，黄花菜洗净，择去花蕊。

2 将猪蹄、黄花菜一同加水小火炖煮。

3 至猪蹄熟后，放盐调味即可。

TIPS

猪蹄有壮腰补气和通乳的功效，可用于肾虚所致的腰膝酸软和新妈妈产后缺少乳汁之症。

肝郁气滞型乳腺炎

炖甲鱼

材 料 甲鱼 1 只，炒山甲、蒲公英各 15 克，炒皂刺、连翘各 10 克。

调 料 葱、姜各 5 克，黄酒 1 勺，清汤、盐各适量。

做 法

1 将甲鱼去除内脏、爪尾、头颈，切块放入大汤碗内。

2 把所有药物碾碎放入纱布袋，码在甲鱼周围，再加入葱、姜、黄酒、盐，兑入清汤没过碗内诸物为度，上笼蒸 2 小时。待甲鱼熟烂，拣去药袋，分顿食用。

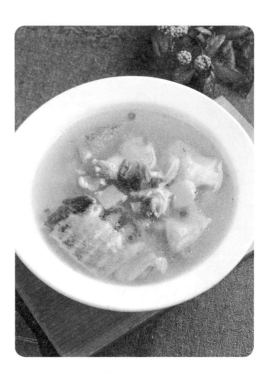

气血衰弱型乳腺炎

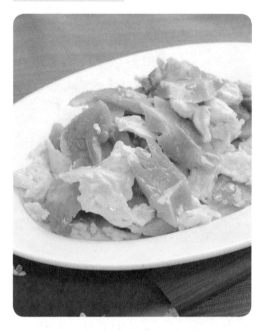

苦瓜炒蛋

材料 鸡蛋 2 个（约 120 克），苦瓜 1 根。

调料 料酒少许，油、盐各适量。

做法

1 将苦瓜剖开去籽，切成小片，用淡盐水浸泡 30 分钟，捞出后冲洗干净，沥干水备用。

2 将鸡蛋洗净，打入碗内搅匀。

3 锅内加入油烧热，倒入蛋液炒出蛋花，盛出备用。

4 锅内重新加油烧热，放入苦瓜、盐翻炒至八分熟，倒入鸡蛋，翻炒均匀后淋入料酒继续翻炒均匀即可。

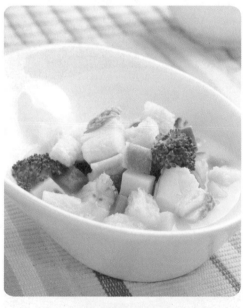

奶香鳕鱼汤

材料 银鳕鱼肉 200 克，洋葱、西蓝花、土豆、胡萝卜、口蘑、白面包丁各 50 克。

调料 黄油 10 克，盐、牛奶各适量。

做法

1 银鳕鱼肉洗净，切块；西蓝花洗净，掰成小朵；土豆洗净，去皮切丁；洋葱、胡萝卜、口蘑分别洗净，切丁。

2 锅中放入黄油烧热，下洋葱丁炒香，放入胡萝卜、土豆、口蘑、西蓝花炒匀，加入适量水，下入鳕鱼肉块、盐，中火煮沸，加入牛奶再煮 5 分钟。

3 盛出装碗，放入面包丁拌匀即可。

　　除了以上食疗方，哺乳期的新妈妈还应适当地饮食汤类，如肉汤、鲫鱼汤、鸡汤、排骨汤、淡菜汤等，但不要食用过分油腻的食品，以免引起乳汁淤积，加重乳腺炎。

高血压新妈妈的饮食调理

患有高血压的新妈妈在月子期间要格外注意自己的身体状况，除了注意一般新妈妈在月子期应该注意的问题，在饮食上，还应该针对自己的病症状况做出调整，在坚持药物治疗的同时，要做到饮食科学、膳食丰富、营养均衡。

饮食原则

高血压新妈妈应该吃高纤维素、高蛋白、低钠的食物，多食蔬菜、白色肉类（例如鱼肉、鸡肉等），这样的饮食可以较快地改善高血压新妈妈水肿的情况。

新妈妈应该低盐饮食、低脂肪饮食；一定要禁烟酒，避免情绪激动。

如果新妈妈有高血脂，应该同时治疗，否则降压效果不会好。

适宜食物

芹菜。因高血压引起头痛、头胀的新妈妈，常吃鲜芹菜可缓解症状。

绿豆。绿豆对高血压新妈妈有很好的食疗作用，不仅有助于降压、减轻症状，而且常吃绿豆还可以防止血脂升高。

荸荠。取荸荠、海蜇头（洗去盐分）各30~60克，煮汤，每日分2~3次服用，可缓解高血压。

蚕豆花。鲜蚕豆花60克或干花15克加水煎服，可治疗高血压。

西瓜皮。取西瓜翠衣、草决明各9克，加水煎服，可治高血压。

莲子心。莲子心有降压、强心的作用，适用于新妈妈高血压、心悸、失眠等症。新妈妈取莲子心1~2克，开水冲泡代茶饮即可。

葫芦。将鲜葫芦捣烂取汁，以蜂蜜调服，每日2次，每次半杯至一杯，有降血压的作用。

黑木耳。用清水将黑木耳浸泡1夜后，上屉蒸1~2小时，再加入适量冰糖，每天服1碗，可治高血压、血管硬化等。

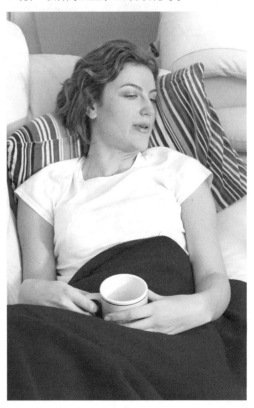

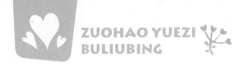
美食推荐

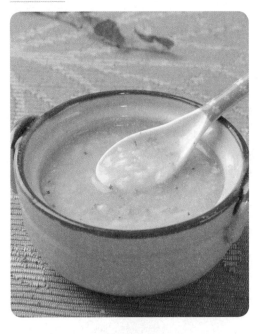

核桃仁粥

材料 核桃仁 15 克，粳米 100 克。

做法

1 将核桃仁捣烂如泥，加水研汁去渣。

2 和粳米煮为稀粥即可。

TIPS

用小锤子可以轻松取出核桃仁，到市场选购加工好的核桃仁也可。

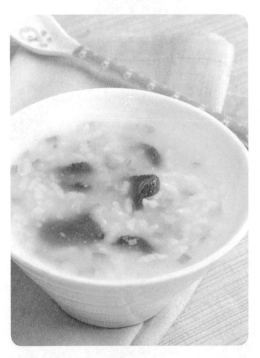

芹菜草莓粥

材料 芹菜、草莓各 50 克，大米 100 克。

做法

1 把大米淘洗干净，草莓洗净切片，芹菜洗净切成颗粒状。

2 把大米放入锅内，加水煮沸，用小火煮30 分钟，下入芹菜、草莓，煮成粥即可。

TIPS

芹菜富含多种营养素，能降血脂，还具有促进肠胃蠕动的功效。血压偏高的新妈妈可适当多食用。

烤沙丁鱼

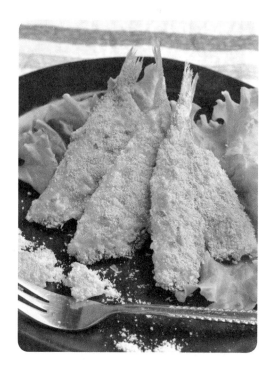

材料 沙丁鱼 4 条，面包粉 3 勺，荷兰芹碎末 2 勺，粉状奶酪 1 勺。

调料 柠檬汁 1 勺，盐适量。

做法

1 将沙丁鱼摘掉头部和腹部、肠子，用手展开取下背部鱼骨，去掉背部鱼鳍，撒上盐腌制 10 分钟备用。

2 将面包粉、荷兰芹碎末混合在一起，裹在沙丁鱼上。

3 把沙丁鱼摊在烤架上，撒上奶酪粉，放入 200℃的烤炉中烤 10 分钟左右，盛入盘中，淋上柠檬汁即可。

▶ 产后水肿的饮食调理

产后水肿，是指新妈妈产后面目或四肢发生水肿。之所以会发生产后水肿，一方面是因为子宫变大，影响血液循环而引起水肿；另一方面是因为受到黄体酮的影响，身体代谢水分的状况变差，从而出现水肿。

饮食原则

摄取具利尿作用的食物。有利尿作用的食物包括南瓜、冬瓜、菠萝、葡萄、绿色豆子等，新妈妈适量多吃一些这类食物，有利于缓解和消除产后水肿。

摄取高蛋白食物。水肿的新妈妈，尤其是那些由于营养不良引起水肿的新妈妈，每天最好可以摄取一些优质的蛋白质，比如肉、鱼、海鲜、贝类、蛋类、奶类及奶制品、豆制品等，这些高蛋白食物都可以帮助缓解新妈妈产后水肿。

摄取足量的蔬菜水果。蔬菜和水果中含有大量人体所必需的多种维生素和微量元素，这些物质可以帮助提高机体的抵抗力，促进肌肤的新陈代谢，还有很好的解毒利尿的作用。

摄取维生素 B_1。富含维生素 B_1 的食物包括肝脏、酵母、全谷类（如糙米）、黄豆、荚豆类、马铃薯、小麦胚芽等，一般来说，植物性食物为新妈妈摄取维生素 B_1 的主要途径。

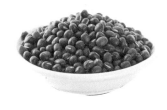

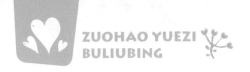
美食推荐

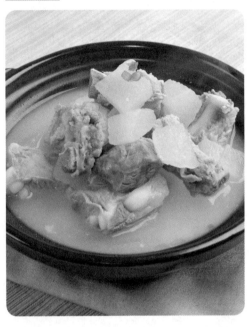

排骨炖冬瓜

材料 猪排骨 250 克，冬瓜 150 克。

调料 葱白、姜各 4 克，料酒 1 勺，鸡精少许，盐适量。

做法

1. 排骨洗净，剁成块，投入沸水中氽烫一下，捞出来沥干水。

2. 冬瓜洗净，切成稍大的块。

3. 将排骨块放入砂锅，加适量清水，加入姜、葱白、料酒，先用大火烧开，再用小火煲至排骨八分熟，倒入冬瓜块，煮熟。

4. 拣去姜、葱白，加入盐、鸡精搅匀即可。

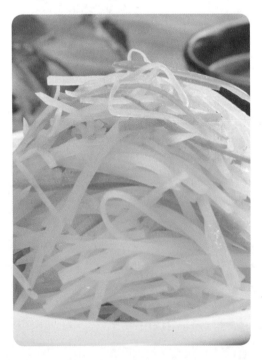

青椒土豆丝

材料 土豆 300 克，青椒、胡萝卜各 50 克。

调料 姜丝 2 克，醋 1 勺，盐 1 勺，鸡精少许，油适量。

做法

1. 将土豆去皮洗净，切成细丝，在淡盐水中浸泡 5 分钟后捞出备用；将青椒、胡萝卜洗净，切丝备用。

2. 锅内加入油烧热，放入姜丝爆香，倒入土豆丝，淋上醋，用大火炒 3~4 分钟。

3. 放入青椒丝和胡萝卜丝，翻炒均匀，加入盐、鸡精，翻炒均匀即可。

白菜炒鸭片

材料 大白菜 250 克，鸭肉 100 克。

调料 姜丝、蒜片各 10 克，香油 1 勺，料酒 3 勺，油、水淀粉、盐各适量。

做法

1 将大白菜洗净，切成片；鸭肉切成片，用料酒腌好。

2 锅内烧油至七成热的时候，放入鸭肉片炒至八分熟时倒出。

3 锅内留油，加入姜丝、蒜片、大白菜片，用中火炒至快熟时放入鸭肉片，加入盐炒透，再加入水淀粉勾芡，淋入香油，翻炒几次即可。

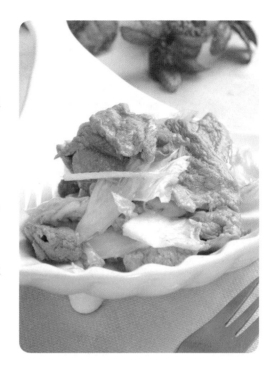

产后恶露不尽的饮食调理

正常的恶露，初为红色，继而逐渐变为淡红色、白色，排出量先多后少，无特殊臭味，一般足月产后 3 周应完全排尽。若红色恶露足月产后持续 3 周仍不止者，则为恶露不尽。新妈妈恶露不尽是产后常见的现象，此症状是可以通过一些方法缓解的，食疗就是常见的方法，下面是几款缓解产后恶露不尽的食疗方法：

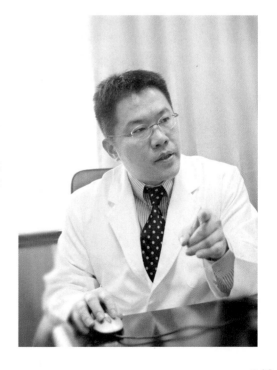

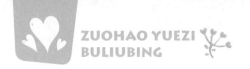
美食推荐

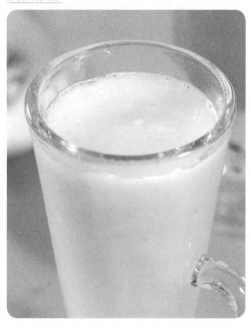

白菜甜瓜梨汁

材料 白菜少许，甜瓜 1/2 个，梨 1 个，蜂蜜 1 汤匙。

做法
白菜洗净切碎，甜瓜和梨分别洗净去皮去籽，依次放入果汁机，放适量纯净水榨汁，加蜂蜜调味即可。

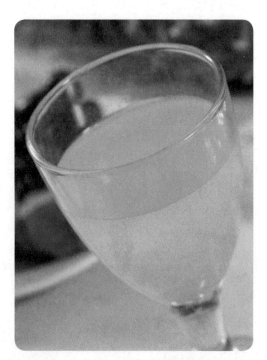

葡萄菠萝杏汁

材料 葡萄 1 串，菠萝 1/3 个，杏 2 个。

做法
1 葡萄去皮、籽；菠萝削皮去硬心；杏去皮、核。
2 把原料全部放入果汁机中榨汁，去渣取汁即成。

产后腰背痛的饮食调理

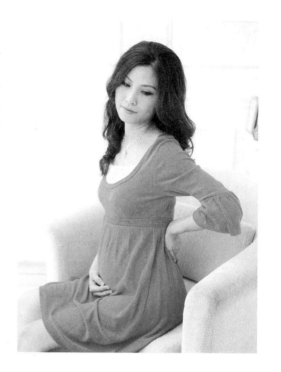

新妈妈产后出现腰痛并不是正常现象，即使剖宫产也不会引起长时间的腰痛。产后出现腰背痛可能与新妈妈产后没有注意良好姿势有关。一般情况下，新妈妈产生腰背痛有两个方面的原因：

一是因为新妈妈怀孕期间腰部负重增加，脊柱前凸，背伸肌群持续紧张，造成后腰下部或骶骨以上肌肉群的疲劳性疼痛。

二是一些新妈妈在坐月子期间，大都躺在床上，很少活动，这也会造成腰肌疲劳而加重腰背部酸痛。

对于新妈妈的腰背部疼痛，除了运动训练和药物治疗，食疗无疑是最安全的缓解、治疗方法。

美食推荐

西芹炝猪腰

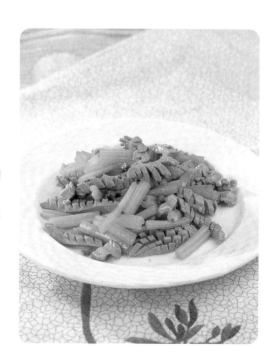

材料 猪腰 300 克，西芹 100 克。

调料 盐、味精、白糖、花椒油各适量。

做法

1 猪腰洗净，去除腰臊筋膜，剞花刀，切成片，入沸水锅氽熟，捞出，投凉沥水。

2 西芹择洗干净，斜刀切段，入沸水锅焯烫片刻，捞出，投凉沥水。

3 将猪腰、西芹同倒入大碗内，调入盐、味精、白糖、花椒油，拌匀即可。

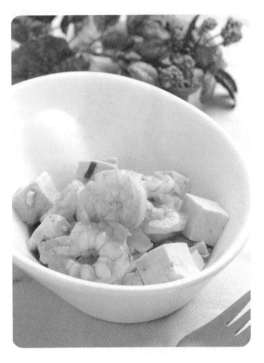

虾仁炒豆腐

材料 豆腐 150 克，虾仁 100 克。

调料 葱花、姜末各 2 克，酱油 2 勺，淀粉 1 勺，料酒 1/2 勺，鸡精少许，油、盐各适量。

做法

1. 将虾仁洗净备用；豆腐洗净，切成小方块备用。

2. 将酱油、淀粉、盐、料酒、葱花、姜末放入碗中，兑成芡汁。

3. 锅内加入油烧热，倒入虾仁，用大火快炒几下，再倒入豆腐，继续翻炒，倒入芡汁、鸡精炒匀即可。

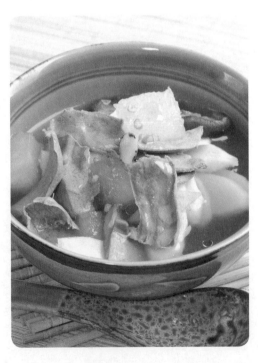

淮山药腰片汤

材料 冬瓜 250 克，猪腰 1 对，黄芪 20 克，淮山药 20 克，香菇 2 朵。

调料 葱、姜各 2 克，盐、高汤各适量。

做法

1. 将冬瓜去籽，削皮，切块；香菇泡软，去蒂；淮山药去皮，切段。

2. 猪腰洗净，去掉胰腺，用开水汆烫。

3. 将高汤倒入锅中加热，先加入葱、姜，再放入冬瓜和黄芪，用小火煮 40 分钟。

4. 放入猪腰、香菇、淮山药，煮熟后加入盐调味，再煮片刻即可。

产后贫血的饮食调理

新妈妈产后贫血是较常见的问题。少数新妈妈的产后贫血是由于生产时出血较多，如剖宫产引起的失血性贫血；也有部分新妈妈是因为营养不良或缺铁而产生的缺铁性贫血。贫血的症状主要表现为皮肤粗糙、没光泽、发白，眼睛比较干涩、浑浊、面色苍白或萎黄，头晕、心慌、乏力、气短、食欲减退或水肿等。

贫血会使新妈妈的产褥期延长，身体恢复减慢，体质下降，甚至还会导致新妈妈抵抗力下降，容易发生产褥期感染、发热等疾病；贫血还可使新妈妈的乳汁分泌不足，同时乳汁含铁减少，也会使宝宝营养不良、抵抗力下降。因此产后贫血会极大地影响到新妈妈的身体恢复和宝宝的健康成长。对于产后贫血，除了极严重的，一般情况下可以通过食疗来进行调理，下面是一些针对产后贫血的食疗方，新妈妈可以参考使用。

美食推荐

炒鸭肝

材料 鸭肝 150 克。

调料 葱、姜各 5 克，水淀粉 1/2 勺，盐适量。

做法

1 将鸭肝洗净，切成片；葱、姜分别切大片。

2 锅中倒油烧热，放入葱姜片爆香。

3 加入鸭肝翻炒至变色，放盐炒匀。

4 用水淀粉勾芡，拌匀出锅即可。

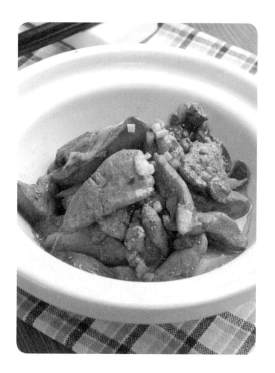

TIPS

鸭肝具有丰富的营养和特殊功效，是补血养生的最佳食物。但是不适宜一次性食用太多，以免摄入过多胆固醇。

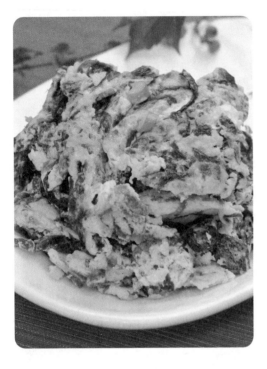

紫菜炒鸡蛋

材料 干紫菜40克，鸡蛋2个(约120克)。

调料 油、盐各适量。

做法

1 将紫菜放入水中泡开，撕开成丝，沥干水分备用。

2 将鸡蛋磕入碗中打散，加紫菜、盐，搅匀。

3 锅内倒油烧至六七成热，加入鸡蛋，改用小火先将一面煎黄，再煎另一面，两面熟后即可。

TIPS

紫菜富含钙、钾、碘、铁和锌等矿物质，可以帮助新妈妈预防缺铁性贫血。

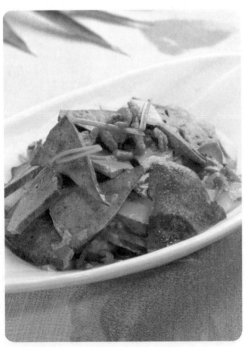

猪肝拌黄瓜

材料 猪肝100克，嫩黄瓜1根，海米2勺。

调料 香菜2根，酱油1勺，花椒2克，油、醋、鸡精、盐各适量。

做法

1 将猪肝洗净后放入锅中煮熟，切成0.3厘米厚的方片备用；海米用开水泡发，清洗干净备用；黄瓜洗净后拍松，切成0.3厘米厚的片备用；香菜洗净，切段备用。

2 将猪肝、黄瓜、海米放入比较大的盆中。

3 锅内加入油烧热，放入花椒炸出香味后倒入盆内。

4 撒上香菜，加入剩下的调料，拌均匀即可。

熏鸡胗

材料 鸡胗 500 克。

调料 葱、姜各 5 克，料酒、醋各 1 勺，花椒少许，清汤、糖、鸡精、盐各适量。

做法

1. 将鸡胗的硬皮去掉，装入盆内，加盐、醋搓洗干净。

2. 锅中放入清水烧沸，放入鸡胗烫 1 分钟捞出冲凉。

3. 汤锅坐火上加清汤、盐、鸡精、葱、姜、料酒、花椒，烧沸，下鸡胗慢火煮 20 分钟捞出。

4. 熏锅坐火上加糖，将鸡胗放熏架上，盖盖子，熏 10 秒钟即可。

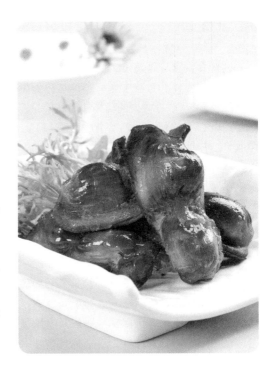

▶ 产后抑郁，饮食调整给新妈妈好情绪

每个新妈妈都希望以自己最好的一面来照顾宝宝，过一种已为人母的全新的幸福生活。但产后抑郁的发生很是普遍，很多新妈妈陷入了产后抑郁的困惑和危机，常常会有脆弱、孤独和烦乱的感觉，更甚者会感到强烈的悲伤、忧虑或绝望，难以正常生活、难以处理日常事务。如果受产后抑郁困扰的新妈妈不及时进行调整或治疗，无疑对自身和宝宝都是极为不利的。而药补不如食补，食养对于产后新妈妈的身心健康很重要，新妈妈在坐月子期间应多摄取含有 B 族维生素，维生素 C，矿物质如镁、锌等丰富的食物，这些食物都有抗压和抗抑郁的功效。只要选择合适的食材安排新妈妈的日常饮食，新妈妈就可以通过饮食调整获得好情绪。

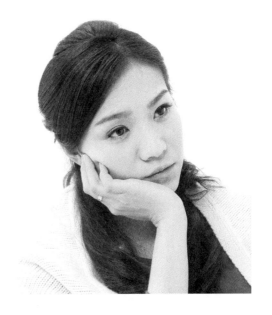

适宜食物

- **瘦肉、香蕉、酪梨、绿色蔬菜、坚果类、番茄**

这些食物富含钾离子，钾离子有稳定血压、情绪等作用。香蕉中含有一种被称为生物碱的物质，可以振奋人的精神和提高信心。

- **优质肉类、酵母粉、谷类、深绿色蔬菜、鸡蛋、南瓜子、牛奶、芝麻**

这些食物富含 B 族维生素。B 族维生素是维持神经系统健康、构成脑神经传导物质的必需物质，能减轻情绪波动，有效地预防疲劳、食欲缺乏、抑郁等。

- **深海鱼**

深海鱼含有丰富的鱼油和 ω-3 脂肪酸，海鱼中的 ω-3 脂肪酸与常用的抗抑郁药如碳酸锂有类似作用，能阻断神经传导路径，增加血清素的分泌量，可以部分缓解紧张的情绪，能明显纾解抑郁症状，包括焦虑、睡眠问题、沮丧等。

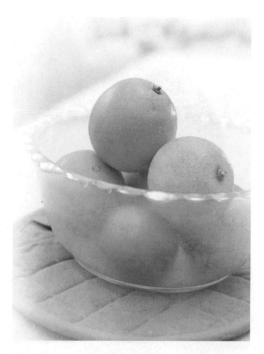

- **葡萄柚、木瓜、柑橘类、香瓜**

这些水果含有丰富的维生素 C。维生素 C 具有消除紧张、安神、静心等作用。葡萄柚里高含量的维生素 C 不仅可以维持红细胞的浓度，使身体有抵抗力，而且维生素 C 也可以抗压。最重要的是，在制造多巴胺、肾上腺素时，维生素 C 是重要成分之一。

禁忌食物

- **辛、辣、腌、熏食物**

辛、辣、腌、熏类等有刺激性食物，易引发失眠。

- **富含饱和脂肪的食物**

如猪肉或油炸食物（如汉堡、薯条），会导致行动缓慢、思维迟钝及疲劳。

- **酒**

过量饮酒不仅无助于情绪改善，反而会导致食欲减退、营养不良，进而诱发抑郁症。

- **长期素食**

素食是会导致抑郁症的食物，长期吃素食就会增大罹患抑郁症的风险。

- **加工类食品**

无论是高热量、高脂肪、高胆固醇类的油炸食品，还是腌制的各类半成品，其所含的营养结构单一，即使如此还被加工损耗了相当一部分。新妈妈营养缺乏也会诱发抑郁症。

- **提神饮品**

类似咖啡、茶、可乐类饮品，不可摄取过多，尤其是在夜间临睡前。否则其内含的咖啡因会引发失眠和头痛问题，而失眠是抑郁症的主要诱因之一。

美食推荐

拔丝香蕉

材料 香蕉 3 根，鸡蛋 2 个（约 120 克），
面粉 1 碗。

调料 糖 2 勺，纯麦芽 5 克，油适量。

做法

1 香蕉去皮切块。

2 鸡蛋打匀，与面粉拌匀。

3 锅中倒油烧热，将香蕉块蘸上面糊投入
油中，炸至金黄色时捞出。

4 糖、纯麦芽加清水在锅中煮，待糖融化，
用小火慢慢熬至呈黄色倒入香蕉块拌匀。

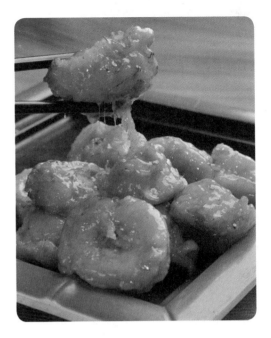

清炒山药

材料 山药 400 克，枸杞子少许。

调料 葱 2 克，鸡精少许，油、盐各适量。

做法

1 山药去皮，切成 0.5 厘米厚的菱形片，用
开水汆烫后捞出来沥干水分。

2 葱只取嫩叶，洗净，切成葱花；枸杞子
用清水泡软备用。

3 锅内加入油烧热，放入山药片，中火炒
熟后，加入盐、鸡精、葱花、枸杞子，
翻炒均匀后即可。

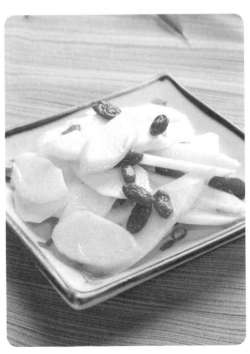

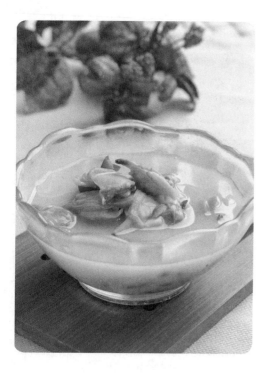

牛奶花蛤汤

材料 花蛤 300 克，鲜奶 100 毫升，红柿椒 1 个。

调料 姜片 2 克，鸡汤 1/2 碗，糖 1/2 勺，油、盐各适量。

做法

1 将花蛤放入淡盐水中浸泡半个小时，使其吐清污物，然后放入沸水中煮至开口，捞起后去壳；红柿椒洗净切成细粒。

2 锅内加入油烧热，放入姜片爆香，加入鲜奶、鸡汤煮滚后，放入花蛤，用大火煮 1 分钟，加入盐、糖，调匀即可。

▶ 乙肝新妈妈的饮食调理

患有乙肝的新妈妈，及时对乙肝进行治疗是非常重要的，而日常饮食对缓解乙肝有很大的辅助作用，有时甚至可以起到事半功倍的效果，能及时调理新妈妈的身体。另外，乙肝新妈妈的日常饮食对宝宝有很关键的作用，新妈妈的饮食结构是否合理，不仅关系到自身疗效，也影响着宝宝的健康成长。所以乙肝新妈妈一定要从饮食方面多加调整，以更有效地保证自己和宝宝的健康。

饮食原则

• 多摄取蛋白质

乙肝新妈妈体内蛋白质一般应占总热能的 15%，特别应保证一定数量的优质蛋白，如动物性蛋白质、豆制品等的供给。

• 不要饮食过量

乙肝新妈妈过多地吃肉类和糖类食品，会使多余的蛋白质和糖类转化为脂肪而储藏在体内，其中肝脏也是重要储藏点，长此以往，势必会形成脂肪肝，使新妈妈有病的肝脏负担加重。

• 适当多饮果汁

乙肝新妈妈在日常饮食中应供给充足的液体，可加速毒物排泄，保证肝脏正常代谢功能。

• 保证维生素供给

维生素 B_1、维生素 B_2、烟酸等 B 族维生素以及维生素 C，对于改善新妈妈乙肝症状有重要作用。新妈妈除了选择富含这些维生素的食物，也可在医生的指导下口服多种维生素制剂。

- **不要饮酒**

　　酒的主要成分是乙醇，乙醇在肝脏内可以转化为醛，它对肝脏有直接的损害作用，可使肝细胞发生变性和坏死。乙肝新妈妈本身肝细胞已有损害，饮酒更是雪上加霜，促使病情向肝硬化甚至肝癌方向演变。

禁忌食物

- **油炸、油煎食品**

　　油炸、油煎食品属高脂肪食物，不易消化和吸收，容易引起吸收不良性脂肪泻，而且反复煎炸的食物油中会有致癌物质，对防止肝炎发展为肝癌是不利的。

- **味精**

　　患乙肝的新妈妈一次用量较多或经常超量食用味精，会出现短暂头痛、心慌、恶心等症状。

- **罐头类食品**

　　罐头食物中的防腐剂、食物色素等会加重肝脏代谢和解毒功能的负担。

- **葵花子**

　　葵花子中含有不饱和脂肪酸，多吃会消耗体内大量的胆碱，可使脂肪较易积聚肝脏，影响肝细胞的功能。

- **腌制食物**

　　腌制食物盐分含量过高，吃多了易影响水、钠代谢，对乙肝新妈妈不利。

- **甜食**

　　甜食中糖含量较高，糖在体内容易发酵产气，加重胃肠胀气，过量的糖易转化为脂肪，加速肝脏对脂肪的贮存，使脂肪肝产生。

美食推荐

红薯苹果沙拉

材料 红薯 100 克，葡萄干 20 克，苹果、猕猴桃各 1/2 个。

调料 酸奶 4 勺，蛋黄酱 2 勺，盐适量。

做法

1. 将红薯去皮切成块，放入水中浸泡去除异味；苹果削皮后切成小块，放入盐水中浸泡；葡萄干放入温水中浸泡 10 分钟；猕猴桃切小块。

2. 将红薯块，放入锅中煮至变软。

3. 将所有调料混合在一起，然后加入红薯、苹果、猕猴桃、葡萄干搅拌均匀即可。

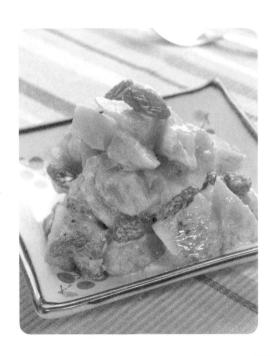

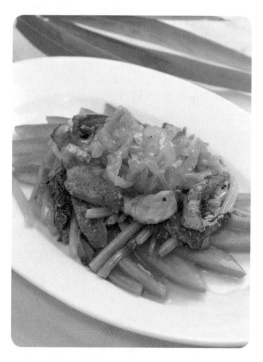

菠菜沙拉

材料 菠菜 150 克，猪腿肉 60 克，海蜇 30 克，番茄少量。

调料 淀粉、姜汁各少许，酱油、芝麻油、橄榄油各 1 勺，油、糖、醋、盐各适量。

做法

1. 将猪肉切成 1 厘米宽的条，用酱油、淀粉、姜汁腌制备用。

2. 把番茄纵向切成两瓣，再横向削成薄片；将菠菜切成 5 厘米长的段，翻炒至变软后注入热水，立即捞出沥干水，放在一旁冷却。

3. 锅中加油烧热，煎炸猪肉。

4. 将番茄平铺在盘子内，在菠菜的上面盛上猪肉，中央用海蜇装饰，再把调料混合搅拌均匀，在食用时淋在菜上。

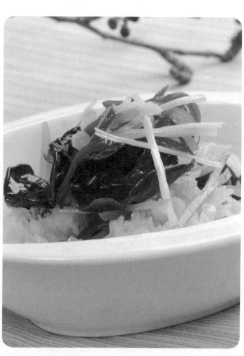

拌双耳

材料 水发银耳、水发木耳各 100 克，彩椒丝适量。

调料 葱丝 10 克，糖、香油、醋各 1 勺，鸡精、胡椒粉、盐各适量。

做法

1. 将银耳和木耳去掉根蒂，洗净，撕成小朵，用开水汆烫，捞出投入凉开水中过凉，再捞出沥干水，装入盘中。

2. 将盐、醋、鸡精、糖、胡椒粉、香油用冷开水调匀，淋在银耳和木耳上。

3. 将葱丝、彩椒丝撒在银耳和黑木耳上，拌匀即可。

糖尿病新妈妈的饮食调理

科学的饮食方式、均衡的营养吸收才能使新妈妈身体健康，所以每个新妈妈都必须注意膳食平衡，特别是处在产后康复期又患有糖尿病的新妈妈更加需要注意饮食，不能随便地乱吃食物，在月子期同时兼顾糖尿病的饮食宜忌，要心里有数。只有吃好了、喝好了，才能使新妈妈病情趋于稳定，早日康复，才能轻松、健康地度过月子期。

饮食原则

• 少吃多餐

新妈妈一次吃太多、太饱，血糖就容易突然升高，所以应该少吃多餐，将每天摄取的食物分成 6 餐，一般为 3 大餐、3 小餐。

• 少吃含糖饮料和甜食

患有糖尿病的新妈妈也不是完全不能吃糖，只是有关专家认为：患有此病的新妈妈重点是应避免吃精制糖及制品，尤其要避免吃加有蔗糖、砂糖、果糖、葡萄糖、冰糖、蜂蜜、麦芽糖等含糖饮料及甜食，以防餐后血糖快速飙升。

• 选择膳食纤维高的食物

新妈妈在营养总量一定的情况下，多摄取高纤维素食物，特别是多选择豆类及豆制品（这类食物升血糖的指数低），如红豆、绿豆等，并添加进主食，做成红豆饭、绿豆饭等。

• 控制脂肪

把糖看作糖尿病的主要病因是不正确的，试图用低糖饮食的方法来控制糖尿病是不可取的。可如果糖尿病新妈妈坚持接受低脂饮食，将脂肪的摄取量减少到较低水平，糖尿病会得到较好的控制。

• 摄取蛋白质要适当

糖尿病新妈妈每天蛋白质摄入要适量，80~100 克（每 100 克肉类含蛋白质 15~20 克）即可，但应保证摄入的蛋白质 1/3 以上为优质蛋白质，如肉、奶、蛋、禽、海产品、豆制品等。糖尿病新妈妈最好每天喝至少 2 杯牛奶，以获得足够钙质，但不要把牛奶当水喝，以免脂肪过高。

• 多吃些蔬果

糖尿病新妈妈应该增加些新鲜蔬菜、水果的分量，但最好不要喝果汁，这样搭配可延缓血糖的升高、控制血糖，新妈妈也比较有饱足感。但糖尿病新妈妈千万不可无限量地吃水果，尤其像葡萄、西瓜、龙眼等含糖分高的水果更应少吃，以免血糖快速升高。

食材选择

• 限制食用的食物

蔗糖、冰糖、麦芽糖、红糖、糖浆、蜂蜜等糖类；各类糖果、糖水罐头、各种蜜饯；汽水、可乐、椰奶等含糖的甜饮品；黄油、肥肉、春卷、炸薯条、油酥点心等高脂肪和油炸食品；米酒、黄酒、啤酒、果酒及各种白酒等酒类。

• 可适量选用的食物

粮谷类；豆类及豆制品；鲜奶、酸奶、奶酪；鱼、虾、瘦肉、禽肉、蛋；鲜果、土豆、山药、南瓜、花生、核桃、瓜子、腰果等；各类油脂、酱油等含盐的调味料。

• 可基本随意选择的食物

含糖在 30% 以下的绿叶蔬菜、瓜茄类，不含脂肪的汤、茶、饮用水。

饮食设计

三餐能量分配：早餐 25%，午餐 40%，晚餐 35%。

一日餐次：5~6 餐（包括加餐）。

可经常用的烹调方法：拌、蒸、炖、氽、熘、扒、卤。

可偶尔用的烹调方法：滑熘、爆炒、红烧（无糖）。

尽量不用的烹调方法：煎、炸、干烧。

一日摄盐量：低盐，每日盐的摄入量应控制在 6 克以下。

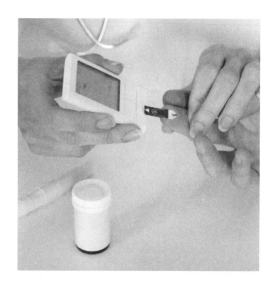

美食推荐

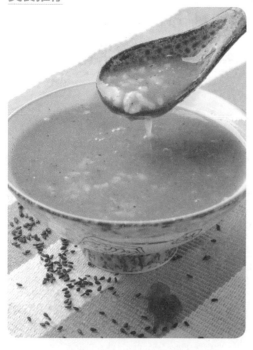

芝麻粥

材料 芝麻 30 克，粳米 100 克。

做法

1 将芝麻炒熟研成末。

2 同粳米一起煮粥即可。

TIPS

此粥补肾益气，对降血糖也具有很好的疗效。新妈妈适量多食可以润泽肌肤，养护秀发。

鸡肉粥

材料 大米 150 克，熟鸡肉 50 克。

调料 鸡汤 2 碗，盐适量。

做法

1. 将大米淘洗干净。
2. 鸡汤和熟鸡肉一起煮开，放入大米煮成粥。
3. 用盐调味即可。

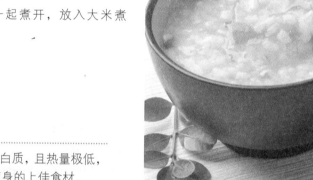

TIPS

鸡肉滋补，富含蛋白质，且热量极低，是降糖、减肥、瘦身的上佳食材。

脆炒双花

材料 菜花 150 克，西蓝花 50 克，油炸沙丁鱼碎末、雪菜适量。

调料 柠檬汁少许，蒜 5 克，黄油 10 克，油适量。

做法

1. 菜花、西蓝花洗净切朵。
2. 蒜爆香油锅，倒入西蓝花翻炒数下，再加入菜花翻炒 1 分钟。
3. 加入黄油、柠檬汁翻炒数下，再撒上沙丁鱼碎末和雪菜即可。

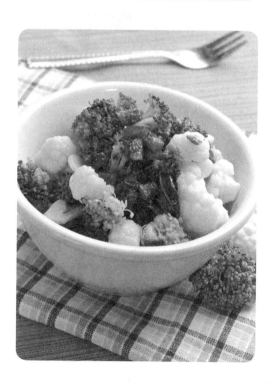

TIPS

这道菜富含维生素，不仅能降糖、降压，还有抗癌的功效。

产后痔疮的饮食调理

新妈妈分娩时因过于用力或会阴撕裂，从而增加静脉回流的障碍，可能会引发痔疮。对于新妈妈的产后痔疮，进行手术治疗不是必要的，因为新妈妈产后腹内压力降低，静脉回流的障碍解除，痔疮常在3~4个月内会自行变小萎缩。那么新妈妈怎样能远离产后痔疮的困扰呢？从饮食方面调整、解决是最理想的途径。

饮食原则

• **选择较软的食物**

如粥类、面条、糖类、馒头等，这类食物质地软，新妈妈吃了容易消化，可以缓解产后痔疮的情况。

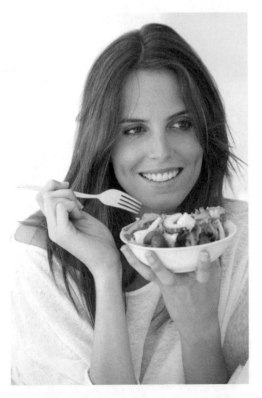

• **勤喝水、早活动**

由于产后失血，新妈妈肠道的津液水分不足，容易造成便秘，而勤喝水、早活动，可增加肠道水分，增强肠道蠕动，缓解产后痔疮。

• **增加适量蔬菜、水果、粗粮**

产后大多数新妈妈都会排便困难，加上坐月子吃了大量含蛋白质、脂肪较多的精细食物，极易引起产后痔疮，加重新妈妈的痛苦。水果、蔬菜、粗粮中含有大量的粗纤维，如苹果、香蕉、芹菜、白菜、燕麦等，可以缓解症状，减轻新妈妈产后痔疮的苦恼。

• **及时补水**

产后新妈妈因为身体和乳汁都要消耗掉大量水，所以需要及时补水。有产后痔疮的哺乳新妈妈更需要补充水分来加快肠道蠕动，防止因缺水而增加排便困难，加重痔疮的病情。

饮食禁忌

• **忌精细食物**

一些新妈妈产后为补充营养，过多地摄入精细食物，如鸡蛋、精米、精面等，很容易引起大便干结量少，使粪便在肠道中停留的时间较长，加重产后痔疮。

• **忌辛辣、刺激、油腻、煎炸、熏烤及热性食品**

如羊肉、狗肉、生蒜、生葱、辣椒等，这几类食物都能加重新妈妈的产后痔疮，在饮食中一定要避而远之。

美食推荐

香蕉薯泥

材料 香蕉 2 根，土豆 1 个，草莓 6 个。

调料 蜂蜜 1 勺。

做法

1 将土豆去皮洗净，放入锅中蒸至熟软，取出压成泥，凉凉备用；香蕉去皮，切成小块，用勺捣成泥；草莓洗净，切成小粒。

2 将香蕉泥与土豆泥混合，搅拌均匀。

3 镶上草莓粒，淋上蜂蜜即可。

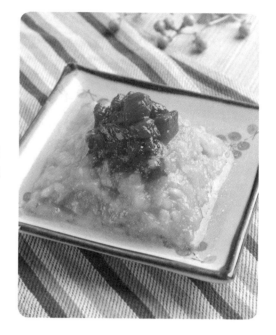

毛豆炒虾仁

材料 虾仁 250 克，嫩毛豆 100 克。

调料 鸡汤、料酒各 2 勺，水淀粉 1 勺，鸡精少许，油、香油、盐各适量。

做法

1 将毛豆洗净，投入沸水锅中汆烫一下，捞出来沥干水备用；虾仁洗净备用。

2 锅内加入油，烧至三成热，倒入虾仁，用竹筷快速滑散，稍炸片刻捞出，控干油备用。

3 锅中留少许底油烧热，倒入毛豆，大火翻炒均匀，烹入料酒，加入鸡汤、盐稍炒，放入虾仁，用水淀粉勾芡，加入鸡精调味，淋上香油即可。

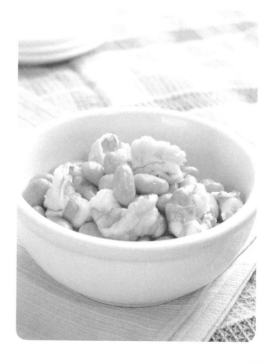

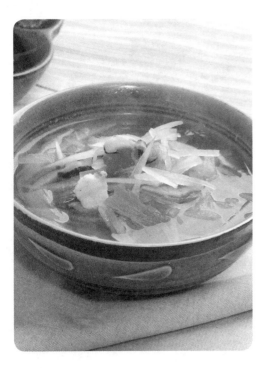

萝卜丝珍珠贝

材料 白萝卜1根，胡萝卜少许，香菇1朵，小油菜1棵，珍珠贝肉100克。

调料 盐适量，鸡精少许，高汤2碗。

做法

1 白萝卜、香菇洗净切丝；胡萝卜洗净切片；小油菜洗净掰开；珍珠贝肉洗净。

2 锅中倒入高汤烧沸，加入白萝卜、胡萝卜，大火煮沸。

3 放入香菇、小油菜、珍珠贝肉，加入盐、鸡精，煮3分钟即可。

TIPS

白萝卜吃了有通气的效果，腹胀的新妈妈可以适量多吃一些。

产后瘦身不伤身须知

新妈妈产后要坐月子，是为了补充营养，以满足自身和宝宝的营养需求。如果在月子期就盲目开始减肥，将给自己的身体恢复和宝宝的健康成长带来很大的负面影响。但每个新妈妈都想恢复以前的曼妙身材，所以有减肥的想法和愿望是正常的，有关专家也提出，产后瘦身具有可行性，只是要在合适的时间、用合适的方式进行。关于产后瘦身，要以不伤身为最基本的原则。

产后瘦身饮食法则

• **不能节食**

产后新妈妈气血不足，坐月子时只有摄取丰富的营养才能让身体早日恢复。产后新妈妈所增加的体重主要是水分和脂肪，很多时候，这些脂肪根本就不够用，还需要从新妈妈身体原来储存的脂肪中动用一些营养来补充哺乳所需的营养，所以新妈妈不必担心月子期的饮食会让自己堆积脂肪。为了保证宝宝哺乳的需要，新妈妈一定要吃营养丰富的食物，如果新妈妈在产后急于节食，这样不仅使分泌的乳汁营养成分不足，还会推迟自己身体的恢复时间，得不偿失。

• **饮食规律、均衡**

保持吃早餐、午餐、晚餐和2顿小食的规律饮食。保证这些餐次，每天摄取的热量也基本在1800~2400千卡。不规律的饮食习惯很容易引起体重增重过多。

- **水果应限量**

吃水果过多也会发胖，水果中平均含糖8%，有些糖含量可达到20%，香蕉中还含有很高的淀粉。因此，新妈妈每天吃水果的数量不宜过多，最好控制在300克以下（去皮去核后），吃香蕉不应多于2根。

- **每天适量喝牛奶**

新妈妈可以每天喝2杯牛奶，牛奶中的脂肪含量仅为3%，喝后容易产生饱腹感，既不易使人发胖，又可使身体得到充足的蛋白质、钙质及大量的维生素A、B族维生素等营养素。

- **每天吃深绿色蔬菜**

深绿色蔬菜中富含胡萝卜素、膳食纤维、钙、维生素C、铁等营养素，如豌豆苗、西蓝花、芥蓝、空心菜、小白菜等。新妈妈最好在就餐时先吃这些食物，这样可以增加热量消耗。

产后瘦身食材推荐

- **苹果**

苹果虽然热量很高，但富含维生素和矿物质，而且纤维素含量极高。

- **萝卜**

萝卜能使肠管紧张度增高、肠蠕动增强，缩短食物在肠道的存留时间，利于食物代谢和废物的排出，能达到减肥效果。

- **冬瓜**

冬瓜不含脂肪，含有丰富的纤维素、铁、钙、磷等，能利尿清热，内含丙醇二酸，可阻止体内脂肪堆积。

- **香菇**

香菇可以抑制胆固醇的增加，达到减肥的目的。

- **豆芽**

豆芽脂肪量和热量都很低，水分和纤维素含量高。常吃豆芽不仅可以减肥，还对健康非常有益。炒豆芽时加入一点醋，以防B族维生素流失，还可以加强减肥作用。

- **苦瓜**

苦瓜能除邪热、解劳乏、清心明目，而且还能快速排除毒素，避免体内毒性的堆积，同时也可以阻止脂肪吸收，是减肥保健、清热败火的好食材。

- **魔芋**

魔芋内含大量食物纤维和水分，有利于新妈妈减肥。

- **芹菜**

芹菜大部分是水分和纤维素，含维生素A和维生素C，性味清凉，可降血压、血脂，更可清内热，是减肥的良好食材。

- **水产品**

虾、海蜇、章鱼、蛏子、海参等水产品的蛋白质含量很高，但脂肪含量极低，很少有脂肪超过1%的，是理想的减肥食物。

- **紫菜**

紫菜除了含有丰富的维生素A、维生素B_1及维生素B_2，还含有丰富的纤维素和矿物质，可以帮助排走身体内的废物和积聚的水分，从而达到减肥之效。

产后瘦身节食的科学时段

- **月子期——不可减肥**

新妈妈不能在月子期盲目节食减肥。这段时间新妈妈身体未完全恢复到怀孕前的水平，另外，一些新妈妈要哺乳，更需要补足优质的营养。如果产后强制节食，不仅对新妈妈减肥无益，还有可能引发各种产后并发症。

- **产后2个月——适当减肥**

当新妈妈分娩满2个月且身体得到恢复后，即使母乳喂养也可以开始循序渐进地减肥了。新妈妈可以适当加大运动量，并减少

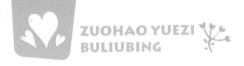
一定食量，改善饮食结构。进行母乳喂养的新妈妈，要注意保证一定的营养摄取，不食用太高热量的食物即可。

- 产后 6 个月——减肥的黄金期

产后 6 个月是减肥的黄金时期，在这个时段，新妈妈的激素会迅速恢复到原来的状态，同时新陈代谢的速率也会因此恢复正常，甚至加快，使得身体自然进入减肥的最佳状态。在这个时段，新妈妈可以放心地进行减肥瘦身了，但在饮食上，新妈妈主要应减少高蛋白、高脂肪食物的摄入量，不要过度节食，应该注意膳食平衡。

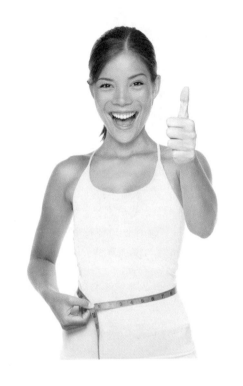

新妈妈春季坐月子的饮食调理

春季或冷或热，春寒料峭，在春季分娩的新妈妈，身体虚弱，容易让风邪乘虚而入，导致新妈妈出现感冒、头痛、四肢关节疼痛等症状。那么春季坐月子的新妈妈在饮食上该注意些什么呢？

饮食原则

- 多喝水

春季气候比较干燥，室内外湿度比较低，所以新妈妈在此时坐月子要特别注意多喝水，或者多喝些汤水。母乳喂养的新妈妈更应该保证充足的水分，这样不仅可以补充由于气候干燥而过多丢失的水分，还可以增加乳汁的分泌。

- 清淡饮食

春季有许多应季的蔬菜，新妈妈可以适当吃些烹调清淡的新鲜蔬菜。其他饮食也是一样，如粥、鱼、肉、蛋类等，都要做得清淡些，利于新妈妈营养的吸收。让新妈妈喝些红糖水、小米粥、清淡的蛋羹、炖母鸡汤、鱼汤等，对新妈妈的身体恢复都大有好处。

饮食禁忌

新妈妈身体消耗大，卧床休息多，还要给宝宝喂奶，忌燥热、辛辣、油腻的食物。如果过多进食油炸、油腻食物及辛辣饮食，外加春季干燥的气候，容易加重新妈妈的便秘，也会影响乳汁分泌，或通过乳汁刺激宝宝诱发湿疹、腹泻等疾病。

美食推荐

简单蘑菇汤

材料 蟹味菇 1/2 盒，韭菜 30 克，裙带菜 100 克。

调料 葱 20 克，固体肉汤料包 1 个，芝麻 1/2 勺，辣油少许，盐适量。

做法

1 将蟹味菇的根部切掉，撕开后备用；韭菜切段；裙带菜放入水中浸泡去掉盐分，切片；葱切成细丝。

2 锅中倒水烧沸，放入固体肉汤调料，倒入准备好的原料煮开，调入盐推匀。

3 出锅，淋上辣油，撒上葱丝和芝麻即可。

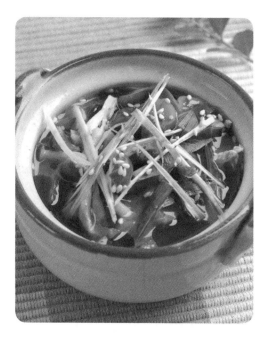

花蛤蔬菜汤

材料 花蛤 200 克，奶油玉米 1/2 罐，混合蔬菜 100 克，牛奶 1 杯，腊肉 2 片。

调料 香菜碎末少许，盐、胡椒粉各适量。

做法

1 将花蛤洗净，倒入锅中，放入牛奶和奶油玉米加热。

2 待锅中汤汁变热后放入切成细丝的腊肉、混合蔬菜煮沸，用盐、胡椒粉调味。

3 盛入容器中，撒上香菜碎末即可。

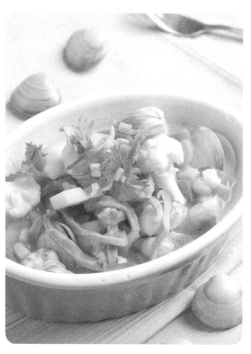

鱼头木耳冬瓜汤

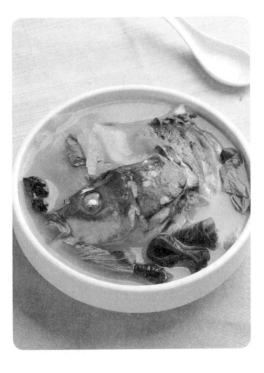

材料 草鱼头1个，冬瓜100克，水发木耳、油菜各50克。

调料 葱、姜各5克，料酒、糖各1勺，胡椒粉、鸡精各少许，盐适量。

做法

1. 将鱼头洗净，在颈肉两面划2刀，放入盆中，抹上盐腌10分钟左右；将木耳择洗干净，撕成小朵；油菜、葱分别洗净，切成小段；冬瓜、姜洗净，切成薄片备用。

2. 锅中加入油烧热，将鱼头煎至两面发黄，烹入料酒，放入葱段、姜片、糖、盐、清水，先用大火烧沸，盖上锅盖，用小火炖20分钟左右。

4. 待鱼眼凸起、鱼皮起皱、汤汁浓稠时，下入冬瓜、木耳、油菜，大火烧5分钟。

5. 加入鸡精、胡椒粉，搅拌均匀即可。

▶ 新妈妈夏季坐月子的饮食调理

夏天坐月子的新妈妈不能捂得太厉害，房间要保持通风透气，除此更要在饮食上多加调理，营养摄取要均衡，以清淡饮食为主，不要盲目进补。夏季分娩的新妈妈，由于出血、排恶露和大量出汗，要损失大量的维生素、矿物质、蛋白质和水分等，所以夏季坐月子的新妈妈应有意识地补充这些营养素。

饮食原则

· 补水补盐

新妈妈夏季坐月子，在饮食上要保证充足的水分和盐分摄入，最好适当喝点淡盐水、青菜汤、绿豆汤等，这类饮品有利于新妈妈消暑解渴。

· 蔬果不可少

在夏季坐月子的新妈妈，更应该适当多食新鲜蔬菜水果。如果新妈妈在产褥期只吃鸡、肉、蛋等高蛋白、高脂肪类食物，缺少绿叶蔬菜和新鲜水果，就容易造成多种维生素、矿物质等营养物质的缺乏，加上夏天天气燥热、纤维素缺乏，就容易发生便秘。因此，新鲜蔬果对夏天坐月子的新妈妈来说必不可少。

· 饮食卫生

夏天食物容易变质，新妈妈饮食必须注意卫生，以防患胃肠疾病。新妈妈食用的食物要新鲜、清洁且易消化，每餐膳食量不可太多，最好是每餐做好就吃完。如鸡、肉等食品1餐吃不完，隔餐后，应加热消毒处理后再食用。

饮食禁忌

• 忌早服人参

新妈妈刚分娩完，精力、体力消耗很大，十分需要卧床休息，如果过早服用人参，会因兴奋而难以安睡，影响精力的恢复。因此，新妈妈在产后1周内，不要服用人参。分娩1周后，可以服点人参，有助于新妈妈的体力恢复。但也不可服用过多，因为人参属热，夏天服用更易导致新妈妈上火。

• 忌吃生冷食物

夏季坐月子，新妈妈有时会吃些生冷食物，如冰淇淋、冰冻饮料和凉拌菜等，但产后过早食用这些食物，不仅会影响牙齿和消化功能，还容易损伤脾胃，不利于恶露排出。

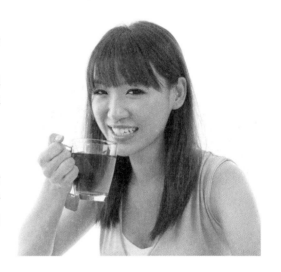

美食推荐

瓜皮炒山药

材料 西瓜皮100克，淮山药300克。

调料 油、盐各适量。

做法

1 西瓜皮和淮山药去皮，一起切丁，用盐腌片刻。

2 锅内油烧热，下入西瓜皮、淮山药翻炒。

3 加入盐调味即可。

TIPS

西瓜皮有消炎降压、促进新陈代谢、软化及扩张血管、抗坏血病等功效，能提高哺乳期新妈妈的抗病能力。

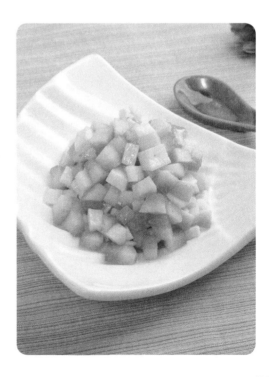

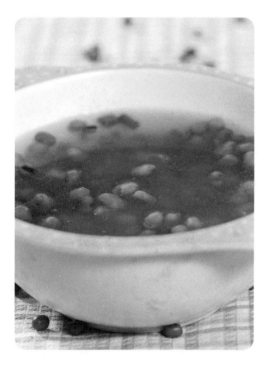

绿豆粥

材料 绿豆 100 克，粳米 100 克。

调料 糖适量。

做法

1 绿豆、粳米加糖、水熬煮。

2 至米熟、豆烂即可。

TIPS

绿豆不仅营养丰富，也有清热解毒、
抗菌消炎之效，对新妈妈产后发热有
辅助治疗的作用。

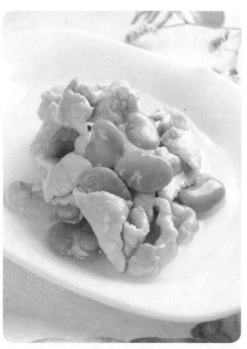

肉焖蚕豆瓣

材料 猪肉 150 克，蚕豆瓣 350 克。

调料 料酒、胡椒粉、水淀粉各 1/2 勺，
鲜汤 1 碗，油、味精、盐各适量。

做法

1 蚕豆瓣洗净；猪肉洗净，切成片。

2 锅内油烧热，将肉片炒松散。

3 放入蚕豆瓣同炒 1 分钟。

4 加入鲜汤、胡椒粉、味精、料酒，加盖焖
约 5 分钟，淋入水淀粉勾芡，加盐调味
即可。

TIPS

此菜味道鲜美，营养丰富，产后食用可
以帮助新妈妈恢复体能，提高免疫力。

新妈妈秋季坐月子的饮食调理

秋季是个收获的季节，应季瓜果、蔬菜、谷类种类丰富。而且气候宜人，所以新妈妈在这个季节分娩比较舒服。但秋季同时也有干燥和凉的特点，所以新妈妈在饮食方面还是应该多加注意。

饮食原则

• 进食滋阴食物

秋季干燥，阴气逐渐旺盛，昼夜温差进一步加大，作为经过分娩这一生理过程的新妈妈，体质较弱，很容易因感秋凉燥气而产生不适。所以在饮食中，除了进补一些鱼汤、鸡汤、猪蹄汤，还应当加入一些滋阴的食物，如梨水、银耳汤等，以对抗秋燥对人体的不利影响。

• 摄食多样蔬菜

秋季坐月子的新妈妈首先可以适当吃些野菜，因为野菜养分丰富，与栽培蔬菜相比，其蛋白质要高 20%，矿物质含量也很多。比如蕨菜，它的铁质、胡萝卜素、维生素 C 的含量分别为大白菜的 13 倍、1.6 倍和 8 倍；又如马兰头，它的含铁量是苹果的 30 倍，是橘子的 10 倍。在绿叶蔬菜里，新妈妈不要错过菠菜和甘蓝，因为菠菜含有丰富的叶酸和锌，而甘蓝则是很好的钙源。洋葱、番茄、红黄彩椒和黄瓜等蔬菜，加上一点盐和橄榄油拌匀，不但能促进新妈妈的食欲，更可以满足哺乳期新妈妈一天所需的大部分维生素、矿物质等营养素，有助于新妈妈温和补身、身体尽快康复。

• 不要错过坚果

秋天收获的坚果种类很多，比如花生、栗子、核桃等，新妈妈每天适量吃些坚果，充分吸收其所含的不饱和脂肪，以代替油脂和肉类中的饱和脂肪，更利于新妈妈身体健康和热量平衡。但由于坚果的热量和脂肪含量较高，每天摄入量不要超过 28 克。

饮食禁忌

秋高气爽，气候适宜，确实是新妈妈滋补的好季节，此时进补没有夏季坐月子的新妈妈那样多的禁忌。不过凡事都有限度，即使在秋季坐月子，新妈妈也不是补得越多越好，如补气较重的人参、甲鱼等，就不适宜过量进补；另外如大枣、动物肝脏、阿胶等，虽然对新妈妈补血有很大功效，但补得过多，会影响新妈妈的正常进食和身体健康。

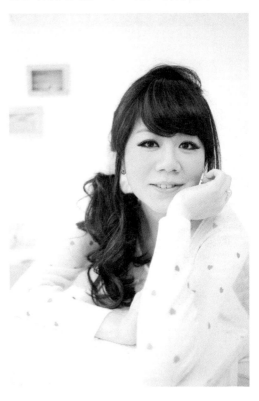

美食推荐

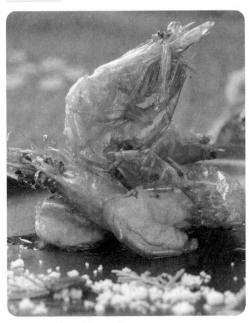

油爆大虾

材料 大虾 100 克。

调料 葱、姜各 3 克，料酒、糖、醋各 1 勺，油适量。

做法

1 将大虾清洗、沥干。

2 将大虾在锅里过油，捞出。

3 锅里留一点底油煸炒葱、姜，然后加入大虾爆炒，以料酒、糖、醋烹调，待上色后即可出锅。

TIPS

大虾中含有很多优质蛋白质和钙质，而脂肪含量却很低，不容易发胖，还可以帮助产后新妈妈迅速恢复体力。

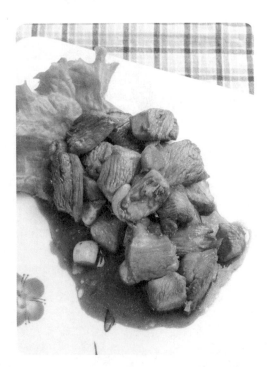

红烧兔肉

材料 新鲜兔肉 500 克。

调料 大葱、香葱、蒜各 5 克，糖、料酒各 1 勺，炖肉料包 1 个，油、味精、盐各适量。

做法

1 将兔肉洗净剁成方块；大葱切段；香葱切葱花；蒜瓣切两半。

2 将兔肉块放在沸水中汆烫去血水，捞出，沥干水分。

3 在锅里倒油，烧热后放兔肉块炒干水分，再放入葱段、蒜、糖、料酒、炖肉料包、盐，一起烧开，撇去浮沫，盖上锅盖，改慢火烧至肉熟烂。

4 转大火烧干汤汁，拣去葱段、姜、炖肉料包，放入少许味精、葱花即可出锅。

玉米奶汁烤西蓝花

材料 西蓝花 200 克，鸡胸肉 150 克。

调料 奶酪薄片 2 片，奶油玉米罐头 4 勺，蘑菇酱 3 勺，蛋黄酱 1 勺，辣椒酱、盐、胡椒、油各适量。

做法

1 将鸡肉撕成合适大小的块，撒上盐和胡椒；西蓝花切成块，用水焯一下备用。

2 锅中倒入少量油烧热，用中火将鸡肉的两面煎烤至金黄色。

3 把奶油玉米罐头、蘑菇酱、蛋黄酱、辣椒酱搅拌在一起制成沙司。

4 将西蓝花铺在耐热容器内，在上面摆上鸡肉，淋上沙司，然后在上面放上奶酪薄片，放入烤箱中烤 7~8 分钟即可。

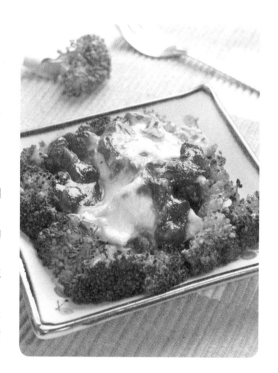

新妈妈冬季坐月子的饮食调理

在寒冷的冬天坐月子，新妈妈的身体容易受寒，而且冬天蔬菜类等食物又比较少，因此新妈妈在饮食上需要注意的问题就较前 3 个季节多一些。那么新妈妈如何通过正确的饮食来缓解冬季坐月子的问题呢？如何饮食可以驱除冬季的寒气呢？以下可供新妈妈参考。

饮食原则

• 蔬菜、水果不可少

寒冷的冬天，蔬菜水果可能没有夏秋季那么多，特别在我国北方，反季节蔬果无论数量和质量与应季蔬果相比都有一定的差距。但经历过分娩的新妈妈，体内维生素、矿物质等营养素含量不足，还是应该尽量找些新鲜、营养高的蔬果来吃，以使身体内营养均衡。但新妈妈应该注意的一点是，冬季坐月子饮食应忌寒凉，特别是体质虚寒的新妈妈，在冬天吃生冷水果可能会引起肠胃不适，此时，可以将这些水果切块后用水稍煮一下，连渣带水一起吃，就可以避免这个问题了。

• 勤于补钙

冬季坐月子的新妈妈要记住勤于补钙。新妈妈刚生完宝宝，体内钙的流失量较大，加上天气寒冷，冬季坐月子不可能开窗晒太阳，这样不利于钙的合成和利用。所以冬季坐月子的新妈妈必须注意补钙。如果新妈妈体内缺钙严重，容易导致骨密度降低，出现骨质疏松症状，从而发生小腿抽筋、腰背酸痛、牙齿松动等。如果新妈妈在整个月子期都不注意补钙，不良状况可能会延续到分娩后两年。

• 选择温热、健脾、暖胃的食物

胡萝卜、核桃、板栗、羊肉等都是适合在冬季坐月子的新妈妈的理想食材。胡萝卜能够增强新妈妈免疫力，激活内脏功能和血液运行，从而达到调理内脏、暖身、滋养的功效；核桃富含磷脂和维生素 E，具有增强细胞活性、促进造血功能、增进食欲的功效，可以提高新妈妈的身体素质，对抵御寒冷大有益处；板栗有养胃健脾、强筋活血等功效；而羊肉具有暖中补肾虚、开胃健脾、御寒祛湿等功效。当然，温热、健脾、暖胃的食物还有很多，新妈妈可以在日常饮食中合理搭配、科学选用。

饮食禁忌

• 忌葱、姜等辛辣大热食物

新妈妈产后失血伤津，冬季多阴虚内热，所以葱、姜、大蒜、辣椒等辛辣大热的食物新妈妈应忌食，以免引起便秘、痔疮等不适。此类食物吃得多还可能通过乳汁影响宝宝的肠胃功能。

• 忌生冷、寒凉的食物

新妈妈产后多虚多瘀，而生冷食物会伤胃，寒凉食物会导致血凝，使新妈妈恶露不下；外加冬季天气寒冷，从而引起新妈妈产后腹痛、身痛等诸多疾病，所以在冬季坐月子的新妈妈应禁食生冷、寒凉的食物。

美食推荐

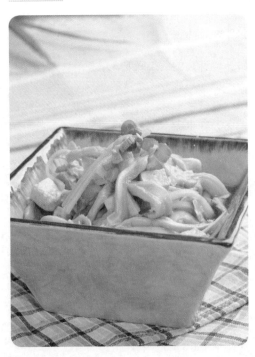

蘑菇炖豆腐

材料 豆腐200克，鲜蘑菇100克，水发笋片25克。

调料 高汤1碗，酱油、香油各1勺，料酒、盐各适量。

做法

1 将蘑菇洗净，撕成小片备用；笋片洗净，切成丝备用。

2 将豆腐切成小块，放入冷水锅中，加入少许料酒，用大火煮至豆腐起孔。

3 将煮豆腐的水倒掉，加入高汤、鲜蘑菇、笋丝、酱油，用小火炖20分钟左右，加入盐和香油调味，即可出锅。

豆腐虾仁汤

材料 豆腐 300 克，虾仁 50 克，枸杞子 20 克。

调料 葱花 5 克，水淀粉 1 勺，酱油、料酒各 2 勺，油、盐各适量。

做法

1. 将豆腐洗净，用沸水烫一下捞出，切成 1 厘米见方的小块备用；虾仁和枸杞子洗净备用。
2. 将料酒、葱花、盐、酱油和水淀粉放到一个干净的小碗里，调成芡汁备用。
3. 锅内加入油烧热，倒入虾仁用大火炒熟，再放入豆腐和枸杞子，加水，先用大火烧开，再用小火炖 30 分钟。
4. 倒入调好的芡汁，煮 2 分钟即可。

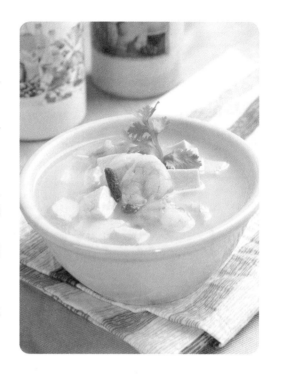

黄金三宝

材料 玉米粒 200 克，松仁 100 克，胡萝卜 1/2 根，青豆 30 克。

调料 水淀粉、香油各 1 勺，油、盐各适量，鸡精少许。

做法

1. 将玉米粒、青豆洗净，分别放入沸水锅中汆烫一下，捞出备用；胡萝卜洗净，切丁备用。
2. 锅内加油烧热，倒入松仁，稍变色即捞出控油。
3. 锅内留少许底油烧热，放入玉米、胡萝卜、青豆翻炒片刻，加入盐、鸡精炒匀，用水淀粉勾芡，撒上松仁，淋入香油即可。

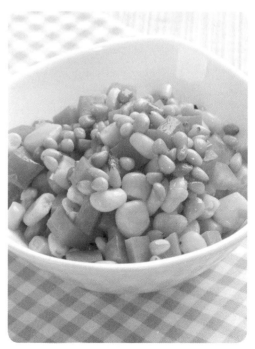

CHAPTER 2

产后护理，
恢复好身心

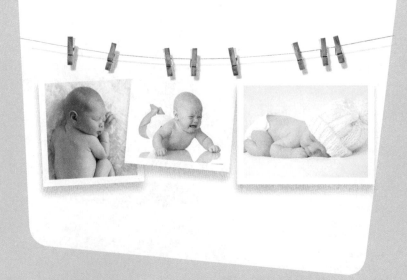

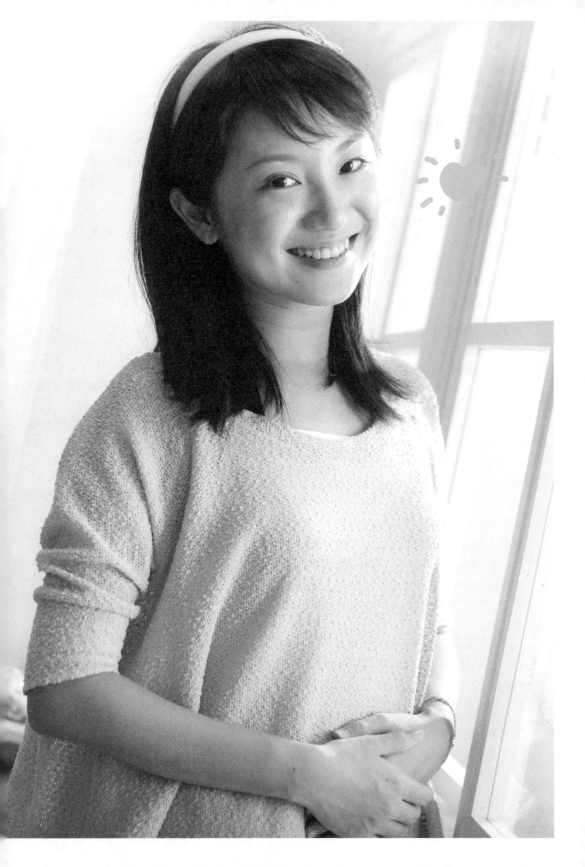

顺产新妈妈产后头2天护理细则

生下宝宝后，新妈妈松了一口气，觉得自己艰难的十月怀胎终于结束了，迎来了宝宝的降临。其实新妈妈也不能过于放松，因为产后的前2天也非常关键，这2天的饮食起居，直接关系着新妈妈的月子生活甚至以后生活的舒适和顺利，所以有些细节新妈妈和照顾新妈妈的家人不能忽视，以下几个护理细则，是新妈妈和家人应该遵守的。

产后尽快排大小便

顺产新妈妈在分娩后4小时即可排尿，应多喝水，尽快排第1次小便。因为新妈妈憋尿时间太长，膀胱过度充盈，会影响子宫收缩，导致产后出血。

及时哺乳

新妈妈分娩后半小时就可以让宝宝吸吮乳头，这样可尽早建立催乳和排乳反射，促进乳汁分泌。新妈妈产后第1天分泌的少量黏稠、略带黄色的乳汁，就是初乳。初乳含有大量的抗体，可以保护初生宝宝免受细菌侵害，减少疾病发生，所以新妈妈不可让宝宝错过这营养第1餐。而尽早让宝宝吸吮乳房，也能促进新妈妈子宫收缩，利于身体恢复。

此时新妈妈哺乳时间以5~10分钟为宜。哺乳的时间和频率与宝宝的需求和新妈妈感到胀奶的情况有关。刚分娩的新妈妈身体虚弱、伤口疼痛，可选用侧卧位喂奶。

尽早运动

自然分娩的新妈妈产后6~8个小时就可以试着在家人的协助下，慢慢下床走动了。新妈妈产后尽早活动与产后恢复关系密切，可以促进肠道蠕动、减轻便秘症状，还可以促进产后恶露的尽早排出，有助于恢复体力。

注意清洁

新妈妈产后大量出汗，睡眠和初醒时更多，有时甚至会浸湿内衣，这是正常的生理现象，并非体虚的表现，新妈妈和家人不必担心。注意及时做好清洁，勤换内衣内裤和床单就可以了。

争取时间休息

分娩过程耗尽了新妈妈的体力，产后第1天最重要的事就是休息，以确保体力的恢复。母婴同室的新妈妈，每隔三四个小时就要哺乳，新生宝宝还总是哭闹，所以新妈妈必须争取每一段安静的休息时间。

室内温度适宜

从产房转至病房后，室内温度一般要在18~20℃，清洁舒适、空气新鲜、通风良好，但要注意避免让新妈妈直接吹风。在房间内不要吸烟；应减少亲友此时来探望的时间，由于刚分娩后的新妈妈需要静养以恢复体力，尤其有慢性病或感冒的亲友最好不要来探视新妈妈和宝宝，以免引起交叉感染。

注意私密处病症

产后会有护士来查看情况，并会按压新妈妈子宫底部，帮助促进宫内瘀血排除。新妈妈的下腹部会在随后的几天内感到不适，产后24小时内若感到会阴部，或肛门有下坠不适感、疼痛感，应请医生诊治，以防感染和血肿发生。

产后私处的护理

新妈妈生完宝宝后，医院会给新妈妈的阴道做专门的清洁和护理，但当新妈妈出院后，私处的护理就要由自己来进行了。如果产后私处护理不当，会导致阴道感染或者变松弛，严重影响产后性生活，所以新妈妈必须学会很好地护理自己的私处，以保证自己的健康和幸福。

一般来说，产后私处护理有以下 3 个问题需要注意：

第一，新妈妈要选用专业的产妇卫生巾，不要用普通卫生巾来代替，因为使用普通卫生巾会减慢产后伤口的愈合。

第二，产后新妈妈要保持私处清洁，勤换内裤，在伤口拆线后应该进行日常的清洁和护理，但不要使用碱性肥皂来清洗阴部。

第三，如果私处伤口有明显疼痛或出现异常分泌物，新妈妈应及时到医院检查。

> **小贴士**
>
> 新妈妈产后要选用专业的产妇卫生巾，是因为新妈妈生产之后阴部皮肤敏感度会变高，对普通卫生巾的护翼设计不适应，会觉得疼痛、不舒服。产后新妈妈恶露的量会比月经的量大，产妇卫生巾的吸水性比普通卫生巾好，更适合产后新妈妈使用。

产后私处护理的方法

按摩。新妈妈或家人以画圈圈的方式按摩新妈妈子宫所在的位置，让恶露顺利排出。

冲洗。新妈妈大小便后要用温水冲洗会阴，擦拭时由前往后擦拭或直接按压拭干，不要来回擦拭。另外，冲洗时水流不可太强或过于用力冲洗。

更换卫生巾。新妈妈刚刚分娩后，大约 1 小时更换 1 次卫生巾，之后 2~3 小时更换 1 次即可。更换卫生巾时，新妈妈要由前向后拿掉，以防细菌污染阴道。

> **小贴士**
>
> 如果新妈妈持续大量地出血，且呈鲜红色；排出大的血块或持续有鲜红的血液涌出；恶露持续发出恶臭；新妈妈有晕眩苍白、发冷或冒冷汗、心跳加速等现象，则说明有病变，家人要立刻通知医护人员前来救护。

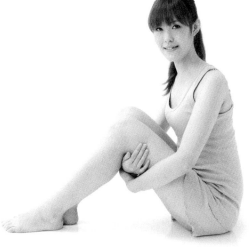

产后私处护理的注意事项

选用淋浴的方式来洗澡，并且每天用温水清洁阴部。

采取适当的锻炼方式加强阴道弹性的恢复，促进阴道紧实。新妈妈刚生产后不久，锻炼动作一定要轻柔。

• 产后乳房的护理

乳房对女性来说，不仅是最重要且关系到整体美观的部位，还担负着哺育下一代的重任。从怀孕一直到产后、哺乳，在整个过程中，新妈妈的乳房会发生一系列的改变，如果护理不当，会让新妈妈吃不少苦头，而且原来乳房的坚挺美观也会消失。而对乳房进行及时科学的护理，可以使之清洁，增进自己的舒适感；使乳腺管通畅，促进之后乳汁的分泌；可以健美乳房，防止下垂；同时也可以预防宝宝吃奶后因发生细菌感染而导致腹泻。因此新妈妈分娩后，在乳汁大量分泌前，就要对乳房进行护理。

• 所需物品

1条大毛巾、2条小毛巾、2块清洁纱布、1块香皂、1瓶甘油、1件干净的胸罩、爽身粉、热水。

• 准备工作

将门窗关好，洗净双手，在脸盆内注入热水（41~43℃），并放入毛巾。

• 具体步骤

在温暖的室内，坐好，脱去上衣，在胸部盖上大毛巾。

清洁乳房。露出右侧乳房，将小毛巾浸水，并抹上香皂，以顺时针方向擦洗乳房，并自乳头逐渐向根部擦洗整个乳房，动作要轻柔。然后再用清洁的湿毛巾将皂液擦洗干净，并用大毛巾拭干乳房。以同样方法擦洗左侧乳房。

热敷乳房。更换1盆干净热水，水温在50~60℃，可依气温酌情增减。露出乳房，大毛巾在乳下2~3寸盖好。将温热小毛巾覆盖两乳房，保持水温。最好2条毛巾交替使用，每1~2分钟更换1次热毛巾，如此敷8~10分钟即可。注意皮肤的反应，水不要太烫。热敷完以后，用毛巾擦干并盖上大毛巾。

按摩乳房。露出右侧乳房，将清洁的纱布置于乳头上，以吸收流出的乳汁。

将爽身粉倒在手上搓匀，双手分置乳房根部，一只手固定乳房，另一只手依据乳腺分布的位置，由根部向乳头以螺旋形按摩逐渐至全乳，按摩1~2分钟；一只手按住乳房，另一只手由乳房根部用手指的力量向乳头方向推行、按摩；双手分别放在乳房两侧，由根部向乳头挤压按摩。以同样的方法按摩左侧乳房。

按摩完毕，将甘油少量倒在右手指尖处，左手拇指与四指分开固定乳晕周围，右手指将乳头往外牵引数次，然后用毛巾将爽身粉拭净。

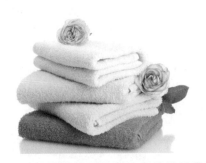

小贴士

乳房护理完后新妈妈稍微休息一会儿就可以进行喂奶了。乳头凹陷的新妈妈，应特别注意乳头的清洁。乳头发炎、乳腺发炎、乳房经过手术的新妈妈不能进行乳房护理。

剖宫产新妈妈产后的护理细则

对剖宫产新妈妈的产后护理，部分和顺产新妈妈的相同，如尽早运动、注意清洁、争取时间休息、室内温度适宜等，但因为经历了剖宫产手术，因此这类新妈妈的产后护理又有自己的特点。剖宫产新妈妈产后身体更特殊，在护理上更应该精心细致。

尽快排气

新妈妈剖宫产后会出现腹胀，主要是由于在手术中，肠管受到刺激，肠蠕动减弱，肠腔内有积气。只有肛门排气，才能说明新妈妈的肠道已经正常蠕动，肠道功能基本恢复。所以剖宫产新妈妈在术后应该尽快排气，可以在术后 6 小时后饮用一些排气类的汤，如萝卜汤，促进排气，同时也能补充体内的水分。

适当活动身体

新妈妈手术后一旦知觉恢复，即应进行肢体活动，24 小时后可以做深呼吸、转动颈部、活动肩膀、屈伸手指、转动手腕、伸弯腿脚、翻身、起坐等动作，并下床缓慢活动，以增强胃肠蠕动，预防肠粘连和血栓形成引起的栓塞。但动作一定要轻柔、温和。

采取正确睡姿

剖宫产新妈妈睡觉以硬板床为佳，宜多采用左侧卧位，利于血液循环，并注意经常更换睡姿。不宜平卧，因手术后麻醉药作用消失，伤口产生痛感，而平卧位子宫收缩疼痛最为敏感。新妈妈宜使身体和床呈 20~30 度角。

多排尿

剖宫产新妈妈 3~4 小时就应排 1 次尿，并留意排尿时是否有灼热或刺痛的感觉，防止尿道感染。

剖宫产伤口护理

• 一般护理

定时更换伤口的纱布和药，更换时，要先用卫生棉球蘸取浓度为 75% 的酒精擦拭伤口周围进行消毒。

伤口未愈合前不要沾到水，产后 2 周新妈妈最好不要洗澡（恶露未排干净之前一定要禁止盆浴，同时每天需冲洗外阴 1~2 次），以免水污染伤口，引起感染发炎，新妈妈可以用湿毛巾擦拭身体缓解不适。

如今剖宫产的伤口一般都是横切，家人对新妈妈的伤口进行清洁护理时，要特别注意行动、动作温和；新妈妈自己要少做身体后仰动作，咳嗽或大笑时要用手按住伤口两侧，以免拉扯到伤口。

• 伤口不适时的护理

伤口发痒。伤口发痒是正常现象，新妈妈不要用手去抓挠，可以用无菌棉签蘸浓度为 75% 的酒精擦洗伤口周围止痒。

伤口痛。伤口在麻醉药效过后开始疼痛，2~3 天后疼痛缓解，如果疼痛持续且有异常情况，如伤口红肿、发热时，很可能是发炎了，需要及时请医生处理。

渗液较多。如果新妈妈的伤口有较多渗液流出，要及时告知医护人员处理。如果已经出院，可以用高渗透性的盐水纱布引流，并用盐水冲洗，同时增加换药次数，渗液严重时，要去医院治疗。

新妈妈产后身体状况细了解

对于刚刚分娩完的新妈妈来说，坐月子是相当重要的一个环节，月子坐得好不好，直接关系到新妈妈的身体恢复情况和以后的健康状况，而月子第 1 天好好关注新妈妈的身体状况是关键。

身体正常状况

• 脉搏略缓慢

由于子宫胎盘循环的停止和卧床休息，新妈妈的脉搏略为缓慢，每分钟 60~70 次；呼吸每分钟 14~16 次；血压平稳，变化不大，如果是妊娠高血压综合征的新妈妈血压明显下降。

• 体温略高

在刚分娩后的 24 小时，新妈妈的体温会略有升高，一般不超过 38℃。在这之后，新妈妈的体温大多会恢复到正常范围内。

• 下腹阵发性疼痛

刚分娩后，新妈妈会因为宫缩而引起下腹部阵发性疼痛，这叫作产后宫缩痛，一般在 2~3 天后会自然消失。

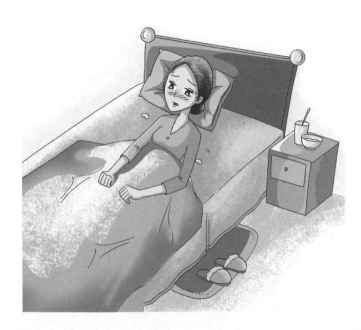

• 子宫位移

分娩第 1 天，子宫底大约在平脐或脐下 1 指左右，大约在产后 10 天降入骨盆腔内。

防止产后出血

宝宝娩出后，在 24 小时内阴道出血量达到或超过 500 毫升，称为产后出血。一般情况下，新妈妈产后的出血量应该在 500 毫升以内，但由于子宫收缩乏力、胎盘滞留或残留、产道损伤、凝血机制障碍、新妈妈并发有血液系统的疾病等，会引起产后出血。产后出血过多会导致休克、弥散性血管内凝血，甚至死亡，所以是新妈妈产后第 1 天最需要注意的问题。

新妈妈在分娩后 2 小时内最容易发生产后出血，所以分娩后仍需在产房内观察。经过产房观察 2 小时后，新妈妈回到病房，自己也要继续观察，一旦阴道有较多出血，应立即通知医生，查明原因、及时处理。

顺产侧切新妈妈的产后护理

大多数顺产的新妈妈，都会经历侧切，这是辅助分娩的一个重要手段。但经过侧切后留下的创伤，前靠阴道，后邻肛门，细菌繁多，加上排便和恶露排出，很可能使伤口受到污染而发生感染，危害新妈妈的身体健康，所以护理好侧切伤口很重要。

顺产侧切伤口产后的护理细则

选用安全的卫生用品，及时更换，保持外阴伤口的清洁、干燥。

顺产侧切 3 天后或出院后，新妈妈如果自己护理外阴，可每天用清水或洗液清洗，有条件的最好 1 天 2 次。

新妈妈在大小便后应该用水冲洗会阴，如同用卫生纸擦拭一般，由前往后，以免细菌感染。

平时睡眠或卧床时，最好侧卧于无会阴伤口的一侧，以减少恶露流入会阴伤口的机会。

不要提重物。新妈妈产后 1 个月内不要提举重物，也不要做任何耗费体力的家事和运动，因为过早进行过重的体力活动，可能造成盆底组织损伤，甚至造成年老后的子宫脱垂。

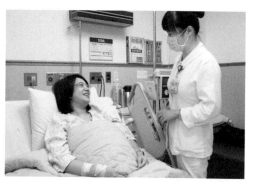

如果外阴伤口肿胀疼痛，可用浓度为 75% 酒精纱布或浓度为 50% 硫酸镁湿敷外阴。

新妈妈要保持大便通畅，防止伤口裂开，必要时可以服一些轻泻剂，如蜂蜜、果导片等。

新妈妈如果采用蹲式大便，应避免蹲坑时间过长。

新妈妈如出现伤口血肿、伤口感染、拆线后伤口裂开等，应及时向医生求助。

产后 6 周内，特别是进行了会阴侧切手术的新妈妈，应该避免性行为，以免伤口撕裂、发生感染、加重疼痛、延缓伤口愈合。

剖宫产后新妈妈的产后护理

剖宫产新妈妈最大的烦恼可能就是腹部的疤痕了，术后的疼痛过段时间就消失了，但那道大疤痕却不会消失得那么快，而且如果护理不当，还有可能遗留终身。看着原本光滑无瑕的腹部，现在却有一条大疤痕，实在不美观，这也极大地影响了新妈妈的心情。其实只要新妈妈产后精心护理，这条疤痕是可以较快消失不见的，其中伤口护理是关键。

剖宫产新妈妈在产后要注意伤口清洁、干燥、卫生，要及时换药，避免伤口感染，皮肤的完整是保护身体、告别疤痕的重要一步。

剖宫产后，新妈妈可以使用腹带；拆线后，可以穿紧身衣，这些方法都能预防疤痕增生。但这里要提醒爱美的新妈妈的是，剖宫产术后使用腹带、紧身衣不宜过紧，要适可而止。

为了促进伤口愈合，新妈妈要避免剧烈活动，不要过度伸展或者侧屈身体，休息时采取侧卧、微屈体位，减小伤口的张力。

新妈妈也可以在医生指导下，涂抹一些外用药，如去炎松、肤轻松、地塞米松等。

随着伤口的慢慢愈合，会有痛、痒的感觉，也可能有小部分的结痂现象，新妈妈不要用手去抓挠伤口，以防细菌感染；也不要过早地揭掉结痂，过早硬行揭痂会把尚停留在修复阶段的表皮细胞带走，甚至撕脱真皮组织，并刺激伤口出现刺痒，这会延缓疤痕修复，也影响修复效果。

每个新妈妈都不愿意在生完宝宝后腹部留下一条永久的丑陋疤痕，而解决这一问题的最大原则就是预防大于治疗。所以新妈妈在产后的饮食起居上要多加调整，让伤口干净健康地愈合，不要让色素沉着，尽可能保持腹部以往的美观。

产后检查，让新妈妈更安心

产后检查能及时发现新妈妈的多种疾病，还能避免患病新妈妈对新生宝宝的健康造成负面影响，尤其对妊娠期间有严重并发症的新妈妈更为重要。通常情况下，新妈妈产后检查有以下项目：

- **体重**

体重是人体健康状况的基本指标，过重或过轻都是非正常的表现。新妈妈在产下宝宝后，体重会发生阶段性的变化，正常情况下，会在 2 个月内逐渐恢复到孕前水平。但由于新妈妈处于月子期，产后丰富的营养和过少的活动量往往会使新妈妈的体重不减反增，所增体重一旦超过限度就会给新妈妈带来很多健康隐患。体重测量可以监测新妈妈的营养摄入情况和身体恢复状况，时刻提醒新妈妈，防止不均衡的营养摄入和不协调的活动量危害健康。

- **血、尿常规检查**

新妈妈刚刚分娩完，身体的解剖结构、免疫系统及生理系统处于恢复变化期，非常容易引发感染，给各种疾病以可乘之机。通过血、尿常规检查可以检测新妈妈身体的各个系统的运作情况，在微观上为身体把关。

- **血压**

血压属常规检测，有些新妈妈会忽视产后对血压的检查。其实，血压的变化会对身体产生多方面的影响，血压升高的时间长容易导致全身血管痉挛，使有效循环血量减少；缺血和携氧量的降低则可能危害到全身的器官、组织，如果一旦威胁到脑、心脏、肝、肾等重要器官，其病理生理变化可能导致抽搐、昏迷、脑水肿、脑出血等，重者甚至可致死。所以新妈妈产后一定要定期测量血压，对产后血压增高及时采取措施进行控制，防止以上危险发生，减少由血压变化带来的健康危害。

- **乳房检查**

产后乳房非常丰满、娇嫩，其外表非常脆弱，很多时候抵不住外部最轻微的伤害，很容易产生各种乳房疾病，不仅危害新妈妈的健康，还直接影响着宝宝的健康。因此，给乳房做体检，不仅是对新妈妈的保护，也是对宝宝健康成长的保障。

- **腹部检查**

腹腔内有消化系统、泌尿生殖系统等重要器官，通过腹部检查可以进一步了解子宫的复位情况和生产后腹腔内其他器官的情况。对于剖宫产的新妈妈来说，进行腹部检查更为重要。

- **妇科检查**

经历分娩的新妈妈，生殖器官的产后恢

复是重中之重，如果这些器官没有得到很好的恢复，新妈妈在以后的生活中会受到各种妇科疾病的困扰，所以产后进行全面的妇科检查绝对有必要。

除了以上检查项目，医生还会询问新妈妈一些其他的问题，针对新妈妈的实际情况，医生可能建议新妈妈也做一些其他检查。为了自己身体的早日恢复和健康，新妈妈应该配合医生按时进行各项产后检查。产后检查最好是在产后 42~56 天完成。

新妈妈骨盆恢复有方法

骨盆主要的功能是支撑身体的结构，同时保护子宫和膀胱。新妈妈怀孕期间，骨盆会支撑胎儿、胎盘以及扩大的子宫内一些额外液体的重量，分娩过后，它会因极度扩张而变得脆弱，甚至变形。有些新妈妈在生产后，经常觉得腰酸背痛，这就有可能是由骨盆变形所引起的。

新妈妈可以采取一些有效的方法来使骨盆恢复，改善这一症状。

• 保持正确的坐姿

新妈妈坐的时候不要跷二郎腿，一定要保持正确的姿势，使腰部挺直，向椅背靠拢，最好在椅背放个腰垫，使腰部处于舒适放松的状态。

• 选择软硬度适中的床垫

床垫太软，在睡觉时会使身体下坠；太硬则可能对骨盆造成压迫，使骨盆歪斜，因此，新妈妈应该选择一款软硬度适中的床垫。

• 变换睡姿

睡觉时，新妈妈不要一晚上都保持 1 种姿势，应该侧卧和仰卧相互交替，以此来帮助骨盆的恢复。

• 做适当的骨盆运动

生产过后骨盆肌肉会因为过度扩张而变得薄弱，因此，产后新妈妈应该适当锻炼这些肌肉，但因为是刚刚分娩不久，所以强度不要太大。以下 2 项促进骨盆恢复的运动新妈妈可以参考：

运动一：提肛运动

姿势：取仰卧位，双脚伸直，脚尖并拢。

方法：先做屈伸足趾动作，然后以踝部为轴心，向内和向外活动两脚；然后可以做提肛运动，使肛门交替收紧、放松。

运动二：骨盆肌肉压缩运动

姿势：取坐或躺的姿势。

方法：背部往上推至前方，就像在做憋尿时的动作；保持这个动作数 5 下，以平躺的姿势呼吸，接着恢复原状。重复动作 6 次。

• 盆底肌专业治疗

如有必要，新妈妈也可以到有关医疗机构的产后康复科在专业人员的指导下进行盆底肌康复操训练。通过盆底肌训练，可以减少盆底功能障碍性疾病的发生，同时唤醒盆底的神经和肌肉，使骨盆、阴道更好地恢复到原来的状态。但这一训练不可过早进行，以防伤身，产后 42 天是进行这一训练和治疗的最佳时机。

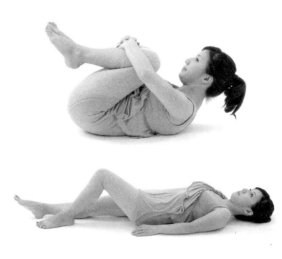

不可缺少的子宫恢复法

子宫是新妈妈怀孕、分娩期间体内变化最大的器官，它可以从原来的 50 克一直增长到妊娠足月时的 1000 克。一般情况下，新妈妈产后的子宫需要 6~8 周的时间才能恢复到原来的大小。但在此期间，新妈妈可以通过一些有意识地锻炼或动作来促进子宫更快、更好的恢复。

产后子宫恢复的日常方法

• 产后及时排尿

新妈妈产后要及时排尿，这样才能使膀胱不至于过胀或经常处于膨胀状态。

• 尽早下床活动

新妈妈产后 6~8 小时，在疲劳消除后可以下床活动，这样有利于身体生理功能和体力的恢复，帮助子宫复原和恶露排出。

• 尽早哺乳

母乳喂养不仅非常有利于宝宝的生长发育，而且宝宝的吮吸刺激会反射性地引起子宫收缩，从而促进新妈妈的子宫复原。

• 侧卧位睡眠，避免仰卧

新妈妈卧床休息时尽量采取左卧或右卧的姿势，避免仰卧，以防子宫后倾；如果子宫已经向后倾曲，应采取膝胸卧位来纠正。

• 注意阴部卫生

新妈妈在产后要注意阴部卫生，以免引起生殖道炎症，进一步影响子宫的恢复。

• 按摩子宫底

产后初期，新妈妈也可以按摩子宫底，让子宫肌肉因受刺激而收缩，这是促进子宫收缩复原的最自然的方式。

产后子宫恢复的运动

运动一：坐直，双臂在胸前抱拢，吸气，骨盆向前抬起，再慢慢向后，直到腹部肌肉紧张起来，维持一段时间，此时尽量保持正常呼吸。然后坐下、放松。

运动二：平卧，一条腿弯曲，另一条腿伸直并屈曲足部，即足跟用力向前，使这条腿伸长，然后再向回缩，使腿缩短。注意膝盖不要弯曲，背部也不要弓起。

运动三：平躺在床上，双膝屈起，双手放在腹部，收缩臀部，将后背压向床面，然后放松。反复多次。

产后阴道恢复，让新妈妈更幸福

阴道分娩会引起阴道不同程度的变化，不少新妈妈担心这一变化会影响到以后的性生活质量。其实阴道本身有一定的修复功能，生产出现的扩张现象在产后 3 个月即可恢复，新妈妈不必为此焦虑、担忧。不过为了使阴道早日恢复到以前的健康状态，产后新妈妈可以通过一些锻炼来加强阴道弹性的恢复，促进阴道紧实。

• 走路锻炼

新妈妈走路时，有意识地绷紧大腿内侧和会阴部肌肉，然后放松。重复练习。

• 屏住小便

新妈妈在小便的过程中，有意识地屏住小便几秒钟，中断排尿，稍停后再继续排尿。如此反复，经过一段时间的锻炼后，可以提高阴道周围肌肉的张力。

• 收缩运动

仰卧，放松身体，将一根手指轻轻插入阴道，收缩阴道、夹紧阴道，持续 3 秒钟后放松。反复几次，时间可以逐渐加长。

- **耻骨尾骨肌收缩运动**

  仰卧于床上，尽量将身体放松，然后再主动收缩阴道和肛门部位肌肉，收缩时吸气，放松时呼气。每次持续收缩肌肉 3 秒钟，然后放松 3 秒钟。大约几周后就能达到使阴道收紧的目的。

- **提肛运动**

  在有便意的时候，屏住大便，并做提肛运动。经常反复，可以很好地锻炼盆腔肌肉。

- **收肛提气运动**

  每天早晚在空气清新的地方，深吸气后闭气，收缩肛门，如此反复 100 次以上。经过一段时间的训练，盆腔肌肉的张力就会大大改善。

  新妈妈经常进行这些锻炼，可以大大增强盆腔肌肉、阴道周围肌肉的张力，帮助阴道恢复弹性，对新妈妈的性生活会有所帮助。针对产后阴道松弛，新妈妈除了恢复性的锻炼，还应该保证摄入必需的营养，保证肌肉的恢复。

缓解伤口疼痛有方法

剖宫产手术后，随着麻醉药作用逐渐消退，新妈妈下腹切口的疼痛也逐渐开始恢复，一般在手术几个小时后，切口便开始产生剧烈疼痛。怎样避免产后伤口疼痛是剖宫产新妈妈迫切想要解决的问题，但因为经历了手术，有些疼痛是不可避免的。只要新妈妈没有病变，能够保持平和的心态，过几天这些疼痛会自行消失的。这里给新妈妈提供一些可以缓解伤口疼痛的方法。

- **排除恐惧心理**

  新妈妈的心理作用很重要，不要把术后的伤口疼痛想得很可怕，其实在正常情况下，这些疼痛都在新妈妈能够忍受的范围内。新妈妈只要排除对疼痛的恐惧心理，明白完

全根除这种疼痛是不可能的，就能顺利度过这几天，之后，术后伤口带来的疼痛就慢慢消失了。

- **追加镇痛泵**

  如果新妈妈实在忍受不了术后麻醉失效后带来的疼痛，可以让麻醉师追加镇痛泵。

- **勤换药**

  新妈妈剖宫产手术后伤口要勤换药，要保持伤口及其周围的干燥和清洁，及时擦去汗液，以免由于汗液刺激带来疼痛。出院后要保护好伤口，不要过早私自地撕脱痂皮，这样很容易导致伤口恢复疼痛。

- **营养均衡**

  新妈妈剖宫产手术后要保持营养的均衡，适量多吃蔬菜和水果、瘦肉、豆制品等富含维生素和矿物质的食物，有利于伤口愈合，减轻伤口疼痛程度，减短伤口疼痛时间。

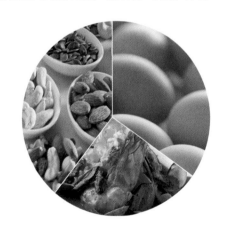

小贴士

在剖宫产后，新妈妈要随时注意自己伤口的变化，如果出现了剧痛、渗液、流脓等情况，一定要及时前往医院进行检查和治疗。即使无异常，新妈妈剖宫产后42天，也一定要前往医院进行复诊。

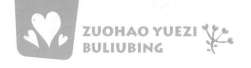
缓解产后排便困难，让新妈妈更轻松

几乎产后所有的新妈妈都有不同程度的排便困难。一般来说，顺产新妈妈于产后3日内、剖宫产新妈妈于手术后6日内不能排出大便就称为产后排便困难，该症是产褥早期最为常见的并发症之一。新妈妈产后排便困难主要是因为产后活动少、进食少或进食蔬菜水果少而进食高蛋白食物多。另外，剖宫产新妈妈、做过侧切手术的新妈妈害怕伤口疼痛而在排便时不敢用力，也会造成排便困难。

新妈妈分娩几日后依然不能排出大便，就会出现腹胀，并且渐渐加重，感觉下腹不适，或者腹痛，极其难受，情况更严重的新妈妈会痛苦异常。所以在产后几日内，新妈妈及家人一定要警惕产后排便困难的发生，如果有排便困难的迹象，或者已经产生了排便困难，就要及时采取措施，对症处理。

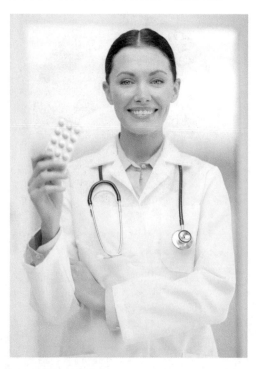

为预防和缓解产后排便困难，新妈妈产后应该注意以下护理细则：

新妈妈产后4小时应下床活动一下，下床能够促进肠蠕动与功能的恢复，24小时后增加活动量。剖宫产新妈妈手术后24小时拔除尿管之后应该下床排尿，48小时后开始适当增加活动量。

形成较好的生活习惯，坚持每天排便1次。

有条件、经过手术的新妈妈在产后开始的数天内最好使用坐式便器，以减小切口的张力，从而降低排便时的疼痛感。

新妈妈可以采用热敷、按摩等物理方法降低腹胀、增进肠蠕动。具体做法：用热毛巾或者热水袋热敷下腹，并进行按摩，每天3次，每次15~30分钟。

新妈妈产后5日仍不能排便的，可以在医生的指导下采用导泻的药物，如导片、地熏叶等，还可以口服麻仁丸、便乃通等药物治疗，必要时进行灌肠排便。

新妈妈在产后应该根据自己的身体情况进行适宜的运动锻炼，适当的运动量可以帮助新妈妈加快肠胃蠕动，促进顺利排便，同时也可以增强新妈妈的体质。

另外，新妈妈在平时也应该保持精神愉快、心情舒畅，避免不良的精神刺激，因为不良情绪可使胃酸分泌量下降、肠胃蠕动减慢，从而导致排便困难。

> **小贴士**
>
> 有产后排便困难的新妈妈，在日常生活中要注意进食不可过精，要多吃富含纤维素的食物；要养成定时大便的习惯；每天起床后空腹饮1杯温开水，有刺激肠蠕动的作用。

认识产后易发的月子病

十月怀胎，一朝分娩。新妈妈终于迎来了自己可爱的宝宝，所以总是不自觉地把自己的注意力和主要精力放在宝宝身上。但新妈妈在照顾、呵护宝宝的时候也不要忽视自己的身体。产后护理对新妈妈以后的健康非常重要，如果护理不当，或疏于护理，就会落下难缠的月子病。以下这些月子病很容易缠上产后的新妈妈，预防胜于治疗，新妈妈要对这些月子病有所了解，在产后时刻关注自己的身心变化，为以后的健康打好基础。

● **手腕疼痛**

新妈妈产后身体虚弱，在月子期间如果不注意，日常生活中一些在平时看来很轻松的小事，也会使新妈妈感到手指发麻、疼痛，麻痛点多发生于从拇指到中指一半的位置。主要是因为新妈妈过度使用手腕及拇指部位，从而造成手腕2条肌腱发炎。

● **尿潴留**

有些新妈妈产后由于害怕伤口痛而不敢排尿，或者产程太长压迫膀胱，造成产后排尿虚弱无力、膀胱发胀，排尿时点点滴滴很不通畅，这即为尿潴留。

● **腰痛**

新妈妈的骨盆韧带在刚生产后的一段时间内尚处于松弛状态，腹部肌肉也变得软弱无力，子宫仍未完全复位，这个时候如果不注意，猛然弯腰拾捡东西，或者久蹲、久坐，新妈妈会感到腰部酸痛。

● **乳腺炎**

产后第1个月是新妈妈急性乳腺炎的多发期，由于乳汁排出不畅，淤积在乳房内，从而造成细菌感染。患有乳腺炎的新妈妈会出现乳房疼痛、发烧等症状。

● **子宫脱垂**

有些新妈妈产后会感到小腹下坠或者腰痛，这主要是由于子宫韧带和盆底肌肉在分娩后变得松弛，使得子宫位置发生了变化，子宫沿阴道方向往下移动，造成了子宫脱垂。

产后运动必须遵守的原则

现代的产后新妈妈特别注意身材的保持，担心产后身体发胖，影响到工作、生活，所以产后保健瘦身的意识比较强，产后没多长时间就开始运动了。适当的运动对新妈妈产后的身体恢复是有帮助的，但如果运动的力度或方式把握不当，就很可能造成反作用，所以新妈妈应该遵循一些产后运动的原则。

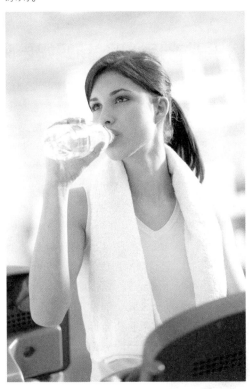

• 循序渐进，慢慢增强运动强度

新妈妈进行产后运动时，首先要从轻度运动开始，随着时间的推移，慢慢地过渡到中度运动，即使出了月子期，近期内也不建议新妈妈选择高强度运动。在运动类型上，新妈妈应该选择有氧运动，如散步，慢慢地过渡到游泳、慢跑等。

• 心态要正确

产后运动是为了身体能更快地康复，或者能消耗一部分脂肪，达到瘦身的目的，但只有持之以恒地运动，才能出现效果。如果抱着急功近利或者懒惰好逸的心态运动，只会事与愿违，前者会伤害身体，后者则不会有任何效果。所以新妈妈要心态平和地进行产后运动。

• 月子期内避免剧烈运动

许多新妈妈为了快速减肥，产后没多久就采取剧烈的运动，这很容易造成疲劳，损害健康。产后立即进行剧烈运动减肥，很可能影响子宫的康复并引起出血，严重时还会使生产时的手术创面或外阴切口再次遭受损伤。所以这里要提醒新妈妈的是，产后做运动可以，但动作一定要缓慢、温和。

新妈妈产后运动不可少，在遵循产后运动原则的大前提下，新妈妈在分娩后如能坚持进行5个月左右科学合理的身体锻炼，不仅对体质和形体的恢复有益，还可以锻炼全身的肌肉，消除腹部、臀部、大腿等处多余的脂肪，恢复怀孕前的健美身形。

▶ 调整产后心理，新妈妈更阳光

新妈妈由于分娩后雌激素突然下降、身体疲劳、对角色转换不适应、哺喂宝宝时受到挫折等种种原因，心理上产生了不适，有时候感到莫名的情绪低落、灰心郁闷，为一点小事不称心就觉得委屈，甚至伤心落泪。这些症状大多数新妈妈在产后1周内会发生，并能自行恢复。但也有些新妈妈在整个月子期情绪都很差，甚至发展到产后抑郁。新妈妈没有一个健康的心理，势必会造成生理上的种种困扰，从而影响到自己和宝宝的健康。所以新妈妈产后的心理调适很重要，新妈妈只有对自己的心理有个清醒的认识，并进行适时的调整，才能让自己的心理阳光起来，也更有利于自己的身体恢复和宝宝的茁壮成长。

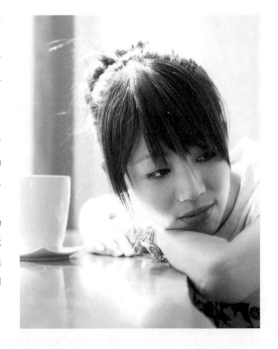

影响新妈妈心理的因素

• **体形变大**

在一个崇尚骨感美的时代，瘦成为绝大多数女性的审美趋向。然而，怀孕期间及产后激素的变化，再加上产前产后的大吃特吃，新妈妈的身体难免比以往显得富态。想着以前苗条的身材，看着眼前发福的体态，新妈妈的心情低落难以避免。

• **乳房变"丑"**

乳房是女性性感和魅力所在，女性对自己乳房的关心程度要超过身体的其他部位。而产后新妈妈，乳晕变黑、增大，乳房下垂，这一变化给新妈妈精神上带来的压力是不言而喻的。

• **不消退的孕斑**

有的新妈妈怀孕后脸上会出现褐色或黑色的斑点，这些斑点就是孕斑。一般情况下，孕斑在新妈妈产后1年内消失，但也有的会因年纪渐长而逐渐加深。脸上消退不了的斑让新妈妈心情抑郁。

• **掉头发**

新妈妈产后由于体内激素骤然恢复正常，不免刺激头发迅速脱落。枯黄和稀薄的头发让新妈妈分外担心自己的外表。

• **腹部的瘢痕**

做过剖宫产手术的新妈妈，在腹部会有一道瘢痕，昔日美丽光滑的腹部不见了，这往往让不少新妈妈耿耿于怀。

新妈妈阳光心理的自我调适

• **爱上自己的身体**

这个意识比什么都重要，爱上自己的身体，就不会再觉得变化后的身体难看。其实，理智地想想，体形体态的变化，大多数都可以自行恢复，或通过产后运动塑身得以恢复，至于其他，新妈妈大可不必伤神，因为

它们远没有自己的快乐、宝宝的可爱重要。

• **保持乐观**

新妈妈不管是对哺育宝宝，还是对自己的生活，都要抱有一个乐观的态度，凡事往好处想。

• **找人倾诉**

新妈妈不要把不愉快的事闷在肚子里，而应该把心中的积郁倾吐出来，给情绪一个宣泄机会。当新妈妈感到心情苦闷的时候，找家人或朋友谈谈心，倾吐一下心中的抑郁，就会使心情恢复平静。

• **自我控制**

人的情绪是受人的意识和意志控制的，新妈妈应该学习怎样驾驭自己的情绪。任意放纵消极情绪滋长、经常发怒，会导致情绪失调，引起疾病。

• **扩大社交**

做了新妈妈后，不要整天都围着宝宝转，新妈妈应该参加一定范围的社交活动，这能使新妈妈的头脑保持灵活，增加信息量，也是新妈妈育儿智慧的一个来源。

• **增加幽默感**

幽默感能够调剂紧张的情绪，使新妈妈更快适应新角色、新环境，也能减低新妈妈的不安、焦虑等负面情绪，使心理变得轻松。

产后护理常犯错误早知道

十月怀胎，新妈妈生完宝宝，算是完成了一大任务，但还不可以彻底放松，好好护理自己产后的身体，同样是一件重要的事情。而很多时候，在新妈妈的产后护理中，新妈妈自己或者家人都会犯这样那样的错误，影响新妈妈的产后恢复，甚至会影响到宝宝。所以新妈妈和家人早知道一些产后护理方面容易犯的错误，对新妈妈和宝宝有着很重要的作用。

以下错误新妈妈和照顾新妈妈的家人不可犯：

• 产后一直卧床休息

许多老人都认为分娩后的新妈妈身体虚弱，多动易拉扯伤口，又消耗体力，对康复不利。其实新妈妈分娩后，尤其是剖宫产后，如果一直卧床不起，将导致下肢血液循环不畅，可能发生下肢静脉栓塞，甚至出现致命的肺栓塞。此外，一直卧床还会使新妈妈肠蠕动减弱，引发便秘，影响正常饮食，也不利于膀胱肌收缩功能的恢复。

• 新妈妈产后发脾气，家人认为是娇气

新妈妈由于激素水平变化、疼痛、发热，又缺乏育儿经验，会产生焦虑、烦躁等情绪，可能会有过激语言和行为，严重的还可能患上产后抑郁症。家人应该理解新妈妈的种种反常是出于身体的因素，而不是娇气，应对新妈妈体贴照顾、倾听她的想法，帮助新妈妈调整她的心理。

• 门窗紧闭

新妈妈坐月子确实应该避免受凉，但如果终日紧闭门窗，室内空气混浊，此时探望的亲友来往也较多，难免会携带病菌，不良空气有利于病菌生长，使免疫力处于较低状态的新妈妈感染疾病。所以新妈妈所在的居室每天应开启门窗交换空气，在夏天也可避免空调病或中暑。

• 不让新妈妈刷牙、洗头、洗澡

在老一辈人的传统观念里，新妈妈在月子里不能刷牙、洗头、洗澡，因为这样新妈妈容易着凉受寒。其实新妈妈分娩后，尤其是剖宫产新妈妈手术后两三天内会出现手术反应热，大量汗渍留在体表，堵塞汗腺孔，容易产生烦躁情绪，也不利于哺乳期的卫生。所以一般情况下，新妈妈在产后或术后可以进行时间较短的淋浴，以清除体表的污渍，浴后也会感到神清气爽，有助于解除疲乏。

• 过早穿紧身内衣

新妈妈穿着紧身的塑身内衣会影响身体的卫生，不利于产后恢复，特别是剖宫产新妈妈更不能过早地穿紧身内衣。新妈妈最好在产后1个月开始穿，但哺乳的新妈妈还是应该坚持使用哺乳文胸。

• 夏天洗澡贪凉

有些在夏天坐月子的新妈妈，为了身体舒爽会用不太热的水冲凉。这种一时贪凉的行为，往往会带来许多后患。产后触凉会使气血凝滞，以致恶露不能顺畅排出，导致日后身痛或月经不调。产后新妈妈洗澡的水应该与体温接近，大约37℃为宜。

• 过早做剧烈运动

产后尽早运动，对促进新妈妈体力恢复和器官复位有很好的促进作用，但新妈妈一定要根据自身情况适量运动。有些新妈妈急于恢复身材，月子里便开始进行大运动量或较剧烈的锻炼，这样会影响尚未康复的器官恢复，还会影响剖宫产刀口或侧切伤口的愈合。

• 长久看书或上网

新妈妈产后过早或长时间看书、上网，会使眼睛过于劳累，日后再长久看书或上网容易发生眼痛。所以，新妈妈在产褥早期不宜多看书或上网，待身体康复后再量力而行。

• 忽视产后体检

如果新妈妈不去做产后检查，就不能及时发现产后异常并及早进行处理，容易延误治疗时间或遗留病症。因此，新妈妈在产后6~8周应到医院进行1次全面的产后检查，以便了解全身和盆腔器官是否恢复到孕前状态，了解哺乳情况；如有特殊不适，更应提前去医院进行检查。

产后手腕痛，处理要及时

产后手腕痛是产后新妈妈常见的一种疼痛，俗称"妈妈腕"，临床上又被称为"手腕狭窄性肌腱滑囊炎"。其症状常常是慢慢加重的，大拇指底部的肿痛造成大拇指或手腕活动不便，用手做一些动作时，会引发或加剧腕部的疼痛，做家务时常常使不上劲，严重时还会影响新妈妈的睡眠，疼痛有时像神经痛一样，会往上痛到手臂，往下痛到大拇指末端。

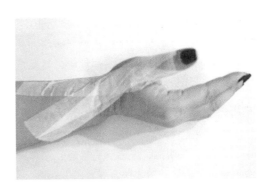

产生"妈妈腕"的原因

新妈妈月子期间由于气血虚弱，又受风寒侵袭，寒气滞留于肌肉、关节间，就容易引起肌腱、神经发炎。

产后新妈妈抱宝宝的姿势不对，常常因长时间用手腕托住宝宝的头部，从而拉伤手腕的肌腱。

新妈妈怀孕后期和产后因为体内激素水平发生变化，导致手腕韧带产生水肿，肌腱韧带也变得松弛，强度变差，长时间活动减少，使肌力减退。

对"妈妈腕"的日常预防

新妈妈产后要注意手部保暖，避免寒冷刺激手腕。

新妈妈要减少抱宝宝的次数和时间，或轮流更换抱宝宝的姿势，尽量不要用单手抱，不要过分依赖手腕的力量。新妈妈应该将宝宝靠近自己的身体，以获得较好的支撑力，减轻压在手腕的重量。

新妈妈尽量不要拿重物，避免重复性地进行手腕下弯的动作，让手腕多休息。

新妈妈做家务时，应该减少长时间过度使用手部的动作，做一段时间就要适当地休息一下，避免大拇指、手腕过度劳累。

对"妈妈腕"的日常处理

- 按摩

用一只手轻柔地按摩另侧腕关节 2~3 分钟；用拇指点按另侧腕关节痛点，同时另侧腕关节做旋转运动 1~2 分钟；双手五指相互交叉做摇腕运动约 2 分钟；用一只手的拇指按另一只手侧腕关节 4 周，按压 2~3 次后，再做另一侧腕关节。

- 甩甩手

当手腕部出现酸胀感时，新妈妈可以甩甩手，左、右转圈，这一动作虽然简单，但能消除手腕部的不适感，还能锻炼手腕部的灵活性。

- 热敷

新妈妈可以用湿毛巾热敷腕部，以增加局部血液循环，促进炎症吸收。热敷可以每天 2~3 次，每次 20~30 分钟。

> **小贴士**
>
> 新妈妈要避免手腕和手指的活动和用力；手腕疼痛处不可受压；自己不要用力揉动手腕疼痛处。

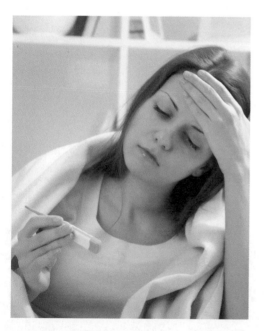

产褥热的护理

新妈妈可能在产后 24 小时到产后 10 天出现发烧的症状，即为产褥热。产褥热如果严重，会极大地影响新妈妈的健康，甚至危及生命。

产褥热的症状

每天有 2 次发烧在 38℃以上，恶露恶臭味、量多，下腹痛，子宫旁有触痛，怕冷，腹部肌肉紧绷，脉搏加快。

产褥热的预防措施

- **定期测量体温**

新妈妈产后 10 天内应该定时测量体温，随时留意身体状况。

- **避免营养过剩**

产后新妈妈既要哺乳、恢复体力，又要增强抵抗力，因此需要加强营养补充，但也不要补过量，防止产生产褥热。新妈妈的饮食应该清淡一些，避免油腻。

- **保持私处清洁**

产后恶露会持续一段时间，新妈妈要勤换卫生护垫和内裤，尤其会阴有伤口的新妈妈，如厕后最好能用温水冲洗会阴部，以避免感染发生。

- **充分休息**

新妈妈一定要保证充足的休息，如果身体吃不消，就让家人照顾宝宝，这样才能早日恢复体力、增强体质，减少感染产褥热的可能。

- **多喝水**

补充水分对于已经发生产褥热或是排尿不畅的新妈妈是非常重要的，新妈妈最好能每天补充 2000 毫升左右的水。

- **保持伤口干燥**

剖宫产的新妈妈产后前几天可以用热毛巾擦拭身体，产后 7~10 天再洗澡，以减少伤口发炎的可能，避免引起产褥热。

- **不要过早恢复性生活**

产后即恢复性生活，容易对新妈妈的身体造成损害，一般在产后复诊以后，如果医生确认新妈妈的身体已经复原，才可以恢复性生活。

新妈妈一旦患了产褥热，一定要及时就医治疗，医生会依据细菌培养和药敏试验结果来选择合适的抗生素。产褥感染严重的新妈妈应首选广谱高效抗生素等综合治疗。这里要提醒新妈妈的是，只要是对症下药，产褥热很快就能解决，但是一定要遵照医生指示按时用药，用药时间要足够，不要任意停药，或是自行服用退烧药，否则很容易引起其他并发症。

产后脚跟痛的应对策略

产后脚跟痛是新妈妈产后常见的一种病症，主要表现为脚跟处酸痛、麻木，并伴有头晕目眩、腰膝酸软等症状。新妈妈脚跟痛会给行走带来不便，而且如果不注意的话，疼痛感会加重，时间一长，可能无法恢复。所以，产后的新妈妈一定要重视并且采取有效的措施来预防脚跟痛。

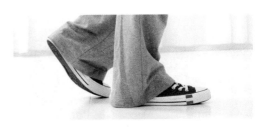

产后脚跟痛的原因

新妈妈在产后常常会劳损肾气，如果此时穿拖鞋或赤脚穿凉鞋，不注意避寒凉，可能遭到风寒的侵袭，这样会导致腰脚之间的血液循环不畅，从而出现脚跟疼痛。

新妈妈由于怀孕期间体重增大，脚上所承受的压力也会增大，这时候如果没有选择合适的鞋，产后也可能产生脚跟疼痛。

新妈妈产后如果没有适当地下地活动，脚跟脂肪垫就会出现退化现象，以后一旦下地行走，退化的脂肪垫由于受不了体重的压力和行走时的震动，会出现脂肪垫水肿、充血等炎症现象，从而引发疼痛。

应对产后脚跟痛的方法

- **注意脚部保暖**

  新妈妈产后一定要注意对脚的保护，不要穿拖鞋或赤脚穿凉鞋，最好穿袜子和布鞋，使脚下保持一定温度。

- **控制体重过快增长**

  产后新妈妈应该尽量控制体重的过快增长，因为体重增长过快，会加重身体对脚部的压力，从而导致脚跟痛的发生。

- **休息、活动要结合**

  新妈妈产后要充分休息，但也不是必须长时间地卧床休息，应及早下床活动、散步，并做些产后保健操等运动。这样不仅能防止脚跟脂肪垫退化，避免产后脚跟痛的发生，而且能防止新妈妈体重过快增加、调节神经功能，对新妈妈改善睡眠、增进食欲十分有利。

产后腰痛的护理

新妈妈分娩后内分泌系统不会很快恢复到孕前状态，而骨盆韧带在一段时间内尚处于松弛状态，腹部肌肉也变得较软弱无力，子宫不能很快完全复位，所以产后新妈妈会感觉腰痛。产后腰痛是比较普遍的现象，但新妈妈也不要忽视，在产后护理中，要针对自己腰痛的原因，对症下药，加强护理。

引起产后腰痛的原因

- **生理性骨盆韧带松弛**

  这是引起新妈妈产后腰痛的很大成因。

- **劳累过度**

  新妈妈产后要经常弯腰照料宝宝，如洗澡、换尿布、穿衣服、料理家务等，因而劳累过度，腰部肌肉不堪重负，造成腰肌劳损而发生疼痛。

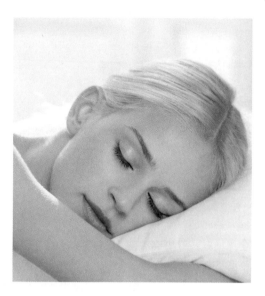

• **生理性缺钙**

　　新妈妈产后处于比较虚弱的状态，一方面分娩时消耗了大量的能量，另一方面很多新妈妈还在坚持母乳喂养，钙流失非常严重，而缺钙容易引起腰痛。

• **姿势不当**

　　有的新妈妈为哺乳方便，习惯固定一个姿势睡觉，或总是把宝宝抱在怀里，长时间地固定姿势会引起单侧的肌肉疲劳，导致产后腰痛或恶露排出不畅，引起盆腔血液淤积，从而诱发腰部疼痛。

• **体重增长过快**

　　新妈妈体重增加过快，腹部赘肉增多，增大了腰部肌肉的负荷，造成腰肌劳损而发生腰痛。

• **缺乏运动**

　　新妈妈产后较少活动，总是躺或坐在床上休养，腰部肌肉得不到锻炼，血液循环不畅，也会引起产后腰痛。

产后腰痛的护理细则

• **垫柔软物**

　　坐时新妈妈可将枕头、坐垫一类的柔软物经常垫在腋窝下，使自己感到很舒服，以减轻腰部的负荷；睡眠时最好取左侧卧位、双腿屈曲，减少腰部的负担。

• **充分休息**

　　新妈妈在产后最初的 24 小时内，应卧床休息，然后可以在室内稍微活动，以促进恶露的排出，有利于子宫的尽快复原，也有利于产后大小便通畅。随着身体的恢复，可适量运动，循序渐进地做一些产后恢复体操。

• **避免经常弯腰、久站、久蹲**

　　新妈妈不要过早参加重体力劳动，特别是需要经常弯腰、久站、久蹲的事情更是不要去做，这些动作会加重腰部负担，引起腰部疼痛。

• **常用物品放置要合理**

　　常用物品要放置高低适度的地方，使新妈妈不用弯腰或踮脚即可伸手拿取，减少新妈妈反复弯腰取物导致的腰肌劳损、腰部着凉、韧带拉伤等引起的腰痛。

• **避免提过重或举过高的物体**

　　这些动作容易加重腰部负担，导致新妈妈腰部肌肉、韧带拉伤，引起腰痛。

• **加强腰部运动**

　　从产后第 2 周开始，新妈妈就可以适当做一些加强腰肌和腹肌的运动，增强腰椎的稳定性，如做仰卧起坐动作，但最好先咨询一下医生再进行。另外也要经常活动腰部，使腰肌得以舒展，以缓解腰部的不适。

• **补钙**

　　新妈妈要注意补钙，及时补充体内缺失的钙质，能够避免骨质疏松，缓解产后腰痛。

- **控制体重**

　　在月子里新妈妈因要补充营养，所以会摄入不少高脂肪、高蛋白的食物，使体重快速增加，而增加的体重就会给腰部增加负担，引起疼痛。

- **纠正自己的不良姿势和习惯**

　　新妈妈要避免长时间低头哺乳，在给宝宝喂奶的过程中，可以间歇性地做头往后仰、颈部绕环的动作；喂奶结束后，可以在床上做腰部绕环动作，舒展舒展四肢，让身体放松；不要长期单侧睡觉和哺乳；抱宝宝的时候，找个舒服的姿势，要经常交换姿势，以缓解腰部疲劳。

产后观察——留意异常恶露

　　正常的恶露是新妈妈分娩后的一种生理现象，其颜色最初是鲜红，然后变成浅红，最后变成白色，排出量先多后少（平均总量为 500~1000 毫升），有血腥味，但无特殊臭味。自然分娩的新妈妈一般 2~3 周排净恶露，极少数新妈妈可能要持续 4 周甚至 2 个月才可排净。

　　留意恶露是否异常是对产后新妈妈重点观察点之一。如果新妈妈恶露有臭味，或者红色恶露、白色恶露持续时间超过了正常时限，反反复复，淋漓不止，就说明恶露存在异常。恶露异常大多是某些疾病的表现，以产褥期出血和感染最为常见，如果新妈妈治疗不及时，对自己的身体恢复和健康有很大的危害。

　　月子期保健不当是引起恶露异常的重要原因。新妈妈产后 24 小时后应下床活动，可以帮助子宫复原和有利于恶露排出。新妈妈产后切忌长期不下床活动，暑热天气也关门闭户；更不能在月子期进行性生活，以防造成阴道黏膜破裂、子宫内膜感染，造成恶露异常。

　　如果产后红色恶露反复多次或者越来越多，不时混有新鲜血块，除有胎盘息肉的可能性外，还应警惕绒毛膜上皮癌。新妈妈正常妊娠分娩后数日，尿或人绒毛膜促性腺激素即转为阴性，如果仍为阳性并伴反复的血性恶露，就应当高度警惕。

　　恶露是新妈妈健康的一面镜子，新妈妈必须注意观察恶露，并采取正确的方法应对恶露。

应对恶露的方法

　　正常分娩的新妈妈，如果健康状况良好，应该在产后 24 小时尝试下床活动，以促进恶露的排出。

　　新妈妈可以在医生指导下做产褥操，并喝一些红糖水活血化瘀，也可以促进恶露顺畅排出，有利于子宫恢复。

　　新妈妈在睡眠时最好采取侧卧的姿势，以免子宫后倾，而不利于恶露排出、排净。

　　注意产后卫生，如常更换会阴垫、每天换 1 条内裤等，预防生殖道感染。

　　恶露如有异常情况及时请医生进行诊治。

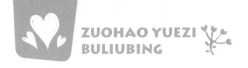
▶ 喂奶姿势正确，维护产后健康

经历分娩的新妈妈，身体都非常虚弱，但很多新妈妈又要进行产后哺乳，这时掌握正确的喂奶姿势，不仅对宝宝营养吸收有益，对缓解新妈妈疲劳，保护新妈妈的手腕、腰部等身体部位也有很重要的作用。哺乳时，新妈妈可以在腰后、肘下、怀中都垫上高度适宜的垫子或枕头，也可以把大腿垫高帮助手臂支撑宝宝的重量，要以身体任何一个部位都感觉不到紧张和酸痛为好。喂奶姿势是否正确，检验标准很简单，就是新妈妈和宝宝是否舒服。一般来说，新妈妈喂奶的正确姿势有以下几种：

环抱哺乳

新妈妈在床上取坐姿，两腿分开，小腿屈回，呈一小圈状，中间放一个枕头，把宝宝放在枕头上，面向新妈妈的乳房，新妈妈用臂托住宝宝的头部，呈斜侧卧状，并可左右变换姿势。

坐姿哺乳

新妈妈坐下来，两脚平放在地板上，将背完全靠在椅子上。椅垫不宜太软，椅背不宜后倾，以免宝宝吸吮乳汁费力，且不易定位。紧靠椅背可以使新妈妈放松背部和双肩。新妈妈也可以用软垫或枕头支持双臂和背部，或在脚底添加脚凳以帮助身体放松，有益于排乳反射。

侧卧哺乳

新妈妈可以在背部用垫子（枕头或折叠的毛巾被）支撑着身体，不要用手支撑，那样容易麻木和累。新妈妈轻轻地环抱宝宝的头，将宝宝的身体紧靠在自己的身上。

如果宝宝较小，可以把宝宝放在枕头上，使宝宝的位置高一些，这样宝宝就能够轻松地吸吮到新妈妈的乳头。新妈妈臀部下侧的肌肉不要扭曲或拉得太紧，因为这样会使乳汁流出较慢。

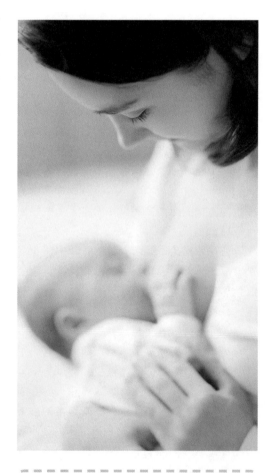

小贴士

这里要提醒新妈妈的是，给宝宝哺乳时，切忌睡觉，以免压着宝宝，发生意外。

产后操——新妈妈的健康运动

生了宝宝后，新妈妈体质虚弱，有的新妈妈还平添了很多问题，如尿失禁、便秘、腿酸痛、腰背痛等，这让新妈妈苦恼不已，也影响新妈妈月子里的心情。其实新妈妈只要在产后及早进行有针对性的锻炼，这些问题是会慢慢解决的。下面给新妈妈推荐一些产后操，新妈妈可以根据自己的身体情况加以选择，科学合理地锻炼，让身体早日康复。

产后保健操

深呼吸。用鼻子缓缓地深吸一口气，再从口中慢慢地吐出来。

颈部运动。仰卧，两手放于脑后，肩着床，颈部向前弯曲；复原，颈部向右转（肩着床），如向旁边看的动作，然后向左转。

转肩运动。屈臂，手指触肩，肘部向外侧翻转；返回后，再向相反方向转动。

手指屈伸运动。从大拇指开始，依次握起，再从小拇指依次展开。两手展开、握起，反复进行。

腕部运动。两手在前相握，手掌向外、向前伸展，握掌。坚持5秒，放松。

脚部运动。两脚并拢，脚尖前伸。紧绷大腿肌肉，向后弯脚踝。呼吸2次后，撤回用在脚上的力。随后将右脚尖前伸，左脚踝后弯，左右交替。

小贴士

这套产后保健操动作温和，顺产新妈妈和剖宫产新妈妈都可以做。

剖宫产后复原操

剖宫产新妈妈与顺产新妈妈不同，为了避免在复原运动中伤口疼痛或不小心扯撕，剖宫产新妈妈可以特选这套产后复原操。

- **深呼吸运动**

仰躺床上，两手贴着大腿，将体内的气缓缓吐出。

两手往体侧略张开平放，用力吸气。

一面吸气，一面将手臂贴着床抬高，与肩膀呈一直线。

两手继续上抬，至头顶合掌，暂时闭气。

一面吐气，一面把手放在脸上方，做膜拜的姿势。

最后两手慢慢往下滑，手掌互扣，尽可能下压，同时吐气，吐完气之后，两只手放开恢复复原姿势，反复做5次。

- **下半身伸展运动**

仰躺，两只手手掌相扣，放在胸上。

右脚不动，左膝弓起。

将左脚尽可能伸直上抬，之后换右脚，重复做5次。

- **腹腰运动**

平躺床上，旁边辅助的家人，以左手扶住新妈妈的颈下方。

辅助者将新妈妈的头抬起来，此时新妈妈暂时闭气，再缓缓吐气。

辅助者用力扶起新妈妈的上半身，新妈妈在此过程中保持吐气。

新妈妈上半身完全坐直，吐气休息，接着再一面吸气，一面慢慢由坐姿回到原来的姿势，重复做5次。

▶ 产后牙齿护理

有些老年人有"产妇刷牙，以后牙齿会酸痛、松动，甚至脱落……"的说法，其实，这种说法是不对的。新妈妈生产时，体力消耗很大，体质下降，抵抗力降低，口腔内的条件致病菌容易侵入机体致病；同时由于人体激素的急剧变化和钙质的大量排出（通过乳汁），新妈妈的牙齿极容易出现松动现象。所以为了健康，新妈妈不但应该刷牙，而且必须加强牙齿的护理和保健。具体来说，新妈妈产后牙齿的护理有以下几要点：

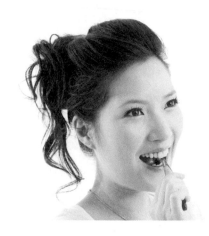

及时清洁牙齿

新妈妈应该做到餐后漱口，早、晚用温水刷牙；另外，还可用些清洁、有消毒作用的含漱剂，在漱口或刷牙后含漱，含漱后15~30分钟内不要再漱口或饮食，以充分发挥药液的清洁、消炎作用。

刷牙时用力要适宜

刷牙用力过大会导致牙齿过敏、继发龋坏甚至使牙髓暴露，也会使牙龈损伤、退缩，露出原来被包埋的牙根部，加重牙齿敏感症状，所以新妈妈在早晚刷牙时用力要适宜。

不要剔牙

剔牙其实是一种不良的生活习惯。虽然偶尔剔牙不会造成多大的损害，但剔牙会剔出瘾来，会剔得越来越用力、越来越频繁，这就会使柔软的牙龈不断退缩，使牙颈甚至牙根暴露，造成牙齿敏感，增加了患龋齿和牙周炎的概率。

要双侧牙齿轮流咀嚼

如果新妈妈咀嚼时集中在某一侧，会造成肌肉关节和颌骨发育的不平衡，轻者影响美观，重者造成单侧牙齿的过度磨耗和颌关节的功能紊乱，而另一侧则会呈失用性退化。所以新妈妈在日常饮食中要养成双侧牙齿轮流使用的好习惯。

不要把牙齿当作工具使用

有的新妈妈有用牙齿开瓶塞、咬缝线的习惯，这些做法容易把牙齿咬折，使牙齿移位。

不要咬过硬的食物

月子期间，新妈妈的牙齿有松动现象，所以不要吃那些过硬的东西，否则到老时，牙齿会出现问题，比如牙齿折裂、咬物痛、张口受限等。

不要紧咬牙

有的新妈妈在用力时，或情绪激动时，都会紧咬牙，这对牙齿的健康是不利的，会导致牙齿过度磨耗，容易出现牙折等症状。

不要自行随意服药

有些新妈妈牙齿疼痛时，就根据自己的常识服用一些药品，这是不科学的。因为一些药物会与牙本质结合，使牙齿颜色变黑，更严重时会造成牙表面缺损。

新妈妈自我检查，为健康保驾护航

新妈妈产后，除了在规定的时间内按时到医院接受产后检查，在日常生活中也应该随时关注自己的身体，做好自我检查，哪里不适、哪里异常做到早发现、早处理，为以后的健康保驾护航。

自我观察

观察伤口

新妈妈要注意观察腹部、会阴伤口愈合情况，检查伤口有无渗血、血肿及感染情况。

观察褥汗

褥汗以夜间睡眠和刚醒时明显，持续1周后好转。

观察恶露

恶露产后3周左右干净或血性恶露持续2周以上，说明子宫复原不好。还可以闻恶露有无臭味，如有臭味说明可能患有产褥感染。

观察乳房

新妈妈要注意观察乳房表面色泽是否正常，有无水肿、浅静脉怒张、皮肤皱褶等，乳头是否有畸形、凹陷、回缩、抬高、糜烂及脱屑等；乳晕颜色是否正常，以粉红色为佳；乳头是否溢奶等，这些关系着新妈妈以后的身材恢复情况和哺喂宝宝是否顺利。

观察子宫

一般产后10~14天子宫降入骨盆，经腹部检查触不到子宫底，要检查有无压痛，6周左右子宫即可恢复至正常未孕时的状态。新妈妈可以在每天同一时间手测宫底高度，以了解子宫逐日复原的过程。

自我测量

测量体温

新妈妈可以用自备体温计每天定时在身体相同的部位进行体温测量。一般情况下，新妈妈分娩后24小时内由于疲劳，体温会轻度升高，一般不超过38℃；产后3~4天由于乳房极度充盈，体温有时可达38.5~39℃，持续1小时，最多不超过12小时，均属正常情况。如产后体温持续升高，新妈妈和家人要查明原因，并预防产褥感染。

测量血压

新妈妈可以自行购买测压仪，按照测压仪的说明自行测量血压，最好每天都能观察1次，并尽量保证在同一时间、相同部位、固定同一侧手臂，每次测量后用本子做好记录。定期测量血压可以对产后血压增高及时采取措施并进行控制，把握血压的波动规律，减少由血压变化带来的健康危害。

测量脉搏

由于胎盘循环停止、循环血量变少，加之产褥期卧床休息，新妈妈的脉搏较慢，但很规律，为60~70次／分钟。如果新妈妈测量脉搏在这个范围之外，应该多加注意。

测量体重

体重是人体健康状况的基本指标，过重或过轻都是不正常的表现。新妈妈可以在家里用脚踏秤自行测量，测量时要注意将测出的体重值与产前和孕前的体重进行对比。在月子期间，新妈妈的体重应该基本保持稳定，增减以不超过2千克为宜；产后2个月后，体重回落，正常情况应减少5~8千克，接近孕前体重值。如果体重不减反增，且增长得很快，要注意适当调节饮食，同时增加活动量。如果体重降低的速度过快也要引起注意，一方面要加强营养，另一方面也可以考虑进行代谢系统的检查。

新爸爸月子期备忘录

新妈妈辛苦生下宝宝，身体虚弱。新生宝宝身体脆弱，需要细致地呵护，这个时候就需要新爸爸担起作为丈夫和爸爸的责任，照顾好新妈妈和宝宝的生活起居。

照顾新妈妈

产后新妈妈即可扶着栏杆轻微活动。新妈妈初次下床，可能会有些头晕眼花，新爸爸要搀扶、照顾新妈妈。另外，新妈妈每天洗脸、梳头、刷牙、换衣服、改变坐姿或睡姿时，新爸爸也应该及时协助身体虚弱的新妈妈。

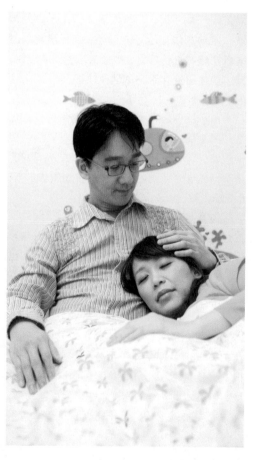

照顾宝宝

新爸爸可以花点心思，多接触宝宝。新爸爸与宝宝多接触，不但可以帮助建立亲子间的感情，同时还可以协助新妈妈照顾宝宝，给新妈妈创造更多的休息时间。

合理安排膳食

产后的饮食调养对新妈妈非常重要，所以新爸爸要在这方面精心准备，可以多备些水分、维生素丰富的蔬菜、水果，如番茄、橙子、葡萄等，每天适当为新妈妈加餐，增加 2~3 个小点心、汤类等。

控制亲友探视时间

新爸爸要做好接待亲朋好友的工作，尽量减少亲友的探视频率、缩短探访时间，以保证新妈妈有平稳的情绪、充分的休息。

营造温馨的家庭气氛

新妈妈生产后，可能会出现心理、情绪方面的问题，新爸爸应该为新妈妈营造一个温馨的家庭氛围，让新妈妈有安全感、幸福感，从而杜绝产后抑郁的形成。

体贴新妈妈，避免性生活

新妈妈生完宝宝后，大约需要 8 周，子宫才能恢复到原来未孕时的状态。在此期间新爸爸一定要多加忍耐，不与新妈妈过性生活，以保护新妈妈的生殖系统健康。

新爸爸在照顾新妈妈和宝宝的时候要注意个人卫生，下班回来及时清洗双手，不在室内抽烟，也应该学会抱宝宝的正确姿势和协助新妈妈喂奶。更重要的是，新爸爸必须要注意宝宝的安全。

新妈妈洗澡的注意细则

新妈妈分娩后代谢旺盛，汗腺分泌活跃，特别是在产褥期，有恶露不断排出，会阴部分泌物较多，如不保持会阴部清洁和干燥，容易导致感染。另外代谢废物留于皮肤表面，还会影响哺乳时的卫生，也影响新妈妈的情绪，所以新妈妈月子里洗澡是必要的。

新妈妈夏天洗澡注意事项

一般顺产新妈妈夏天 3 日后、冬天 5~7 日后，体力基本恢复，就可以开始淋浴。会阴有伤口和剖宫产新妈妈产后 1 周内不宜洗澡，但可擦澡，待拆线后就可以洗澡了。

每次洗澡的时间不宜过长，一般 5~10 分钟即可。

产后洗澡要遵循冬防寒、夏防暑、春秋防风的原则。

新妈妈冬天洗澡注意事项

冬天产后洗澡，浴室温度也不宜过高，因为这样容易使浴室里弥漫大量水蒸气，导致缺氧，使本来就较虚弱的新妈妈发生晕眩。

洗完后新妈妈要尽快将身体上的水擦去，及时穿上御寒的衣服后再走出浴室，避免身体着凉或被风吹着。

产后前几天洗澡，最好有人陪伴，以免发生晕厥。新妈妈淋浴时不要空腹，以防发生低血糖。

产后洗澡对新妈妈有很多好处，勤洗澡可以使新妈妈神清气爽、身体健康，有利于伤口的早日愈合，对新妈妈的情绪和心理也有调节和改善的作用。所以如果家里有很好的保暖条件和热水，新妈妈在遵循上述洗澡细则的前提下，可以放心去洗澡。

月子期的健身运动方案

要想快点增强体质，把因怀孕、分娩带来的体态变化恢复到孕前的状态，在月子期就进行一些健康而合理的健身运动是必不可少的。如果新妈妈觉得自己的身体没有问题，也得到了医生的确认，就可以进行一些室内锻炼了。当然如果是剖宫产新妈妈，最好还是先休息 4~6 周，之后再开始锻炼也不迟。

健身运动第一项：抬髋运动

做法：平躺，双膝弯曲，双脚平放床上；吸气，鼓起腹部；呼气，将尾骨向肚脐的方向抬起，臀部不离开床面。

功效：这是一项有效锻炼腹肌的运动。

健身运动第二项：凯格尔练习

做法：平躺，膝盖弯曲，双脚平放床上；收缩阴道肌肉，感觉就像小便时要中断尿流；保持收缩数到 4，然后放松，重复 10 遍，这是 1 组练习。争取每次做 3~4 组，每天做 3 次左右。

功效：如果新妈妈接受了会阴侧切，或会阴部感到有瘀血、肿胀，那么通过此项练习可以收紧骨盆底肌肉，改善会阴区域的血液循环，避免诸如尿失禁等问题。

> **小贴士**
>
> 这个区域的肌肉很容易感到疲劳，所以，新妈妈最好每天分为几次反复进行肌肉收缩练习，不要 1 次完成。

健身运动第三项：半仰卧起坐

做法：仰卧，双膝弯曲，双手抱在头后；深吸一口气，然后呼气的同时收缩腹肌，抬起头部和双肩，后背下部仍然平放地上；慢慢将头、肩放下，恢复平躺姿势。重复8~10次。

功效：这个运动能够帮助新妈妈锻炼腹部肌肉。

健身运动第四项：俯卧撑

做法：双手双膝撑地，大腿与身体垂直，双手分开略大于肩宽；保持背部挺直，收腹，慢慢弯曲肘部，然后再撑直双臂。重复10~12次，可以做3组。

功效：这项运动能够帮助新妈妈加强上肢力量，利于增强抱宝宝时所需的臂力。

> **小贴士**
>
> 在做这项运动的过程中，新妈妈的动作一定要缓慢，保持正常呼吸，撑直双臂时，不要过分挺直肘部，以防伤着产后还没有完全康复的身体。

虽然新妈妈可能急着想要恢复怀孕前的身材和体质，但还是要注意安全，在做这些运动的过程中应该循序渐进，不可急于求成。

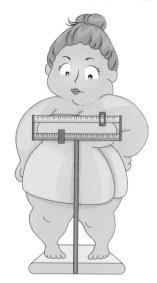

产后小便困难的原因和处理方法

产后小便困难的原因

许多新妈妈，尤其是初产新妈妈，在分娩后一段时间内会出现小便困难，有的新妈妈膀胱里充满了尿液，虽然有尿意，却尿不出来；有的新妈妈即使能尿，也是点点滴滴地尿不干净；还有的新妈妈膀胱里充满了尿，却毫无尿意。以上这些都属于尿潴留，是产后常见的并发症之一。

造成产后小便困难的原因主要有3个方面。首先，怀孕晚期，由于新妈妈增大了的子宫压迫膀胱，使膀胱肌肉的张力降低；在分娩时，胎宝宝的头又长时间紧紧地压迫着膀胱，使膀胱肌肉的收缩力减弱。因此，虽然分娩后子宫对膀胱的压迫减轻，但由于膀胱肌肉张力的下降和收缩功能的减弱，膀胱已无力将其中的尿液排出干净。

其次，有些新妈妈在分娩时做了会阴侧切术，小便时尿液刺激伤口会引起疼痛，导致尿道括约肌痉挛，这也是产后小便困难的原因。

最后，有些新妈妈不习惯在床上小便，也会影响及时排尿，如果产后5~6小时仍排不出尿液，即为产后尿潴留。

产后小便困难的处理方法

在产后4~6小时内，无论有无尿意，应主动排尿。不习惯卧位排尿的新妈妈，应该鼓励她坐起来或下床小便。

在下腹正中放置热水袋以刺激膀胱收缩，促进排尿。

可以用开水熏下身，让水汽充分熏到会阴部，利用水蒸气刺激尿道周围神经感受器而促进排尿。

用温开水冲洗尿道周围，也可以让新妈妈听流水声，以诱导排尿。

新妈妈要多坐少睡，不要总躺在床上。

按摩法：将手置于新妈妈下腹部膀胱膨隆处，向左右轻轻按摩 10~20 次，再用手掌自新妈妈膀胱底部向下推移按压，以减少膀胱余尿。

通过药物治疗，进行肌内注射，帮助膀胱肌肉收缩，促进排尿。

新妈妈应该多饮水，增加尿量，促进排尿反射。

新妈妈在产后排尿时要增加信心，放松精神，平静而自然地去排尿，特别要把注意力集中在小便上。小便时最好采取半蹲半立的姿势。

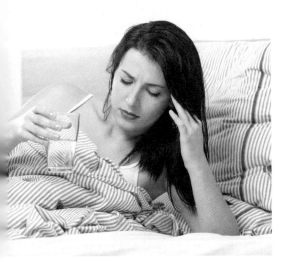

新妈妈产后中暑的防治

正常人体的体温处于动态平衡，维持在 37℃ 左右，但月子期的新妈妈一般体质较为虚弱，中枢体温调节功能存在障碍，在高温、高湿、通风不良的情况下，往往容易导致产后中暑。因此，新妈妈对产后中暑的认识、预防和及时治疗极为重要。

产后中暑的类型和症状

产后中暑按其临床表现有以下类型：

· **先兆中暑**

开始时，新妈妈仅感口渴、多汗、恶心、头昏、头痛、胸闷、心慌、乏力等。

· **轻度中暑**

新妈妈体温上升、脉搏加快、呼吸加快、面色潮红、无汗、痱子多。

· **重度中暑**

新妈妈体温可达 40℃ 以上，伴随着面色苍白、昏迷、呕吐、抽搐、腹泻、脉细数、呼吸急促、血压下降、瞳孔缩小，最终可因虚脱致呼吸、循环衰竭。重度中暑的新妈妈即使抢救脱险，也可能由于中枢神经的损害而留下严重的后遗症，所以新妈妈在产后一定要严加预防产后中暑。

产后中暑的预防

新妈妈对高温的适应能力较低，所以其居室一定要打开窗户，使空气流通，保持适当的温度；被褥不宜过厚，可以用凉席；穿薄一些的夏季衣裤；平时要多饮水。

在夏天坐月子的新妈妈，因夏天日长夜短，更容易感到疲劳。充足的睡眠，可使新妈妈的大脑和身体各系统都得到放松，是预防中暑的好措施。

新妈妈产后，其皮肤排泄功能较旺盛，出汗较多，可以经常用温水擦浴、勤换衣服，这也可以预防产后中暑。

新妈妈在平时要养成良好的饮水习惯，通常最佳饮水时间是晨起后、上午10时、下午3~4时、晚上就寝前，分别饮1~2杯白开水或含盐饮料。不要等口渴了才喝水，因为口渴表示身体已经缺水了。平时要注意多吃新鲜蔬菜和水果亦可补充水分。

产后中暑的应对

如发现新妈妈有中暑的症状，应立即离开高温环境，到通风较好的凉爽处休息。

解开新妈妈的衣服，多饮些淡盐水或服人丹、解暑片、十滴水、藿香正气水等，短时间内即可好转。

新妈妈头部可敷上冷毛巾，还可以用湿毛巾或浓度为30%~50%的酒精擦浴前胸、后背等处。但不要快速降低新妈妈体温。

让产后中暑的新妈妈侧卧，头向后仰，保证呼吸道畅通。严重者，要赶快呼叫救护车或通知急救中心。

若新妈妈产后中暑已失去知觉，可指掐人中、合谷等穴，使其苏醒。若呼吸停止，应立即实施人工呼吸。

抵御产后抑郁的对策

新生命的到来不仅给新妈妈带来了欢乐，也带来了繁重的劳动、重大的责任和永无止境的劳碌和操心。再加上新妈妈在产后雌激素水平迅速下降，造成体内内分泌发生变化，从而产生了抑郁症状，比如新妈妈生完宝宝后变得委屈、爱哭、绝望、内疚、悲观、恐惧、紧张等，更有严重的，新妈妈在产后会产生轻生的念头。但受到产后抑郁困扰的新妈妈，首先自己要能调整自己的情绪，要知道人生不仅有成功、幸福，也有失败和痛苦，这都是很正常、很自然的事情，关键是我们要以平和、乐观、健康的心态去对待我们的生活。除此，对于新妈妈的产后抑郁，也有很多的抵御妙招，用这些方法可以有效调节新妈妈的产后情绪，让新妈妈从产后抑郁中走出来。

关注新妈妈

家人的细心关注，会让新妈妈更有安全感，觉得更幸福。所以宝宝出生后，家人不要因为围着宝宝转而忽略了产后身体虚弱的新妈妈，多体会新妈妈的感受，尽量满足新妈妈的需要。

充分休息

新妈妈在月子里可以做一些事，但也不要什么事都亲力亲为。对于月子期的新妈妈来说，休息是最重要的。只有保持良好的身体状态和精神状态，才能远离产后抑郁。

适量做些家务、体育锻炼或自己喜欢做的事

做这些事情不仅可以转移新妈妈的注意力，也可以使新妈妈体内自动产生快乐元素。

如果什么都不让新妈妈做，会使新妈妈越发地感到生活乏味单调，加剧抑郁情绪。

增进夫妻感情

平时多和新爸爸在一起，告诉他自己的感受，甜蜜的夫妻感情往往让产后抑郁不治自愈。

和亲友聊聊天

倾诉是调节负面情绪的最好途径。在月子里，不要只忙着照顾宝宝，从而无意识地封闭自己，要多和身边的亲友聊聊天、说说话，向他们倾诉一下自己的喜怒哀乐，这对缓解抑郁、紧张的情绪很有好处。

巧用颜色调节心情

色彩可为人的精神提供营养，因为色光作用于人的视觉器官，能使人产生一系列心理效应，如红色使人兴奋、黄色使人喜悦、绿色使人情绪稳定等。因此，月子里的新妈妈也可以选择一些色彩明快、漂亮的布料进行布艺缝制，对调节心情很有效果。

欣赏音乐

在月子期，新妈妈可以听一些音乐作品来调整自己的情绪。节奏明快的音乐使人精神焕发，旋律优美的音乐使人安定舒适，新妈妈听这类音乐，不仅可以缓解不良情绪，

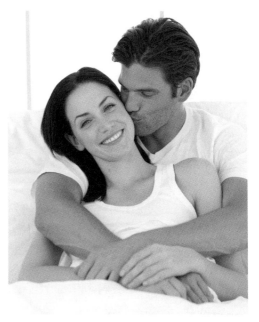

同时还可以净化心灵，增加对生活的感悟和理解。

积极思考

其实很多新妈妈的消极心理都是由轻率、不现实的思维方式引起的。因此，新妈妈改变自己不正确的思维方式是消除不良心境的重要方法。凡事都应该积极思考、乐观思考，形成这样的思维方式，更有利于新妈妈摆脱抑郁心境。

剖宫产新妈妈要避开的"雷区"

剖宫产新妈妈手术后，在饮食起居上比顺产新妈妈有更多的注意事项，如果新妈妈忽略了这些事项，则可能会给自己的身体带来很大的危害。特别是以下事项，对于剖宫产新妈妈来说，更是禁入的"雷区"，一定要避开。

"雷区"一：坐浴或盆浴

剖宫产新妈妈一般可以在产后1周洗澡、洗头。而要特别注意的是，洗澡时必须坚持擦浴或淋浴，而不能坐浴或者盆浴，以免脏水灌入生殖道引起感染。

从健康的角度来说，进行剖宫产手术的新妈妈，在伤口拆线前最好不要淋浴洗澡，因为要保持腹部伤口的干燥、清洁。这时候，新妈妈用温水擦洗身体局部位置即可，如果实在不习惯不洗澡，可以请医生将腹部伤口做好防水保护后再进行淋浴。

"雷区"二：吃胀气食物

有些新妈妈刚做完剖宫产手术，便开始进补牛奶、糖类、黄豆、豆浆、淀粉等食物。这些食物食用后会促使肠道产气，使新妈妈发生腹胀。而剖宫产手术本身就会使肠肌受刺激，导致肠道功能受到抑制、肠蠕动减慢、肠腔内有积气。所以，新妈妈术后过多食用胀气食物会更加重腹胀，也不利于伤口愈合。

"雷区"三：高热量进食

剖宫产后，新妈妈体力消耗严重，确实急需补充营养，但是这并不意味着剖宫产新妈妈就要每天大鱼大肉、盲目进补。这样的饮食方法一方面会让新妈妈体重上升，引起便秘和奶水中脂肪含量猛增，使宝宝产生脂肪性腹泻；另一方面吃这些食物会加重肠胃负担，让经历了剖宫手术的新妈妈的伤口难以愈合，还容易引起内热，引发产褥感染。

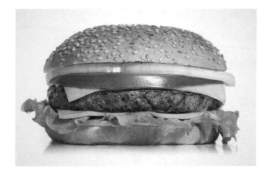

"雷区"四：平卧

新妈妈剖宫产后，随着麻醉效果的逐渐消退，会出现切口的疼痛，而平卧会使子宫后倾，对伤口产生牵拉痛，而且这种痛更为敏感，也不利于伤口的早日愈合，所以新妈妈休息时应该采取侧卧。

"雷区"五：大小便时心怯

剖宫产后，新妈妈因为害怕触动腹部伤口，导致疼痛或者伤口开裂，在大小便时就有恐惧心理。这是错误的，新妈妈经历剖宫产后应及时大小便，因为剖宫产后，如果大小便不能顺利排泄，就容易造成尿潴留和便秘，若有痔疮，情况将会变得更加严重。新妈妈应该排除恐惧心理，自然、平和地大小便，为顺利度过月子期开个好头。

▶角色转换，培养新妈妈心理

虽然经历了十月怀胎，但宝宝的降生还是让很多新妈妈不适应，对成为一个妈妈觉得生疏，也为甜蜜的二人世界的消失感觉有些遗憾。新妈妈有这样的心理是正常的，但宝宝的到来是不可改变的事实，新妈妈更应该积极调整自己的心理，转换角色，做个称职、幸福的好妈妈。

产后新妈妈心理不适主要来自2个方面：首先是对自己妈妈角色的不认同，看着宝宝觉得陌生，同时照顾宝宝的时候，由于是新手妈妈，很多事情都不会做，容易产生挫折心理，觉得自己无法胜任妈妈的角色，从而心里的压力变大，情绪变得低落。

其次是因为新妈妈产后，雌激素水平降低，内分泌相应发生变化，从而引起了情绪的波动，使新妈妈看起来情绪不稳定。

对此，有以下的解决方法：

多和宝宝接触

产后新妈妈可以和刚出生的宝宝有一段"Baby Moon"的时间，就是安排几天"只需要和宝宝相处、不需要做其他杂事"的时间，和宝宝一起待在家里，最好是床上，新妈妈可以拥抱安抚宝宝、练习观察与响应宝宝的需求、和宝宝一起休息、依照宝宝的需求喂奶；新妈妈也可以在床上看书、讲电话、吃东西、上网或做任何让自己放松心情的事。其实就是把握坐月子和产假的时间，练习与宝宝相处，并且多喂奶，这样有助于培养和宝宝亲密的关系，也有助于练习躺喂母乳。

家人协助新妈妈养育宝宝

一般来说，宝宝刚出生的时候，新妈妈可以让新爸爸重点帮忙，例如产后腰酸背痛，通常需要一段时间才能恢复，此时不妨请新爸爸帮忙先将宝宝抱起来，再交给新妈妈。另外，也可以请新爸爸帮忙在夜间喂奶，让新妈妈能有比较好的睡眠。如果是哺喂母乳，可以事先挤好母乳，让新爸爸将母乳温热再喂宝宝，以保证新妈妈的睡眠。

家人适度赞美、鼓励新妈妈

家人之间、夫妻之间难免因育儿问题而产生争执，这就需要事前的沟通与必要的退让，只有这样才可以避免产生不愉快，也能让养育宝宝变得更为顺利。这里重点要说的是，家人不要总是否定新妈妈的做法。很多新妈妈毕竟没有做妈妈的经验，有些失误是难免的，家人要对新妈妈的辛苦和付出多加赞美和鼓励，随着宝宝的慢慢长大，新妈妈肯定会越做越好的，家人不要挑剔，影响新妈妈的心情。

照顾好自己

照顾好宝宝需要新妈妈付出很大的体力和精力，所以新妈妈容易觉得疲惫，甚至会有失去自我的失落心理。所以新妈妈在照顾宝宝的同时，也要照顾好自己，只有这样，才能做个坚强乐观、快乐阳光的好妈妈。

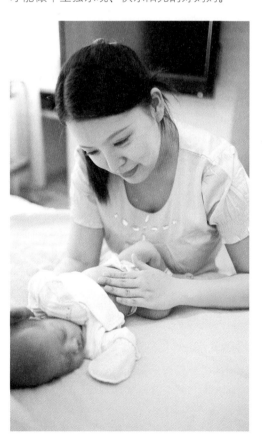

产后乳房肿胀的处理

在产后的 3~5 天内，新妈妈因为血液循环增加，乳房变得丰满起来，会出现肿胀的感觉，有时会有些轻微的胀痛和发热，这大多是乳房开始分泌成熟乳的标志。但也有的新妈妈在产后会出现异常的乳房肿胀现象，双乳坚硬得有如石头一般，胀痛甚至往腋下延伸，导致双臂因为疼痛而举不起来。乳房太过肿胀时会导致乳晕被撑平，进而造成宝宝的含乳困难，若是宝宝仅含住乳头拉扯摩擦，容易造成新妈妈乳头的受伤与疼痛。因此，为了新妈妈的乳房健康，也为了宝宝能顺利地吸吮乳汁，对于产后乳房肿胀，特别是问题比较严重的新妈妈应该采取一些措施进行缓解和治疗。

及早开始哺乳

频繁的哺乳，是缓解乳房肿胀最好的方法。新妈妈产后与宝宝 24 小时同室，有助于随时观察宝宝想要吃奶的征兆，顺着宝宝的需求，每 1~3 小时进行 1 次哺乳，1 天哺喂至少 8~12 次。哺喂时，确定宝宝的含乳姿势是正确的，并且有吸出奶水的吸吮动作。由于初乳比较黏稠，新妈妈可以在宝宝吸吮乳房时，同时适度地按压乳房，由乳房周边往乳头方向按压，帮助乳汁流出以减轻乳房的肿胀。尽量让宝宝吸吮一边的乳房直到松软，再试着哺喂另一边的乳房。

冷敷乳房

如果新妈妈感觉乳房坚硬而且肿胀，可以将一大塑料袋容量的冰（冰可以是块状的或者碎渣状的），包裹在一条薄婴儿浴巾内，再将包裹好的冰袋敷在肿胀的乳房上，切忌冰不要直接敷在皮肤表面。新妈妈在冰敷 15~20 分钟后，一般肿胀就能得到明显的缓解。冰袋可以放回冷冻箱再次使用，在肿胀现象消失之前，需要重复进行冷疗法。

热疗乳房

热疗乳房对放松紧绷且肿胀的乳房也十分有效。热疗法的最佳方式就是新妈妈冲个热水澡，让热水浸湿乳房。淋浴水的温度必须够高，这样才会散发蒸汽。但是注意不要灼伤敏感的乳房或乳头组织。新妈妈还可以试着将毛巾用热水浸湿，然后分别包裹 2 只已经浸湿的乳房，待热度散发后拿下毛巾。重复这个方法，直至乳房不再肿胀。

按摩乳房

新妈妈将双手的 2~4 指放在乳晕靠近乳头基部的位置，施力往胸壁方向下压；以相同的方式，顺着乳头绕一圈操作。

排出乳汁

频繁地排出乳汁是解决乳房肿胀最关键的一步。经常用母乳给宝宝喂奶可以防止乳房过度肿胀；另外如果乳房过于肿胀，也可以使用吸奶器等把乳汁吸出来，下次喂给宝宝，或弃掉。排出乳汁可以减缓新妈妈乳房的肿胀感，从而保证宝宝的奶水供给。

使用乳头罩

对于乳房肿胀、乳晕被撑平的新妈妈，宝宝吸吮乳房存在困难，新妈妈戴乳头罩可以帮助宝宝重新吸住乳头，并有效地吸取乳汁。等到乳房不再肿胀，新妈妈就可以停止使用乳头罩。

预防产后风湿，健康坐月子

有的新妈妈月子里感觉手指、脚趾关节肿胀、疼痛，又怕风怕凉，这很有可能是患了产后风湿。很多新妈妈之所以会在月子里患上这种病，很可能与孕期不注意保暖、产后频繁接触冷水等因素有关。对于产后风湿，预防更为关键，新妈妈只要在分娩后做好保暖、月子里注意饮食起居，一般可以远离产后风湿。

产后风湿的症状

新妈妈情绪急躁、易上火、多忧郁，不思饮食，形体消瘦，筋骨失养，腰膝酸软；气血不足、不畅；长期肢体关节疼痛，手接触冷水时疼痛更为明显。

易得产后风湿的因素

门窗不严，使新妈妈受风着凉。

卧室阴暗潮湿。

新妈妈分娩后，未及时去汗，同时又没有及时保暖，从而使风寒等乘虚而入。

新妈妈得不到充分的休息而过度操劳。

新妈妈产后子宫受伤、出血过多，导致血脉空虚、元气大伤等，致使外邪乘虚而入，使新妈妈的肌肉和关节疼痛、酸困、沉重、怕风怕冷，导致产后风湿。

产后风湿的预防

• 注意保暖

无论是顺产还是剖宫产，新妈妈生完宝宝后流汗都比较多，所以一定要做好保暖准备，不要受风着凉，切忌被风直吹。

• 充分休息

新妈妈分娩时消耗了很多体力，所以分娩后最好卧床休息 24 小时，保证产后充足的睡眠，第 2 天再下床活动。

注意营养。新妈妈在产后不但要吃得有营养，还要合理搭配、营养均衡。

• 保持良好情绪

新妈妈在月子里要保持心平气和、情绪稳定，不要生气，也不要着急，要轻松愉快地度过月子里的每一天。

• 保护关节

新妈妈在月子里要保护好关节，产后 2~3 周内不要过度活动关节，在平时活动的时候，要避免用力过大。禁止从事体力劳动，以防伤着关节。

• 禁止性生活

新妈妈在月子里，要绝对禁止性生活。

产后风湿对新妈妈的伤害比较大，所以在月子期一定要对新妈妈精心照顾，防风防寒，避免遭受风寒潮湿的侵袭。当发现新妈妈患了产后风湿疾病后，一定要及早治疗，以免导致病情更加严重。同时，新妈妈和家人也应该多了解一些产后风湿的常识，选择专业的医院治疗，切忌盲目用药。

小贴士

产后风湿是风湿病的一种，如果新妈妈确诊是产后风湿，就要把握治疗时机，及早治疗。

CHAPTER 3

精心看顾，
安度月子期

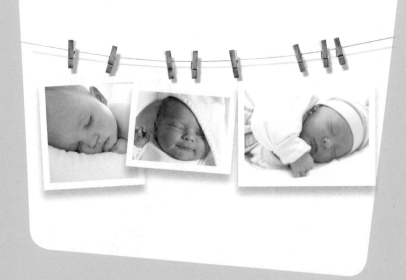

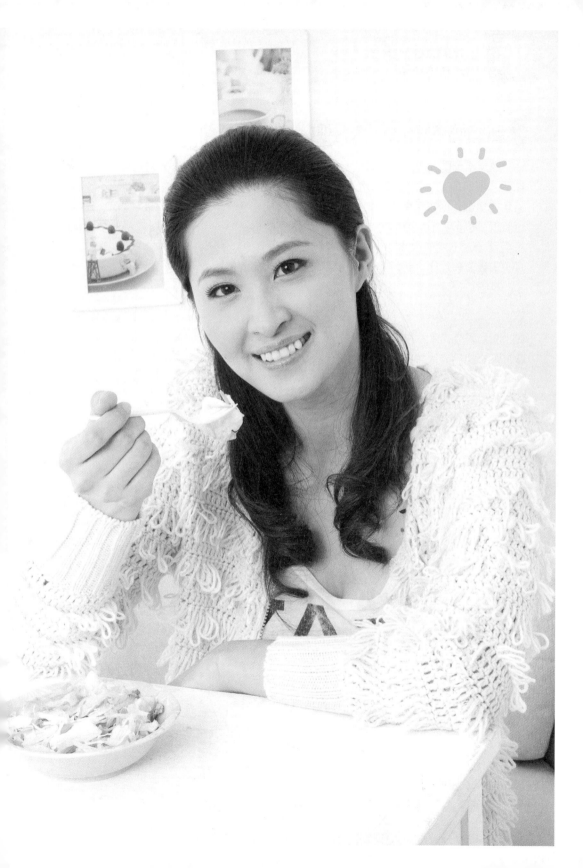

新妈妈衣食住行大原则

在老年人的观念里，新妈妈坐月子的讲究特别多，不能洗头、不能刷牙、不能开门窗、穿得越厚越好，等等。我们现在知道，这些观点都不太科学。当然，传统的坐月子法也有很多值得我们学习和借鉴的地方，比如新妈妈坐月子里不能着风、不能碰冷水等。综合传统的、当前的新妈妈坐月子的经验和规律，新妈妈在月子里的衣食住行要遵循以下大的原则：

衣

新妈妈穿衣要讲究宽松、透气、舒服、保暖，质地要柔软，最好是棉质的，因为棉质衣服能吸汗，以免新妈妈出汗太多而着凉感冒。

食

新妈妈饮食的第一要点就是膳食平衡、营养丰富，而口味上应该以清淡、易消化为主。新妈妈平时要多喝水以补充水分，少吃油腻和生冷的食物，以免伤肠胃。新妈妈食物的进补要适可而止，营养进补绝不是多多益善，像桂圆、阿胶、枸杞子等食物，虽然营养价值高，但并不是每个新妈妈都适合食用。月子里，新妈妈不能盲目地吃，饮食要科学。

住

新妈妈的居室要宽敞、向阳、通风、透气、安静，温度、湿度不要太高，也不要太低。新妈妈和宝宝的作息要规律。

行

新妈妈可以适当地做些锻炼和运动，也可以到户外散散步，做做柔和的健身操和提肛运动等，但少去人流密集的地方，这些地方容易传播细菌和感冒病毒，对月子里体质比较虚弱的妈妈不利。

总的来说，新妈妈的月子生活要以舒适、保暖为原则，对于老人的一些关于坐月子的传统观念，只要不是原则性的，新妈妈就不必较真，既要体谅老人的苦心，又要保持自己月子里的好心情。

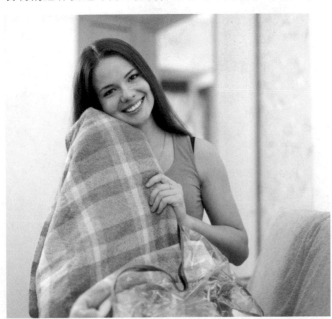

新妈妈月子里的必备品

新妈妈的月子坐得好不好，直接关系到新妈妈以后是否会留下月子病，新妈妈坐月子的质量和产后恢复情况密切相关。所以为了以后身体的健康，新妈妈要细心度过月子期，其中有些物品是新妈妈月子里不可缺少的。

哺乳内衣

新妈妈在哺乳期间，应该选用专门的哺乳内衣。在选择内衣的时候，要选择能把整个乳房都托住的全罩杯式纯棉针织内衣，穿全罩杯式内衣可以给乳房有力的支撑，避免哺乳后的乳房下垂。另外，要选前面开扣的，或是罩杯可以打开的内衣，穿这种类型的内衣，新妈妈在给宝宝哺乳时不用来回地穿脱，既方便保暖又干净简洁。

防溢乳垫

防溢乳垫是新妈妈哺乳期间为控制渗乳必不可少的用品。新妈妈在选择防溢乳垫时，要选择吸水力强、柔软性能高的，预防碰到"奶崩"的情况。另外，新妈妈最好选择一次性的防溢乳垫，不要选择那种重复使用的。

重复使用的防溢乳垫不仅吸水性很差、很难起到防溢的作用，而且因为乳汁具有丰富的营养，溢出后时间长了容易滋生细菌，这些细菌会附在乳垫上面，新妈妈再次使用时，容易造成乳房的感染并传染给宝宝。

温暖的帽子

新妈妈在月子期间应该有一顶帮助头部保暖的帽子，因为新妈妈生完宝宝后身体虚弱，容易受寒邪入侵而引起月子病。特别是新妈妈的头部，一定要注意保暖，不能受风吹，否则就会落下产后偏头痛的毛病。

舒服、保暖的鞋

新妈妈穿鞋也有很多讲究，大体来说，新妈妈选鞋的标准有4条：一、包住脚后跟，不透风，因为新妈妈需要注意保暖；二、柔软，新妈妈体质虚弱，所以不能穿硬的鞋子；三、跟脚，新妈妈的鞋子要完全随着脚走；四、吸汗，新妈妈在月子期间经常出虚汗，所以选的鞋子一定要有非常好的吸汗功能，不然汗水滞留在新妈妈的皮肤表面，很容易使新妈妈着凉。

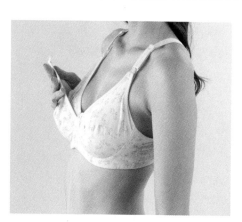

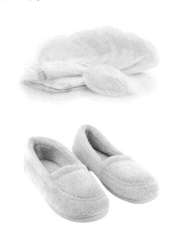

月子期间预防感冒有妙招

新妈妈的抵抗力较低，容易受到呼吸道病毒的侵害而患感冒。引起感冒的病毒可能原本就存在于人的呼吸道，在抵抗力下降的时候大量繁殖而致病；也可能因感染了外界的病毒而致病。因此，对于月子里新妈妈的感冒，预防为根本。

保湿、通风

新妈妈的卧室温度最好保持在 20~24℃，但在保温的同时也要注意通风，每天应开窗通风 2~3 次，每次 20~30 分钟。空气干燥的时候，可以在房间里放一个加湿器或者一盆水，同样能起到预防感冒的作用。

小贴士

通风时应先将新妈妈和宝宝暂移到其他房间，避免对流风直吹而着凉。

增强身体的抵抗力

新妈妈只有增强体质和抵抗力，才能很好地对抗感冒，这就需要新妈妈充分休息、补充营养、适当进行体育锻炼。

勤洗衣裤被褥

新妈妈出汗比较多，衣裤、被褥常被汗水浸湿，容易使病菌繁殖生长。因此，新妈妈的衣裤和被褥必须勤换勤晒，这样不仅能保持清洁，而且还能借助阳光中的紫外线杀死病菌，预防感冒。

减少外界病毒的传入

如果家中有人患了感冒，应立即采取隔离措施；在月子里应该尽量减少亲戚朋友的探视，以减少交叉感染；少去人较多的地方，比如夏夜小区里大家一起乘凉、聊天的地方。

脚部保暖

如果新妈妈脚部受凉，会反射性地引起鼻黏膜血管收缩，使其容易受到感冒病毒的侵扰。新妈妈要注意脚部的保暖，最好能时刻穿上袜子。

多消毒

房间里应及时用食醋熏蒸法进行空气消毒。以食醋 5~10 毫升每立方米的比例，加水将食醋稀释 2~3 倍，关紧门窗，加热使食醋在空气中逐渐蒸发掉，有消毒防病的作用。

经常搓手

人的手上有很多经络和穴位，经常搓手能促进手部的血液循环，从而疏通经络，增强免疫力。

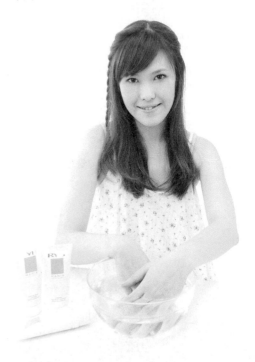

新妈妈刷牙有讲究

在我国的传统观念里，新妈妈坐月子不能刷牙，因为新妈妈刚生完宝宝，月子里怕凉，其实这是不科学的。新妈妈分娩后，既要恢复自己的身体健康，又要照顾宝宝及哺乳，所以依然需要很多营养，需要吃很多食物。新妈妈摄入的食物多了，食物残渣留在牙缝里和口腔内的机会就会加大，如果新妈妈不及时刷牙漱口，患上牙齿或口腔疾病的概率就会大大地增加。如果新妈妈患上了口腔疾病，就有可能通过乳汁或亲吻传染给宝宝。因此，新妈妈产后刷牙应该和以前一样，是不可缺少的。

按时刷牙

新妈妈在产后也要像以前一样早晚刷牙。在牙刷的选择上，新妈妈最好选用有三排毛的牙刷，刷头要小，刷毛要柔软，这样才不会伤害到牙龈。牙膏要选择刺激性小的普通牙膏。刷牙水要用温水，切勿用冷水。新妈妈刷牙时动作要温和，应该使用竖刷法，牙齿里外都要刷到。新妈妈产后3天内也可以

先不用牙刷刷牙，而用手指刷牙。新妈妈可以将右手的食指缠上干净的纱布，将牙膏挤在上面，然后像牙刷一样来回上下揩拭。用手指刷牙，首先可以保护刚刚分娩后新妈妈的牙齿，而且能够活血通络，使牙齿更加牢固，还能有效预防牙龈出血、牙齿松动等疾病，所以对于产后3天内的新妈妈十分适合。

及时漱口

新妈妈除了早晚刷牙，平时吃了水果、点心、坚果，喝了饮料、甜汤等之后，还应该及时漱口。新妈妈漱口可以含水漱、含药液漱、含盐水漱。含水漱，即新妈妈用温水反复漱口，以清除食物残渣；含药液漱，就是将中草药用水煎后，用药液漱口，这种漱口是针对新妈妈不同的口腔疾病的，新妈妈可以告诉医生自己的口腔问题，在医生的指导下购买使用。新妈妈还可以将3克左右的盐放入口中，用温水含着，等盐慢慢融化后反复漱口冲洗牙齿，这样可以防止牙齿松动。

产后"第1次"，新爸妈须知

十月怀胎，新妈妈的生理状况发生了极大的变化，包括体重增加、脂肪增多、乳房及子宫变大、骨盆腔变得充血等，产后必须等上一段时间才会恢复。因此，忍耐了很久的新爸爸还需要再耐心一些。一般情况下，新妈妈在产后6~8周，身体上因孕产发生的变化基本恢复原状，这是新爸妈恢复性生活的最佳时机。

新爸妈的性生活虽然恢复了，但有时不怎么顺利，这让很多新爸爸困惑苦恼，其实这是有原因的。新妈妈身体虽然恢复了，但毕竟经历了分娩，生理和心理都与孕前有所不同。在对待性生活上，影响新妈妈的因素大致有生理和心理两个方面：在生理上，新妈妈会担心伤口感染，怕伤口（会阴切开部位等）痛、受伤，经过生产的阴道产后第

一次性交不舒服；在心理上，新妈妈可能害怕再次怀孕，或者腹部松弛不想让新爸爸看到，或者心里想着宝宝，等等。

因此，想要恢复到以前的幸福状态，夫妻双方在心理、生理方面需有充足的准备，所有可能引起焦虑的因素，都要事先好好沟通，新爸妈必须互相了解、互相体谅，家庭才能更和谐、更幸福。

产后"第1次"注意事项

新爸爸与新妈妈亲热时，可以多施爱抚行为，不可动作过猛，要保护新妈妈刚刚恢复的阴道。

新爸爸要注意保护新妈妈的乳房。这时新妈妈的乳房经常充盈大量奶水，如果受压，会导致乳房疾病，给新妈妈和宝宝造成痛苦。

某些新妈妈的卵巢在产后20天左右就可恢复排卵功能，1个月左右就可能来月经。所以新妈妈产后一旦恢复了性生活，就应及时采取避孕措施。

新爸妈每次过性生活的时间不宜太长，以免新妈妈消耗过多精力，影响新妈妈的休息。

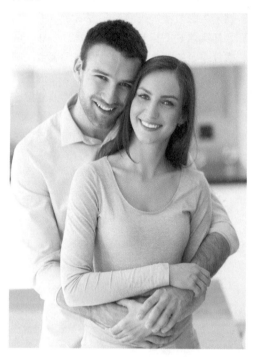

产后不要太早穿高跟鞋

怀孕时，为了保护腹中宝宝，新妈妈都会脱下高跟鞋，换上平底鞋。到了产后，感觉一身轻，爱美的新妈妈就会不由得又穿起高跟鞋。产后3周，新妈妈的激素会恢复到一个正常的水平，但是这并不代表人体的韧带也恢复到了产前的正常水平。通常韧带完全修复到正常水平，根据新妈妈个体的差异，至少要3个月到1年的时间。因此，产后，短则3个月，长则1年内，新妈妈足部、骨盆及腰部的韧带处于一种相对松弛的状态，

为了健康考虑，最好少穿高跟鞋。如果新妈妈实在想穿高跟鞋，或有些场合应该穿高跟鞋，要注意以下问题：

穿高跟鞋每天不超过2小时

新妈妈穿高跟鞋，不能像孕前那样整天穿着。如果每天穿高跟鞋超过2小时，新妈妈会觉得疲惫，对新妈妈的韧带恢复和脚踝健康都不利。

要挑选稳定的高跟鞋

新妈妈选择高跟鞋，要遵循4个原则：足弓处要接触良好；鞋面不能外斜；鞋跟应该足够坚固并且不能内偏；鞋跟从4厘米高开始，适应后再考虑鞋跟高6厘米的鞋，逐步过渡到真正的高跟鞋。

穿高跟鞋走路要平稳

新妈妈切忌穿着高跟鞋奔跑，即使再着急也要平稳地走。因为新妈妈穿高跟鞋后，身体感觉与肌肉反射会变得迟钝。另外，穿上高跟鞋，重心上升，加上韧带松弛，腰、骨盆、足的关节相对不稳，很容易造成急性的腰、骨盆、踝扭伤或劳损。

时尚、爱美的新妈妈生完宝宝后，想恢复美丽、恢复形象，所以想穿上心爱的高跟鞋，这在情理之中。但为了长久的健康，新妈妈还是应该忍耐一下，尽量少穿，能不穿就不穿，为脚部完全康复以后放心穿高跟鞋打好基础。

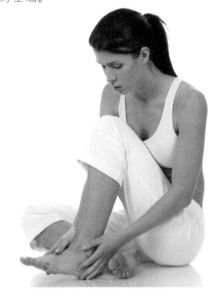

春季坐月子注意事项

春季，万物复苏，气候逐渐变得温和起来。可春季的风比较寒冷，气候也比较干燥，所以新妈妈在春季坐月子，要注意以下事项：

注意春季保暖

春寒料峭，春风有时也刺骨，尤其是北方天气还没有转暖，却停止了供暖，让人觉得室内比冬季还冷。对于体质虚寒的新妈妈来说，在这个季节坐月子，保暖很重要，千万不能着凉。

不吃燥热、辛辣、油腻食品

春季好多蔬菜都陆续成熟了，新妈妈可以适当吃些新鲜的蔬菜。尽管补养很重要，分娩后最初几天还是应该吃些清淡、易消化、营养丰富的食物为好，不要吃燥热、辛辣、油腻这类会加重内热、增加肠胃负担的食品，特别是在比较干燥的春季坐月子的新妈妈，更应该避开这些食物。

适温洗澡

春季坐月子的新妈妈可以在产后3天洗浴，室温在20~22℃，浴水温度在37℃左右。浴室不要太封闭，不能让新妈妈大汗淋漓，以免头晕、恶心。但春季风沙较大，尤其在北方春季的风很大，新妈妈洗浴时一定不要开窗户，以免受风寒。

预防传染病

春季是传染病的好发季节，新妈妈要注意休息，避免过多接触外来人员。同时也要注意餐具、衣着等的清洁卫生，避免细菌传播。

多饮水、多喝汤

春季空气比较干燥，尤其是北方，室内外湿度比较小，新妈妈要注意多饮水。母乳喂养的新妈妈更应保证充足的水分，这样不仅可以补充由于空气干燥过多丢失的水分，还可以增加乳汁的分泌。

衣着要适宜

春季新妈妈穿衣也要注意，虽然气温回升了，但还是不稳定，忽冷忽热，早晚比较冷，新妈妈要注意适宜穿衣，早晚注意增减衣服。

保持空气流通

居室应该定时开门窗，让春天的新鲜空气进入房间，让新妈妈和宝宝呼吸到新鲜的空气。室内湿度在 60% 左右、温度在 20℃ 左右比较合适。

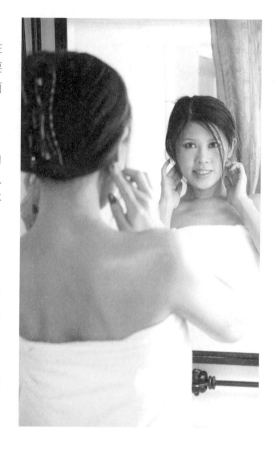

夏季坐月子注意事项

新妈妈在夏季坐月子，最大的问题就是出汗，一方面是因为气温高，另一方面也是由自己的新陈代谢造成的。新妈妈一觉醒来，总觉得满身大汗，因此对于夏季坐月子的新妈妈来说，清爽、凉快地度过月子期就是最重要的事。具体来说，新妈妈在夏季坐月子，注意以下事项，可以安度这个阶段。

衣着要宽松

新妈妈应穿宽松的长袖衣和长裤，最好再穿上一双薄袜子，在保持身体凉快的同时，也要预防受凉。

洗澡时要防风、防凉

夏天坐月子的新妈妈，不洗澡是不大可能的。但洗澡时，一定要防风防凉，洗完后立即把身体擦干，穿好衣服后再走出浴室。

勤于护理私处

新妈妈的会阴部分泌物较多，因天气炎热，

又会出很多的汗，因此新妈妈每天应用温开水或浓度为1:5000的高锰酸钾溶液清洗外阴部，勤换会阴垫并保持会阴部清洁和干燥。

乳房护理

因为夏天容易出汗，新妈妈应该经常用温水清洗乳房，这样可以避免滋生细菌，一方面防止了乳房疾病，另一方面也保护了宝宝。

保证吃好、休息好

分娩会使新妈妈极度劳累，加上夏天炎热，新妈妈身体更是疲累。因此新妈妈最重要的事就是有良好的睡眠，只有充足的睡眠才能保证新妈妈的好精力。另外，饮食也是缓解新妈妈疲劳、增强新妈妈体质的重要途径，新妈妈在睡足之后，应吃些营养高且易消化的食物，同时要多喝水。高营养、高热量、易消化的食物，会使新妈妈的身体迅速恢复及保证奶量充足。

居室要舒适

老一辈人认为，坐月子要将门窗紧闭，不论何时新妈妈都要盖厚被，这是十分危险的，尤其是在夏季，新妈妈极易因此而中暑。

居室内应该经常通风，让空气保持流通。室内温度不要太高，也不要太低，或者忽高忽低。如果室内温度过高，新妈妈可以适当使用空调，但应注意空调的风不可以直接吹到新妈妈。

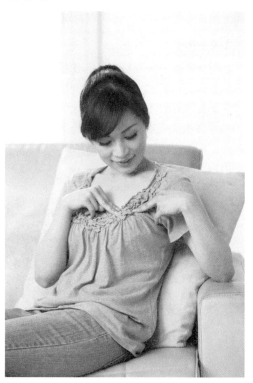

秋季坐月子注意事项

新妈妈在秋季坐月子的第一大好处就是气候适宜，秋天不冷不热，非常适合新妈妈在家休养。可秋季有时非常炎热，有"秋老虎"之说，有时又不仅燥而且凉，在这样的季节里坐月子，除了和春、夏季一样新妈妈应该吃好、睡好外，新妈妈还需要注意以下事项：

洗头洗澡照常

秋季坐月子切忌又捂着又不洗澡，这一方面不利于个人卫生和伤口恢复，另一方面，在气温很高的时候，新妈妈不洗澡不洗头很容易发生产后中暑。

及时更换衣服

由于秋天温差较大，新妈妈应该注意及时更换衣服，中午较热的时候可以适当少穿，但仍应穿长裤和较薄的衣衫，穿布袜和平底布鞋。新妈妈产褥期本来褥汗就多，不要再特意加衣服，以免大量出汗，反而容易感冒。秋天风多，新妈妈一旦要到室外去，一定要戴顶薄帽，以免受风感冒。

滋补要适宜

秋天不像夏天那么炎热，正是滋补的季节，但也并非补得越多越好，应该按照"需啥补啥"的原则，针对自己身体的薄弱处进补，不要盲目进补大量营养补品。这不仅对新妈妈的体质恢复无益，甚至还会给肠胃增加极大的负担，影响新妈妈的消化功能和体内平衡，得不偿失。

注意室内温度和湿度

秋天白天气温较高，室内的温度也会上升，如果温度在 25~26℃，可不必开空调，要注意保持室内空气清新。如果气温高于 28℃，就应当轻微开窗通风或短时间的开空调以使室温合适。另外室内的湿度也要适合秋季的气候特点，室内适宜的湿度不仅可以使新妈妈舒适，对于宝宝更是重要，宝宝皮肤娇嫩，干燥的空气会对他造成伤害。

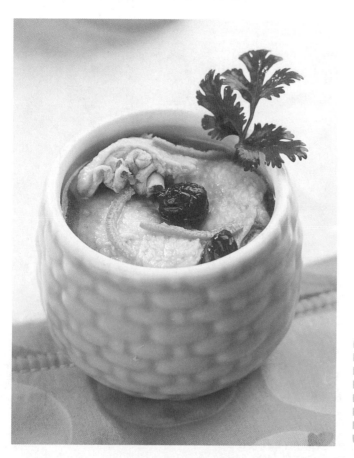

小贴士

秋天是干燥的季节，而且灰尘较多，这时可以在新妈妈的居室内安置加湿器，加湿的同时也能够净化空气。

冬季坐月子注意事项

新妈妈冬季坐月子，首要的问题是保暖，新妈妈身体温暖，心里才会觉得温暖，月子才能过得安心，也能为新妈妈以后的强身健体奠定基础。具体来说，新妈妈冬季坐月子要注意以下这些问题：

洗热水澡

新妈妈产后皮肤油脂分泌旺盛，多汗，洗热水澡首先可以保持身体的清洁卫生，减少发病。其次还能促进新妈妈血液循环，让身体暖和起来，解除分娩疲劳，舒缓精神。但要注意的是不要盆浴，淋浴时间也不宜过长，5~10分钟即可。

注意穿衣保暖

冬季坐月子的新妈妈，可以穿一些比较宽松的、纯棉的、便于解开的衣服，尽量不要穿套头衣服。新妈妈要特别注意腿、脚的保暖，如果下肢保暖做得好，全身都会觉得暖和。脚上，新妈妈要穿上棉质的袜子，选择厚底软鞋。

可以适当温补

新妈妈进补一般以补气补血为主，来保暖身体、收缩子宫。在冬季，新妈妈适合温补，温补食物可促进血液循环，达到气血双补的目的，而且筋骨较不易扭伤，腰背也不会酸痛。新妈妈一定要避免吃生冷的食物、冰品或喝冷饮。

切忌冷水

新妈妈忌寒凉，冬季坐月子的新妈妈更应该注意这一问题。在日常生活中，自己的手脚不要接触冷水，以免引起腹痛及日后月经不调、身痛等。

居室环境温湿度要适宜

新妈妈和宝宝的居室一定要空气清新，注意定时通风换气。

温度要适中，以20~25℃为宜，太冷易使新妈妈、宝宝患上感冒，甚至肺炎。新妈妈和宝宝最好住南面的房间，能够享受到充足的阳光，这会让新妈妈感到心情舒畅，并有利于观察宝宝的一些变化。

房间相对湿度以55%~65%为宜，湿度太低，空气干燥，可使鼻黏膜受损、咽部发干。而湿度太高，新妈妈和宝宝的皮肤不能排汗，会发冷，感到气闷不畅，且易产生细菌。新妈妈和宝宝都处于身体虚弱时期，抵抗力差，经不起细菌的侵蚀，极易得病，所以湿度一定要适宜。

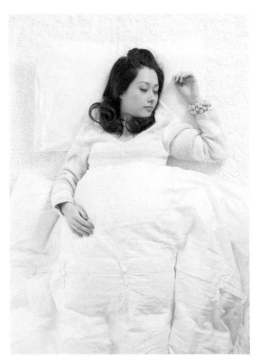

产后调理，对症下药

每个新妈妈都面临产后恢复的问题，新妈妈的具体身体情况不同，恢复身心的方法就存在差异，新妈妈不能盲目效仿别人的成功经验，而应该仔细辨别自己属于哪种体质，自己的产后身体属于哪种情况，再对症下药，给予科学合理的产后护理。

新妈妈体质属性类型

• 热性体质

属于此体质的新妈妈面红目赤，怕热，四肢或手足心热，口干或口苦，大便干硬或便秘，痰涕黄稠，尿量少、色黄赤、味臭，舌苔黄或干，舌质红赤，易口破，皮肤易长痘疮或得痔疮等症。

• 寒性体质

寒性体质的新妈妈面色苍白，怕冷或四肢冰冷，口淡不渴，大便稀软，频尿量多色淡，痰涎清，涕清稀，舌苔白，易感冒。

• 中性体质

属此体质的新妈妈不热不寒，不特别口干，无特殊常发作之疾病。

新妈妈体质情况类型及调理应对

• 血液循环不良型

表现：新妈妈在经期前会出现小腹胀，一到经期就会便秘，经血颜色暗沉、黏稠，经血量多，经期会达 7 天以上。

应对措施：新妈妈在产后 1 个月左右应该开始增加活动量，多走动一些，避免长时间坐着。要有意识地练习呼吸运动，并配合提肛动作，促进骨盆的血液循环。

生活小贴士：秋冬注意保暖，特别是腰腹部和手脚等部位。少穿紧身裤，穿有弹性的裤子。睡前用温热水泡脚。不要接触凉水。揉揉小腹，搓搓耳朵，以促进全身血液循环。

• 怕冷遇寒型

表现：新妈妈平时一到经期，腹部就有受寒的感觉，经痛严重，受寒感会更严重，但保暖后会觉得舒服一些。经期通常都推迟，常会持续 7 天以上，经血暗红色，会夹杂像猪肝色般的血块流出。特别怕冷。

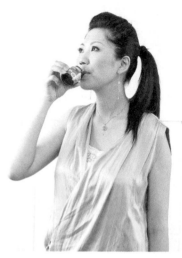

应对措施：新妈妈产后 1 个月就可以进行有氧运动了，比如快走、慢跑、做操、练瑜伽等，能起到缓慢温和热身的作用，同时提高血液携带氧气的能力，提高自身抗寒力。

生活小贴士：可以盆浴或泡脚来驱寒气。在秋冬季节可以睡前用暖水袋暖腰腹，增加温热的效果。做好日常保暖，可以穿厚内衣或厚袜。

• 体质虚弱型

表现：新妈妈经期前脚会水肿，且易疲劳，腰酸背痛。食欲不佳，容易感冒或拉肚子。经血浅红色，有时量多有时量少，呈两极化，经期短。若是并发贫血，月经就容易推迟。新陈代谢差，水肿严重。

应对措施：新妈妈产后 1 个月可以开始进行有氧运动，比如慢跑等，可以逐渐增加运动量，如果感到疲劳适当减量，不要做剧烈运动。

生活小贴士：睡前可以用干毛巾擦全身，尤其是手足、四肢、腹部，这样能够提高免疫力，促进血液循环，增加新陈代谢。晨起和睡前新妈妈可以练习深呼吸和叩齿运动，以强化肾脏功能。

• 产后贫血型

表现：新妈妈容易头晕，精神不集中，总是健忘。经期腹部不舒服，还会腰酸背痛，并发各种不适。经血为粉红色或浅红色，很稀，经期很短。月经推迟的现象很严重。

应对策略：新妈妈产后适宜采用散步、做操等运动量小的运动，恢复身体、增强体质。

生活小贴士：每晚应在 10 点以前上床，若是睡不着可以喝杯热牛奶。平常不要用眼或用脑过度，睡眠要充足，日常饮食要注意补血。要改正以往的不良饮食习惯，如偏食、挑食等，注意均衡摄取营养。

• 压力过大型

表现：经期前情绪焦虑不安，容易发脾气，贪食与厌食不停地循环，老是排气或打嗝，容易长痘痘，不是便秘就是拉肚子。在经期前会腹胀或腹痛，但月经一来这些症状就会消失。经血是一般的红色，持续 4~5 天，不太规律。

应对措施：新妈妈产后 1 个月应该适当增加运动的量和力度，同时加上柔韧性的练习，如瑜伽等，最好配合平静而愉快的曲调，更能舒展身心。

生活小贴士：多听些轻音乐，找亲友聊聊天，房间里多放些绿色植物，这些方式都可以缓解新妈妈生活的压力。

对自己到底属于哪种体质属性，身心存在哪种情况，新妈妈要心里有数，对症下药，这样新妈妈的产后调理才会更有效。

▶ 产后第1次例假前后的护理

新妈妈分娩后，卵巢功能的恢复需要一个过程。因新妈妈体质不同，卵巢恢复、例假复潮的时间各有不同，而且例假复潮后，前几次不论在量或者周期规律上一般会和生产前有所不同。总体来说，大约需要两三个例假周期，新妈妈的生理周期才会慢慢恢复到和孕前一样的情况。从新妈妈未来第 1 次例假，到例假复潮，再到恢复到孕前状况，大致需要几个月的时间，在这段时间里，新妈妈要调整好自己的身体、精神状态，让自己的"月事"规律起来，让自己的身体更健康。

产后第1次例假复潮时间

产后第 1 次例假什么时候会来，每个新妈妈的情况不一样，并没有一个非常明确的时间。一般来说，这个时间与新妈妈的年龄、是否哺乳、哺乳时间的长短、卵巢功能的恢复等情况有关。总体来说，没有哺乳的新妈妈会比哺乳的新妈妈较早恢复正常的例假。没有哺乳的新妈妈，一般在产后 3 个月内，例假会来报到，但也有少数新妈妈在产后 4 个月之后才恢复例假。母乳喂哺的新妈妈，例假和排卵的恢复一般会晚一些，在产后 4~6 个月。但是每个人的差异性很大：有些新妈妈在哺乳期间，例假就一直没有来；

有些新妈妈即使哺乳，在产后第 1 个月例假就按时报到了；也有些哺乳的新妈妈在产后 1 年左右才恢复例假，这些都是正常的现象，新妈妈不必担心。

产后第1次例假的异常情况

• **量少**

有的新妈妈产后第 1 次例假量很少，甚至来一点点就完了。造成产后例假量少的原因有很多，如新妈妈产后大出血、受到强烈刺激和打击、气候突变、哺乳、劳累、受寒、子宫发育不良、患有一些疾病（如贫血、肝病、糖尿病等），以及缺少维生素、内分泌失调等。

• **不规律**

通常新妈妈在产后前几次的例假，生理周期都不是很规律，不过一般几次过后就会恢复正常。但是，如果产后生理周期长期紊乱，就应该咨询妇科医生，因为还可能是由于神经内分泌功能失调、器质性病变或者药物等引起的。

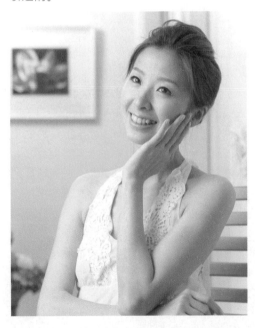

• **量多**

大多数新妈妈的产后第 1 次例假量会比平时稍多，出血时间稍长。其原因可能包括：新妈妈过度劳累、紧张，妇科的器质性病变引起，如子宫肌瘤、子宫息肉等，产后持续无排卵造成卵巢雌激素分泌过多，刺激子宫内膜使其增生，因此脱落时出血量增多。对于第 1 次例假量多的情况，如果以后逐渐恢复正常了，一般不必进行治疗。如果产后第 1 次例假出血量持续增多，出血时间过长（超过 7 天或者产前正常时间），就应该到医院做进一步的检查与治疗。

• **恢复时间迟**

产后例假迟迟不来最常见的原因是新妈妈长期哺乳、卵巢和内分泌功能恢复慢、产后大出血所致的席汉氏综合征等。另外，如果新妈妈产后长时间例假没有复潮，要警惕再次怀孕的可能。

产后第1次例假前后的身心护理

首先，新妈妈要保持心情愉快，避免过度劳累，要防止情绪波动，注意休息，避免心情抑郁、沮丧、紧张。

其次，在卫生方面，新妈妈要勤换卫生巾，用温水清洗阴部，洗澡最好选择淋浴，要保持外阴、内裤及卫生用品的清洁。

再次，新妈妈要保证营养，注意荤素搭配，防止缺铁。在日常饮食中要多食用一些鱼、瘦肉、动物肝、血等蛋白质丰富、含铁量多、容易被人体吸收的食物。不要吃酸辣刺激性的食品，不要饮酒、喝咖啡。

最后，新妈妈要做些适当的身体锻炼，增强体质，使盆腔器官能够更快更好地恢复原来的功能。

新妈妈尽快入睡小妙招

月子期的新妈妈，身体处于恢复中，又要日夜照顾宝宝，所以身体十分劳累，急需要高质量的睡眠。但新妈妈躺下后，往往又睡不着，怎样才能让新妈妈尽快入睡呢？这里给新妈妈提供一些小妙招。

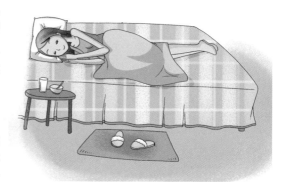

把手里的事情放下来

很多新妈妈都有一个习惯，爱把手边的事情都做好了，再坐下或躺下休息。其实事情是做不完的，而且很多事情不是非做不可的。新妈妈可以把手里的杂事放下来，把什么都不用做的空余时间留给自己，这不仅是给新妈妈空出了休息的时间，更是一种心理暗示，告诉自己可以休息了，全身及大脑放松下来，新妈妈就会产生睡意，躺下来，自然就睡着了。

把室内光线调得暗一点

光线太强烈，会让大脑兴奋而不利于睡眠，把室内的光线调得暗一些，创造一个睡觉的安静的氛围有利于新妈妈入睡。

静静地看几页文字优美的书

安静是能入眠的保证，不仅环境要安静，新妈妈的内心也要安静。躺下来睡不着，看几页文字优美的书，相当于给大脑做了个按摩，慢慢地，新妈妈就会产生睡意。

让家人照顾宝宝

宝宝不会说话，总是用哭闹来表达所有的意思，宝宝总在新妈妈的身边，新妈妈就不容易入睡，所以新妈妈应该把宝宝交给家人，自己在另一个房间好好地睡一觉，养精蓄锐，醒来好照顾宝宝。

睡眠要规律

规律睡眠，才能形成基本固定的生物钟，什么时候该醒，什么时候该睡，都不会很困难。有的新妈妈要么忙于照顾宝宝，很长时间不睡觉，要么有空余时间大睡特睡，这是不科学的，容易让生物钟变得紊乱，不利于睡觉时快速入睡。

适宜锻炼

体育锻炼能够帮助新妈妈更好地入睡，提高睡眠质量。但锻炼也要讲究时间和强度，如果体育锻炼时间与就寝时间太接近，会使新妈妈过于兴奋，身体温度过高，以至于难以入睡。新妈妈应该避免进行强度较大的运动，这对月子期自己的身体不利。新妈妈白天适宜地做一下运动，在睡前两三个小时安静下来，睡觉时能够较快地进入睡眠状态。

新妈妈穿衣有讲究

新妈妈产后最常见的身体现象就是出汗多，尤其是以夜间睡眠和初醒时最为明显，这是一种正常的生理现象，是身体在以出汗的形式排出孕期体内增加的水分。基于这一特点，在整个月子期，新妈妈的穿衣就有很多的讲究，新妈妈必须认真对待。衣服穿对了、穿暖了，才既能显示新妈妈的气质，又能保护新妈妈的身体，让新妈妈舒适而愉快。

• 衣服要宽大舒适

有些新妈妈，害怕产后发胖，体形改变，想用瘦衣服来掩盖发胖的身体，便穿紧身衣、牛仔裤来束胸、束腹，这样的装束非常不利于血液流畅，特别是乳房受挤压易患乳腺炎。所以，新妈妈的衣服应宽大舒适，以能活动自如为好。

• 衣服厚薄要适中

新妈妈衣着要根据四季气温变化相应增减，夏天不宜穿长裤、长袖衣服，也不要包头；即使在冬天，只要屋子不漏风，也不需要包头或戴帽子。如果新妈妈外出则需戴上帽子，但也不需要包得过严。

• 衣服质地要合适

新妈妈衣着应选择麻、毛、棉、丝、羽绒等制品，因为这些纯天然材料柔软舒适，透气性好，吸湿、保暖。

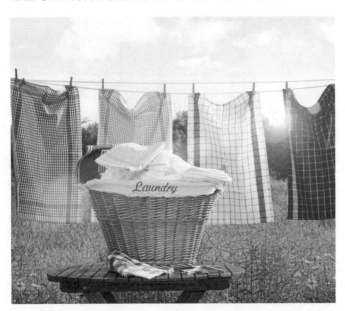

• 根据季节变化增减衣服

新妈妈产后抵抗力有所下降，衣着应根据季节变化注意增减。如果天气较热，就可以少穿一点；如果气温下降，要及时添加衣服。

• 不宜穿戴过多

有的新妈妈不管冷热，不分冬夏，老是多穿多捂，这样身体过多的热量就不能散发出去，结果出汗过多，导致新妈妈全身虚弱无力，盛夏时还会发生产后中暑，出现高热不退、昏迷不醒，甚至危及生命。所以新妈妈穿衣，要根据气候变化，不宜总是穿戴太多。

• 要勤洗勤换衣服

产后多汗，有时不到半天新妈妈的衣裤就已经湿透了，不要怕麻烦，要多准备一些内衣裤和贴身衣物，一旦感觉不舒服马上换上干净的衣服，把换下来的洗干净。

新妈妈产后乳腺管呈开放状，为了避免堵塞乳腺管，影响宝宝的健康，新妈妈选择内衣时应选择全棉透气性好的布料，内裤应选择透气性好的布料。为防止发生感染，新妈妈应避免选用化纤类内衣。

新妈妈不可忽视的生活细节

对于新妈妈来说，月子里很多细节都注意不到，或者根本想不到，但这些细节对新妈妈或宝宝的健康很重要，新妈妈还是应该在日常生活中多留心、多总结。这里有几个生活细节，新妈妈不要忽略。

新妈妈在月子里，不应该卧床不动。新妈妈在分娩 24 小时之后，便应该起床在室内稍微活动，这样可促进恶露的排出，有利于子宫尽快复原，也有利于产后大小便通畅。

新妈妈产后应慎用药物调养，如有需要，可以先咨询一下医生的意见。

新妈妈应注意适当通风，但应避免对流冷风直接吹到自己身上。

产后哺乳期间不来月经，新妈妈不能认为就不会怀孕。

产后一旦开始恢复性生活，就应及时避孕。

产后恶露一般持续 3 周，如果恶露中有血块、出血量增多或有不好闻的气味，排出时间过短或超过 3 周，表明子宫收缩不良或有感染，应该及时看医生。

不要忽视产后检查，这样才能保证新妈妈和宝宝的身体健康。

宝宝在出生 30 分钟内，就应该吃母乳，这样有利于母乳的分泌。更重要的是，这时的乳汁是营养丰富的初乳，其含有宝宝生长发育不可缺少的营养成分和抗病物质，是宝宝的"黄金第 1 餐"。

新妈妈夜间喂奶时，应避免因为光线不足而造成乳房堵住宝宝鼻孔从而导致宝宝呼吸道堵塞等危险。

新妈妈在月子期进补营养时，不要过多摄入高脂肪食物，这类食物既容易影响食欲，还会使身体发胖，影响体形。

新妈妈在月子期，饮用红糖水不可超过 10 天，以防增加血性恶露。鸡蛋不可吃得过多。小米粥不应该太稀薄或只以小米为主食，以免身体缺乏其他营养。

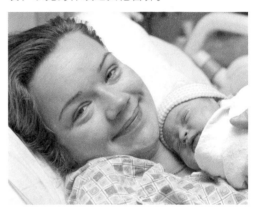

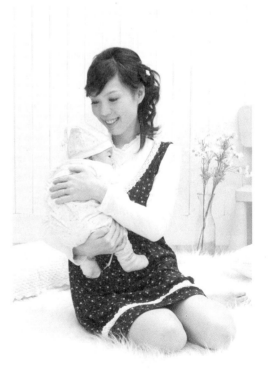

按摩得当，让新妈妈保持好状态

新妈妈月子期，幸福也疲惫，在照顾宝宝的空余时间，给自己的身心做些简单的按摩，会有意想不到的效果，能让新妈妈保持一天的好状态。

身体按摩

• 头部按摩

新妈妈可以把手握成松软的拳，轻敲头部，然后把拳伸开，用手掌轻轻拍击头部。

• 胳膊按摩

新妈妈伸出右手，放松手腕，轻轻用手指抓捏左臂肌肉，慢慢下降到左腕。然后伸出左手，重复同样的动作，抓捏右臂肌肉。

• 腿部按摩

新妈妈左腿略微抬起，用松软的拳敲打大腿、臀部，然后手腕放松，轻轻敲打膝盖至小腿。重复同样的动作，敲打右腿。

• 两脚按摩

用大拇指紧压足弓下面足底正中的位置，5~10 秒钟，两脚互换按压几次。

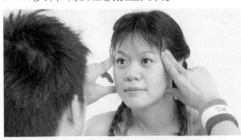
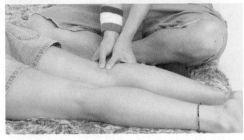

心理按摩

跟新爸爸一起上街，买自己和新爸爸都喜欢的漂亮内衣，做一个漂亮的新妈妈。

让新爸爸每天照顾宝宝，也把自己观察到的宝宝的变化告诉他。

重新做一次宝宝，尽量跟宝宝的生活节奏保持一致，宝宝睡觉的时候，新妈妈也抓紧时间睡觉。

用相机将宝宝每天的样子记录下来，并想象一下宝宝 1 岁的样子、5 岁的样子、7 岁的样子。

每天听一些柔情的音乐，尽量每天晒晒太阳。

给宝宝换尿布、洗澡时，多跟宝宝说话，告诉宝宝自己正在为他做什么，并把自己称为妈妈。

在镜子里多角度地看看自己抱着宝宝的模样，体味做妈妈的快乐。

多休息，缓解疲劳，将家务搁一搁，理直气壮地告诉自己"我是一个新妈妈"。

告诉家人和来访的朋友，在准备宝宝的用品时，不要忘记自己的需要。

把抚育宝宝过程中遇到的困难列个困难表，和新爸爸一起商量解决它们的方法，直到两人满意为止。

针对产后腰痛的按摩法

用一个手掌从上向下推搓腰部 3~5 遍，以皮肤有温热感为宜。

用双手拇指从上向下沿着两侧的腰肌进行按压 3~5 次。

双手握拳，用拇、食指面沿着腰肌从上向下交替叩击，以皮肤有温热感为宜。

双手手掌交替在腰骶部从上向下推摩，以皮肤有温热感为宜。

针对产后缺奶的按摩法

用一个手掌从乳房根部将乳房托起，用另一手大鱼际做向乳头方向推法数次。

用双手在乳头部轻轻做捻法半分钟。

用双手大鱼际从外向乳头方向推摩胁肋及上胸部2~3分钟。

用双手交替在腰部顺时针按摩，以腰部皮肤有温热感为宜。

针对手腕疼痛的按摩法

用一手按摩另侧腕关节2~3分钟。

用拇指点按另侧腕关节痛点，同时另侧腕关节做旋转运动1~2分钟。

双手五指相互交叉，做摇腕运动约2分钟。

用一手拇指按另一手侧腕关节四周，按压2~3次后，再按另一侧腕关节。

针对产后颈肩痛的按摩法

一手放于脑后颈部，用手指从脑后发际往下拿捏到颈根，两手交替反复3~5次。

一手放于胸前，拿对侧肩井穴及肩周围，两手交替2~3分钟。

用一手拇指交换按压颈后部风府至大椎穴3~5分钟。

双手五指交叉，放于颈后部，同时头部做有节律的屈伸动作5~8次。

保护视力，"心灵窗户"更明亮

眼睛是心灵的窗户，眼睛更能体现新妈妈的精神气质和外表美。而对于月子期的新妈妈来说，眼睛容易干涩、发痒、发疼，这说明眼睛缺乏养分，如果长期如此，不仅影响眼睛的生理功能，新妈妈还会失去眼睛的美丽。因此，新妈妈在月子里做好眼睛护理是很重要的。

新妈妈视力问题的类型

· 眼干涩

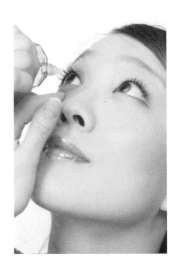

新妈妈生了宝宝后感觉眼睛变得干涩了，还怕强光，特别容易疲劳，视物时间稍长就有头晕、眼花等感觉，这主要是因为新妈妈在妊娠、分娩过程中，体力和精力消耗很大，出现气血两亏、肝肾两虚等现象，个别新妈妈还有产后贫血现象，这些因素造成了新妈妈的眼睛干涩。

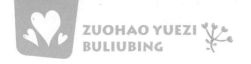

- 近视

有的近视的新妈妈，分娩后近视程度可能会略微加剧。

- 眼花、头疼

新妈妈怀孕晚期，血压升高，有可能会导致眼底毛细血管增生，导致头疼、眼花，有时还会出现眼冒金星的现象，或是感到眼前有小黑点移动的现象。

- 视力模糊

新妈妈分娩时过度用力，造成眼结膜充血，眼睛屈光度改变，从而造成头晕眼花，视力模糊。

新妈妈视力护理细则

新妈妈应该多吃富含维生素 A 的食品，如扁豆、胡萝卜、瘦肉、绿叶蔬菜，这些食物可防止眼角膜干燥、退化，还可以增强眼睛在无光中看物体的能力。

新妈妈应多吃各种水果，特别是柑橘类水果。

新妈妈应该经常闭目养神，充分休息，这样眼睛才不会感到疲劳。

不要长时间看东西，这样会损伤眼睛，特别是不要长时间盯着电脑。一般目视固定物 1 小时左右，就应该闭目休息一会儿，或远眺一下，以缓解眼睛的疲劳，使眼睛的血气通畅。

平时新妈妈不要用脏手揉眼。

新妈妈看书时眼睛与书应该保持一定的距离，不要在光线暗、弱及阳光直照下看书。

吹空调时间不要过长。

避免座位上有风吹过。可以在座位附近放置茶水，以增加周边的湿度。

新妈妈要多喝水，对减轻眼睛干燥有帮助。

新妈妈不要与家人合用洗漱用品。

新妈妈应该注意频繁并完整地做眨眼动作，经常眨眼可减少眼球暴露于空气中的时间，避免泪液蒸发。

新妈妈尽量不要戴隐形眼镜，而是佩戴框架眼镜。

新妈妈要保持良好的生活习惯，保证睡眠充足，不熬夜。

经常关注自己的眼睛，如果发现眼睛发红，有灼伤或有异物感，眼皮沉重，甚至出现眼球胀痛或头痛，休息后仍无明显好转，新妈妈应该上医院检查。

▶ 保养卵巢，让新妈妈保持年轻

卵巢的健康与否关联着女性的整个人生，无论是身体健康、美丽容颜，还是夫妻性生活、生育以及月经等，卵巢都起着至关重要的作用。如果卵巢早衰，女性就会出现月经失调、皮肤问题、身体曲线变形、妇科问题、局部脂肪堆积、精神状态欠佳、睡眠质量低下、乏力忧虑、潮热盗汗、性冷淡等。对于新妈妈来说，生理及心理因分娩发生了很大的变化，体内激素分泌也和孕前有所不同，卵巢很容易受到影响，所以为了保持自身的年轻魅力，新妈妈在产后及时保养卵巢是极为必要的。

卵巢的日常保养

• 饮食平衡

新妈妈在日常饮食中要保持膳食平衡，常喝牛奶，多摄入鱼、虾、蔬果等食物。另外新妈妈也可以在医生的指导下服用补养肝肾、滋补气血的药物，如熟地、何首乌、黄芪等。

• 保持情绪乐观

卵巢功能衰退的快慢程度因人而异，不但和孕产、遗传因素、疾病有关，也与新妈妈的个人情绪有关。有的新妈妈生过宝宝后，就会感叹青春不再，自己的女性魅力降低了，这种负面的自我评价，会抑制自己的身体机能，让自己的身体真的衰退起来，其中也包括卵巢功能的衰退。所以新妈妈一定要保持乐观、积极的情绪，保持一颗年轻的心。

• 适当运动

适当运动，可以调节人体免疫力，有助于防止卵巢衰老，同时还可以防止其他相关的妇科疾病，阻止身体过多积累脂肪，而身体中脂肪的多少会影响到激素的分泌。同时，适当的运动也能增强免疫系统，从而维护卵巢的健康。

• 保持和谐的性生活

和谐的性生活能令新妈妈精神愉快，消除孤独感，缓解心理压力，增加对生活的信心，有利于维持内分泌功能的平衡，从而减缓卵巢的衰老。但这里要提醒新妈妈的是，产后经过调养，虽然恢复了性生活，但一定不要过于频繁、强度太大，这对新妈妈还没有彻底恢复的身体不利。

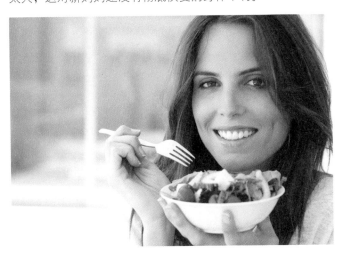

• 生活方式要健康

健康的生活方式对卵巢保养有极大的推动作用，所以，新妈妈在产后要增强保健意识、健康意识，让自己的卵巢保持"青春"。

小贴士

为了很好地保养卵巢，新妈妈不要做超负荷的运动或超负荷的体力劳动。不要吸烟以及被动吸烟。尽量不要吃减肥药，即使吃也要吃温和型的减肥药。产后尽量母乳喂养。

卵巢的按摩保养

新妈妈沐浴清洁后，取适量的卵巢保养精油，均匀涂抹于腹部，从锁骨向肚脐方向顺势按摩。

沿腰线左右两侧向肚脐揉压，上腹部加强横膈膜，下腹部加强子宫卵巢区。

以肚脐为中心，双手顺时针方向按揉腹部，加强卵巢吸收。

手部疲劳，通过锻炼来缓解

很多新妈妈有手部酸痛、无力，甚至半夜被麻醒的经历，这不是产后中风的前兆，而是手部过度疲劳所致。月子里的新妈妈体质本来就虚弱，又要照顾宝宝，有时还会上网、玩手机，如果反复使力，动作又不当，就会让手部过度疲劳，从而出现酸麻、疼痛的症状。对此，大多数情况下，新妈妈都不必去医院专门治疗，通过做一些手部运动和小动作，这种症状就会得到缓解甚至消失。

手部运动，让手更健康

- **运动 1**：把双手十指交叉，手心向下，用力向下推手，将手指向上翘起，感觉手指有明显的伸拉感即可。推压 5~8 次。此运动可以缓解手指疲劳，给手指充分的舒适感。
- **运动 2**：双手互相揉搓和伸拉各个指关节，双手各按摩 1~2 次。此运动可以缓解手指疲劳，给手指充分的舒适和放松感。
- **运动 3**：把双手手心相对，10 个手指用力向内推，保持 10~20 秒钟后放松，然后再做 1 组。每组 10~20 秒，做 3~4 组。此运动可以缓解手指麻木感，锻炼手指力量，使手指纤细。
- **运动 4**：双手向胸前弯曲，并握拳，然后快速向外伸直手臂，同时将双手手指打开，重复同样动作。手指一定要用力地握拳、打开。每组做 10~20 次，做 3~4 组。此运动可以锻炼手臂和手指肌肉，使手臂和手指修长，缓解手指的疲劳感及紧张感。
- **运动 5**：一只手掌心向上，另一只手的大拇指由掌根部向手指方向推压掌心，尽量推压掌心的所有部位。双手各推压按摩 1~2 次。此运动可以缓解手掌疲劳，给手掌充分的舒适和放松感。
- **运动 6**：拿一个球状物放在掌心，重复用力握，稳稳地握住几秒钟，然后双手放松并令五指充分伸展，在伸展时，注意尽力将五指分开。保持这个伸展动作几秒钟后再重复握拳练习。此运动可以缓解手指僵硬和不适。
- **运动 7**：从一张打开的报纸开始，抓住报纸的一角，朝着自己的方向努力把整张报纸都攥在手里，这样报纸会从一角开始卷起，最终变成手里紧实的一团。再拿一张报纸，重复练习。此运动可以增加手指柔软度和灵活性，还可以锻炼前臂的肌肉。

手部小动作，让手更灵活

用一只手把纸搓成一小团，将纸拉平后再重复。

将五指张开，并将手置于水平面上，每次抬起一根手指，慢慢加速。然后换另一只手，来回做练习。

伸开手指，每次用一根手指去触碰掌心，同时保持其他手指尽可能伸直，这有助于锻炼手指的协调性。

伸出双手，让手臂与肩齐平，屈肘让前臂向上。不要收回双臂，让两边肩胛骨向内运动，停留片刻，然后重复同样的动作。

握紧双拳，从一数到五，然后屈指紧握片刻。

站起来，让双手自然放松，此时手心自然会向内，再让手心向外。停留片刻，然后重复同样的动作。

双手抬平，与肩同高，然后舒张手指，并重复同样的动作。

产后避孕要及时有效

产后避孕尤为重要。很多新妈妈由于不懂得避孕或采取了不正确的避孕方法，常常在生下宝宝几个月后再次怀孕，只能到医院流产。由于产后新妈妈的生殖器官还未恢复到正常状态，子宫很软，而做了剖宫产的新妈妈子宫上还有伤口，人工流产的时候很容易发生损伤，如子宫穿孔、肠管破裂、大出血等，对身体的损害很大，有时发生并发症甚至还会危及生命。所以，产后新妈妈应该了解不同避孕工具的避孕原理和避孕方法，选择最佳的避孕手段，避免意外怀孕。

产后避孕的时间

新妈妈产后 3 个月，月经正常后，就应该避孕。

产后避孕的方式

• 完全哺乳

完全哺乳，是指宝宝从出生一开始就吸吮新妈妈的乳头，每次将乳房的乳汁都吸干，并定时交替地吸吮双乳，直到吸净乳汁为止，其中包括夜间全部由母乳喂养。只有完全、彻底、强烈地吸吮刺激，才能反射性地抑制新妈妈排卵，达到避孕的效果。

• 避孕套

避孕套可以避免精子与卵子相遇从而避孕，成功率很高。其使用方便，可预防性病，又不影响月经，适合大多数的新妈妈。

• 避孕环

新妈妈顺产过了 42 天，一般就可以上避孕环，剖宫产的新妈妈则需要等待 3~6 个月。也可以放置一种黄体酮节育器，可恒定缓慢释放黄体酮，产生长效避孕作用。

• 安全期避孕法

新爸妈过性生活时避开排卵受孕时间，以达到避孕的目的。一般从下次月经来潮的第 1 天算起，倒数 14 天或减去 14 天就是排卵日，排卵日及其前 5 天和后 4 天为排卵期，除了月经期和排卵期，其余的时间均为相对安全期。

• 避孕药

以类似女性激素的成分抑制排卵。最新研究表明，新妈妈口服避孕药，在避孕的同时，也能够减少患卵巢癌的概率。

小贴士

哺乳期的新妈妈口服避孕药，会抑制母乳的分泌，所以哺乳的新妈妈不要采取这种方式避孕。

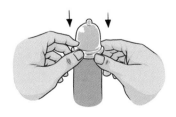
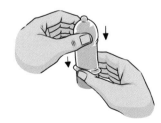
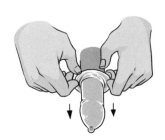

产后乳房下垂，新妈妈有对策

新妈妈分娩后，激素量减少，脂肪和乳腺组织会快速减少，孕期已被撑大的乳房表皮在内容物减少的情形下，自然就会松垮下来，没有了以前的紧致饱满，从而出现乳房下垂。对爱美的新妈妈来说，乳房没有了以前的坚挺和美观，是极为苦恼和影响心情的事情。那么对于乳房下垂，有没有应对方式呢？其实通过正确穿用内衣、按摩，新妈妈的乳房下垂是可以预防或得到缓解的。

日常对策预防产后乳房下垂

• 戴一个尺寸合适的胸罩

只有合适的胸罩才可以托住乳房，不仅孕晚期要戴，哺乳期也要戴，这样做是为了防止乳房在增大变重后，其皮肤和内部支撑组织撑扩伸张。新妈妈最好选用哺乳胸罩，里面有一种能换能洗的垫子，可以吸净渗漏出来的乳汁（当然，也可以用棉垫代替），而且可以从前面解开喂奶，新妈妈日常哺乳十分方便。

• 控制体重

新妈妈在哺乳期要避免体重增加过多，脂肪堆积也容易使乳房下垂。哺乳期，新妈妈摄食要均衡，不要营养过剩，不要使乳汁过多的剩余。

• 注意乳房卫生

新妈妈要注意乳房卫生，防止发生感染。挤压、乳房病变也会导致乳房变形、下垂。

行为对策对抗产后乳房下垂

• 按摩

新妈妈每天早上起床前、晚上临睡前，分别用双手按摩乳房 10 分钟。

方法：仰卧床上，由乳房周围向乳头旋

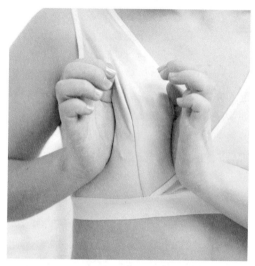

转按摩，先按顺时针方向，后按逆时针方向，到乳房皮肤微红时止，最后提拉乳头 5~10 次。

功效：这样可以刺激整个乳房，包括腺管、乳腺脂肪、结缔组织、乳头和乳晕等，使乳房日趋丰满而有弹性，改变下垂现象。

• 淋浴

新妈妈每天坚持在淋浴的过程中借用喷头的水力对两边乳房进行按摩，刺激胸部组织的血液循环，每天几分钟，乳房便会不知不觉地变得丰满。

• 运动

运动 1：新妈妈平躺仰卧在地板上，双膝自然弯曲，双脚平放在地上，提臀、收腹，腰部贴在地上，抓起哑铃，双手展开平放于地，手心向上。举起哑铃于胸前正上方，坚持 3 秒钟放下。

运动 2：新妈妈身体平直地俯卧在床上，双手撑起身体，收腹挺胸，双臂与床垂直，胳膊弯曲，向床俯卧，但身体不能着床。每天做几个，可逐渐增加个数。

新妈妈不可忽视的贴身物——卫生巾

新妈妈产后，生殖系统会有不同程度的创伤，而且皮肤高度敏感，分娩又使新妈妈的身体抵抗力下降，如果新妈妈护理不当、不注意清洁卫生极易引起感染，由此产生健康问题。而卫生巾作为新妈妈的贴身之物，与新妈妈的生殖健康关系紧密，一旦使用不当，很可能造成健康隐患。所以产后新妈妈如何选用卫生巾，对身心健康至关重要。

新妈妈使用卫生巾容易犯的错误

很多新妈妈在月子里，如果对卫生巾的使用方法不当，极易造成来自卫生巾的污染，让自己的健康受到威胁。一般来说，新妈妈在使用卫生巾时会存在以下的失误：

- **长期使用大吸收量的卫生巾**

很多新妈妈为了方便，会选择大吸收量的卫生巾，因为可以较长时间再更换。可长期使用这种卫生巾对健康无益，长时间不更换卫生巾会增加各种妇科疾病的发病概率。

- **把卫生巾放在卫生间里**

卫生间一般比较潮湿，终日不见阳光，而卫生巾多为非织造布制作，受潮后材料容易变质，使细菌侵入繁殖，污染卫生巾，从而侵害到新妈妈的健康。因此，新妈妈应该把拆包后的卫生巾放在干燥、洁净的环境里，受潮后不应再使用。

- **用卫生巾前不洗手**

新妈妈在使用卫生巾前不洗手，很容易在使用过程中，把手上的病菌带到卫生巾上，从而影响到自己的健康。

- **不注意卫生巾的有效期**

很多新妈妈会忽略这个问题，很久以前买的卫生巾还在使用，这是不科学的。因为卫生巾是使用高温消毒的方法达到无菌的，一次性消毒灭菌的有效期有限，超过期限就没有无菌保障了，新妈妈再使用，只会危害到自己的身体健康。

新妈妈挑选卫生巾的原则

- **以棉质表面为好**

棉质表面的卫生巾对新妈妈的肌肤更有亲和力，渗透性也好，而干爽网面的纤维质卫生巾容易导致过敏。

- **要选用产妇专用卫生巾**

普通卫生巾一般含黏合剂、荧光增白剂等化学成分，非常不适合新妈妈高度敏感的皮肤，易产生刺激，引起感染。普通卫生巾吸水性一般，易侧漏、回流，无法应对产后大量恶露。使用过程中，卫生巾表面潮湿、闷热，不仅使新妈妈产生不舒服的感觉，还会促进新妈妈恶露中所含细菌的繁殖。普通卫生巾虽然防水性能好，但透气、透湿性较差，很容易导致对皮肤的刺激，引起痱子、红痒等问题。因此新妈妈在月子期应该选用产妇专用卫生巾，这种高品质专用卫生巾可最大限度地减少新妈妈的疼痛，给予脆弱的产后新妈妈最切身的舒适感受。

新妈妈对卫生巾的使用比一般女性要求更多，这不仅是例假生活的需要，更是新妈妈健康、舒适的需要。在整个月子期，新妈妈应该选用能最大限度地有效避免感染、疼痛的产妇专用卫生巾。

高龄新妈妈坐月子注意事项

坐好月子对产后新妈妈很重要，特别是高龄新妈妈。高龄新妈妈产后的身体一般会比年轻的新妈妈弱些，所以月子期的调养十分重要，高龄新妈妈在月子期一定要注意身体变化，饮食起居要科学、合理。

高龄新妈妈的产后第1天

高龄新妈妈大多是剖宫产，手术后的第1天一定要卧床休息。

在手术6小时后，新妈妈应该多翻身，这样可以促进瘀血的下排，同时减少感染，防止发生下肢静脉血栓炎和盆腔静脉血栓炎。

在手术24小时后，新妈妈可以下床适当活动。

在手术48~72小时后，新妈妈可以走得稍多一些，这样可以促进肠蠕动，减少便秘、尿潴留和肠粘连的发生，但是走的次数和时间要根据新妈妈的身体状况来进行调整。

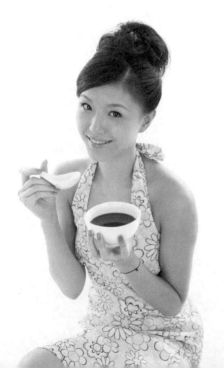

高龄新妈妈坐月子细则

• 静养

高龄新妈妈产后42天都要静养，新妈妈要在安静、向阳、空气流通的居室休养身体，不要过早负重及操劳家务。

• 远离产后抑郁

新妈妈年龄越大，产后抑郁症的发病率越高，这可能与新妈妈产后体内的激素变化有关。很多患有产后抑郁症的新妈妈在产前就已经有先兆，如常常莫名哭泣、情绪低落等。因此家人在新妈妈产后要精心呵护新妈妈，多和新妈妈说话，多开导、安慰新妈妈。

• 宜温补，不宜大补

高龄新妈妈产后都很虚弱，一定要吃些补血的食物，不过不能吃红参等大补之物，以防虚不受补。比较适合高龄新妈妈的温补食品有桂圆、乌鸡等。此外，新妈妈也要补充蛋白质，富含蛋白质的食物有牛奶、鸡蛋、海鲜、黄豆等。对于患有产后痔疮的新妈妈，应多吃水果蔬菜。总体来说，新妈妈的饮食要清淡可口、易于消化吸收，且富有营养及足够的热量和水分。

> **小贴士**
>
> 新妈妈尽量不要被冷风吹到头部、腰部等部位，双脚要注意保暖，这样有利于血液循环。
>
> 在月子期间新妈妈应该注意休息，保证睡眠，不要过于疲惫，这样有利于身体恢复和乳汁分泌。
>
> 新妈妈切忌用凉水洗手或者使用凉水洗衣物等，过凉的水会刺激神经，引起不适感。

新妈妈日常动作要留心

新妈妈产后，尤其是坐月子期间，对身体的保护非常重要，稍有不当，就可能给年轻的新妈妈带来长久的痛苦，很难治愈。但是宝宝的出生，让家务变得多起来，刚刚分娩后的新妈妈不得不做些家务活。在做家务的过程中，新妈妈难免会伸手、弯腰，要做些动作，但有些动作在平时看来没什么，对于新妈妈来说有危险，新妈妈一定要留心。

新妈妈日常生活中的错误动作

• 够高处的东西

有的新妈妈因为一时的需要，会不自觉地伸手够放在高处的物品，如橱柜顶部的奶瓶、衣柜上方的卷纸等，这个动作容易拉扯到新妈妈的伤口，加剧疼痛，新妈妈要避免。

• 久站久蹲

新妈妈要给宝宝换尿布、洗奶瓶、换衣服等，可能就会无意识地一直站着或者蹲着，这不仅会加重新妈妈的疲劳，也会牵拉或压迫到还未恢复的内脏器官和伤口，对身体极为不利。

• 频繁地弯腰

新妈妈频繁地弯腰，如拿热水瓶、拖地等，易使子宫下垂及不易复位，新妈妈一定要避免。

• 干重家务活

平常就很勤勉的新妈妈，在月子里也会坐不住，有时甚至还会做一些很重的家务活，如把装有很多物品的箱子从一个房间移放到另一个房间等，其实这些活新妈妈完全可以交给家人，要知道自己的健康才是最重要的。过于繁重的家务活会让新妈妈更疲惫，也会让身体恢复得更慢。

• 用错误姿势给宝宝喂奶

很多新妈妈都喜欢就着宝宝，自己侧身、弯腰给宝宝喂奶，采取这种姿势哺乳，往往会使新妈妈的腰部肌肉总处于紧张的状态中，容易造成腰肌劳损而腰痛。

新妈妈的科学做法清单

打扫卫生时选用长柄的扫把、簸箕和拖把。

把宝宝的洗浴用品放在浴室台架伸手可及的地方，或放在换尿布台的抽屉里。

宝宝的睡床最好能升降，或童车较高一些，使新妈妈每次从睡床或童车里往外抱和放宝宝时，不用太弯腰。

在厨房放一把椅子，方便新妈妈经常坐下去做家务。

把奶刷、奶瓶、奶锅及常用厨具放在橱柜中上层，让新妈妈伸手可及。

把电热水器或暖水瓶等物品，放在一个不用太弯腰就能拿到的地方。

给宝宝洗澡的浴盆可以放在茶几上，并在旁边放一把小凳子，新妈妈可以坐在小凳子上给宝宝洗澡。

新妈妈给宝宝喂奶时，可以坐在椅子上，背后加一个靠垫，然后在脚边放一个小凳子，把一只脚放在小凳子上，最好在膝盖上再放一个枕头，这样就抬高了宝宝的位置，宝宝的重量都落在新妈妈的大腿上，从而大大减轻了新妈妈腰部肌肉的负担。

新妈妈在月子里除了要照顾好宝宝，也要照顾好自己。日常动作要速度慢一些，幅度小一些，避免劳累，充分休息，只做必须做的，可做可不做的事情无须做，让自己保持充沛的精力和体力，顺利度过月子期。

▶ 产后记性差，应对有方法

生完宝宝后，很多新妈妈发现自己记忆力下降了，前几分钟做的事、说的话很容易就忘了，还总是丢三落四，所以不由得就有些失落，觉得自己记性变差了，老了。其实很多新妈妈产后记忆力都会不同程度地衰退，新妈妈只要采取一定的方法，产前的记忆力是会恢复的。

多读报、看书

人的大脑功能与其他器官一样，都是"用进废退"，越是使用它，功能就越发达，一旦停用，功能就会退化，所以新妈妈可以在月子里适当看些书、读些报，促进大脑的积极运转，提高自己的记忆能力。

听优美的音乐

轻柔的音乐可以促进新妈妈脑部血液循环、纾解压力，不但对改善新妈妈的情绪有很大作用，而且能提高新妈妈的记忆力。但新妈妈不要听节奏强烈的音乐，如摇滚乐等，可能对改善自己的记性有反效果。

不要抽烟

新妈妈切记不要抽烟，这样不但自己的记忆力会受损，如果母乳喂养宝宝，还会影响到宝宝将来的学习、记忆能力。

保持好心情

新妈妈要尽量减少产后的压力，做事情尽量慢慢来，凡事往乐观积极的方面去想，每天保持一个好的心情。美好的心情也有利于记忆力的恢复。

日常生活中多动脑

在日常生活中，新妈妈要给自己制造思维、记忆的压力，强迫自己用脑，如新妈妈可以做做记忆力游戏，可以有意识地背背菜谱等，这些对大脑都是一种锻炼。新妈妈只有经常做这些有意识、有针对性的活动，思维能力才会较快地恢复，同时也提高自己的记忆力。

适度运动锻炼

新妈妈应该安排适当的运动锻炼，适度的运动不但有助于身体恢复，也可改善精神状态，增强专注力，恢复记忆力。

用笔记下来

如果新妈妈常常记不住该做的事，可以把它们有条理地记下来，做完一件事情画掉一件，慢慢地形成思维惯性，联想记忆的能力就会提高。

睡眠要充足

睡眠可以让新妈妈的大脑得到充分休息，对新妈妈恢复体力、保持精力旺盛、提高记忆力都有极为重要的作用。

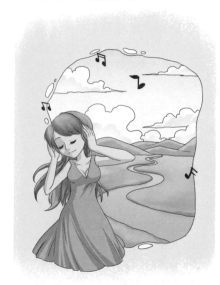

坐月子感冒了怎么办

产妇在坐月子期间足不出户，感冒病毒通常来自于家人、亲朋好友等访客的传染。而如何避免再传染给宝宝，同时好好照顾自己的身体，才是最重要的。

坐月子感冒须就医

产妇一旦感冒后，身体即会出现：发热、咳嗽、喉咙痛、流鼻涕或鼻塞、头痛、寒战、全身酸痛和疲劳，少数人会有腹泻或呕吐等症状，一定要遵照医生的指示服药治疗，并多喝温开水、多休息，千万不要认为在坐月子就讳疾忌医。

避免传染给宝宝

妈妈感冒后，宝宝被感染的概率相当高，绝大多数都是因为感冒的妈妈没有做好基本的防护措施，就近身接触宝宝所造成。因此，感冒的妈妈要完全遵守戴口罩、勤洗手的保护措施，以减少病菌直接传播给宝宝。

也要随时留意宝宝的活动力、食欲状况。宝宝一旦受到感染，会出现吃奶量减少、活动力变差的明显症状，以及流鼻涕、咳嗽、打喷嚏等类似感冒的症状，此时应尽速看小儿科。不过，要坐月子妈妈整天戴着口罩，确实很难做到，最好的方法还是找到可以帮忙照顾小孩的人，以免感冒传染给宝宝。

母乳可以照常喂

由于妈妈感冒时，母体会产生抗体，宝宝不但不会经由哺喂的乳汁而感染，反而可以经由乳汁给宝宝多一层的保护。大部分感冒的药物处方，对哺乳都没有很大的影响，也不会对宝宝造成不良的反应，妈妈不需要停止哺乳，可先将母乳挤出存于奶瓶中，并

请健康者代为喂养及照顾婴儿。妈妈在就诊时，须告知医生目前正在哺育母乳，请医生开处方时特别注意，就不会有大问题。

产妇如何自我保护

产妇于流感流行期间需特别留意自身健康状况，并做好自我防护，包含勤洗手、注意呼吸道卫生与咳嗽礼节，避免与流感症状者接触，于疫情流行期间，也应避免前往人群聚集场所。如有出现发热、咳嗽等症状时，应尽速就医。

如果经医师诊断为流感，应遵照医师的指示服药治疗，如果发生症状没有改善且愈来愈严重时，就须尽速再次就医。

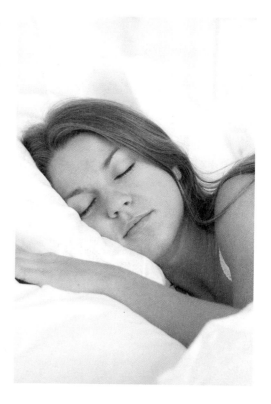

CHAPTER 4

养颜塑身，
还原好状态

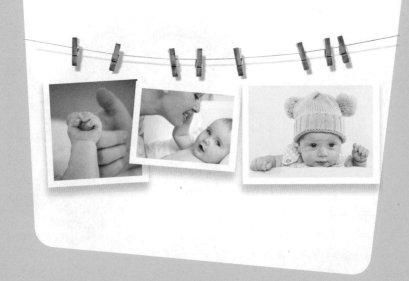

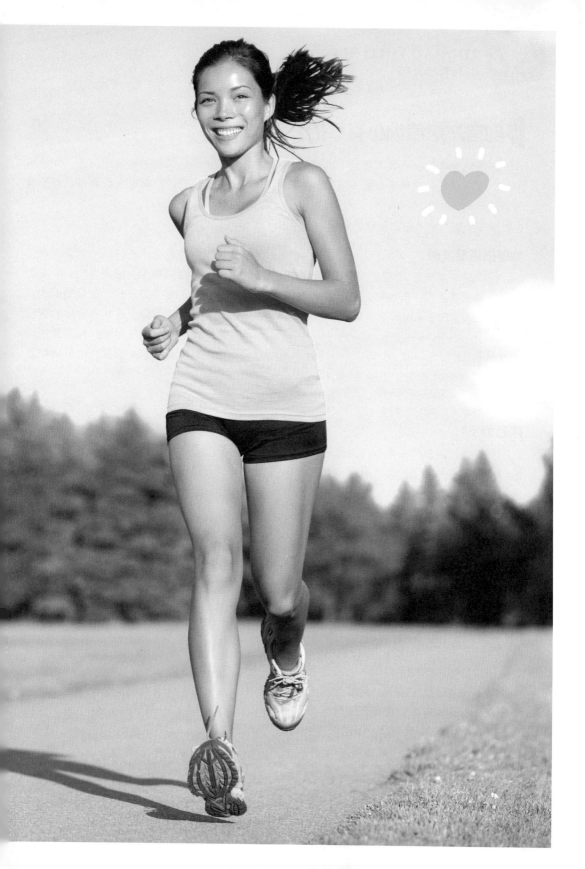

剖宫产疤痕缩小有妙招

选择剖宫产的新妈妈，最担心的就是开刀后，腹部有长长的疤痕，虽然疤痕的大小与新妈妈个人体质情况有关，但是有些措施也可以使新妈妈手术后的疤痕尽量缩小。

物理措施要及时

新妈妈剖宫产后，应该立即使用腹带，但要注意松紧适度。拆线后，可以适当地穿紧身衣，这些方法能够预防疤痕增生。

> **小贴士**
> 新妈妈剖宫产后，使用腹带或穿紧身衣都不宜过紧，42天后可以稍微紧一些。

换药要及时

新妈妈在剖宫产手术后，要及时、按时换药，促使创面安全、尽快愈合，避免伤口感染，留下永久的疤痕。

保持伤口清洁

新妈妈应该及时擦去腹部汗液，不要用手搔抓伤口，避免用衣服摩擦疤痕或用水烫洗的方法止痒，以免加剧局部刺激，促使结缔组织炎性反应，引起进一步刺痒，而影响疤痕的愈合和淡化。

不要过早揭痂

随着伤口的愈合，新妈妈可能会有痒、痛的感觉，不由得伸手去触摸伤口，发现有了结痂，还会不小心揭下来，这是错误的。过早硬行揭痂会把尚停留在修复阶段的表皮细胞带走，甚至撕脱真皮组织，并刺激伤口出现刺痒，这会延缓疤痕修复，也影响修复的效果。

不要让阳光直射

新妈妈应该防止紫外线刺激形成色素沉着，所以阳光好的时候，不要把自己的伤口暴露在阳光下，接受阳光直射。

不要剧烈活动

新妈妈在术后不要过度拉伸或者弯曲自己的身体，休息时采取侧卧、微屈体位，以减少伤口的张力。

淡化剖宫产疤痕保健法

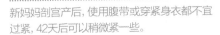

新妈妈剖宫产术后42天，一般情况下，伤口基本没有什么问题了，但腹部的疤痕依然还在，爱美的新妈妈看着丑陋的疤痕总是倍感失落，苦恼不已。其实除了月子里新妈妈及时、合理地护理伤口，还可以采用以下的方法来淡化疤痕。

涂抹薰衣草精油

薰衣草精油有着很强的美容功效，在淡化疤痕方面也得到了广泛的证实，是新妈妈意欲淡化剖宫产术后疤痕的比较理想的选择。

涂抹维生素E

维生素E可渗透至皮肤内部而发挥润肤作用。同时，维生素E还能保持皮肤弹性。

新妈妈可以将维生素 E 胶囊里的液体涂抹在疤痕上，轻轻揉按 5~10 分钟，每天 2 次，持之以恒，疤痕就会逐渐淡化。

涂抹淡化疤痕的按摩膏

现在市面上有些专门用来淡化疤痕的按摩膏，新妈妈可以选用。但得注意的是，新妈妈一定要选择正规厂家出产的产品，并且在涂抹前要试用，以防按摩膏和自己的体质不符，引起过敏。

涂抹维生素C

维生素 C 具有美白功效，新妈妈把维生素 C 涂抹在颜色较深的疤痕上，可以达到淡化、美白疤痕的效果，使之与周围健康的肌肤色调一致。

产后瑜伽好处多

怀孕生子，新妈妈经历了一个漫长的过程，但相比于成为妈妈的幸福，很多新妈妈对孕育分娩的辛苦都不太在意。而最让新妈妈耿耿于怀的，是因经历怀孕、生产而走样的身材，很多新妈妈都在为能否恢复到孕前的好身材而焦虑。对此，新妈妈可不必太担心，因为只要产后正确控制饮食，加上正确的瑜伽锻炼，新妈妈想要恢复以前的好身材是完全可能的。饮食方面已有不少说明，这里只重点给新妈妈介绍一下产后的瑜伽锻炼。

健身塑体

适当的产后瑜伽运动能改善血液循环、恢复皮肤张力以及减少脂肪堆积，更能消除腹部、臀部、大腿等处多余的脂肪，对新妈妈的健身塑体极有帮助。

恢复体能

在整个孕期，新妈妈体能衰退，产后往往会身体衰弱、精神不振。瑜伽运动对新妈妈体能的恢复有很大帮助。

预防乳房下垂

产后瑜伽锻炼，能使新妈妈乳汁充沛，给予宝宝充足、健康的乳汁。同时，产后瑜伽也会使新妈妈的乳房变得紧实而富有弹性，防止哺乳后乳房下垂。

调整心态

瑜伽运动可以帮助新妈妈消除当妈妈后所产生的生理、心理问题，如形体恢复、失眠、激素失衡引起的情绪变化和照顾宝宝所面临的挑战等，能够预防产后抑郁症。

改善水肿

新妈妈在孕期，因胎宝宝压迫下肢静脉而导致腿部水肿，甚至造成下肢静脉曲张，产后练习瑜伽，可以加强肢体力量，改善新妈妈下肢水肿和静脉曲张等问题。

增强盆骨肌肉张力

生产后，新妈妈的盆骨肌肉组织松弛，且张力变弱，适度的瑜伽训练不但可增强新妈妈会阴肌肉的弹性，促进子宫收缩，预防子宫、膀胱、阴道下坠，而且能使子宫恢复到正常位置，还可以强健骨盆肌肉，以增加骨盆内器官的支撑力量，预防新妈妈压迫性尿失禁的产生。

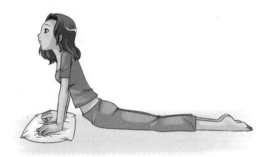

产后瑜伽是一种十分有效的可以促进和提升生命活动平衡的运动。产后的新妈妈大多数要面临角色转换，体内各种激素、内分泌系统重建平衡、体形、体力恢复等问题，因此容易出现一时的生理、心理失衡，从而引发产后抑郁。而产后瑜伽可以促进新妈妈体内各种平衡的重新建立，实现产后心理、生理的有效调整，使新妈妈的身体更好地恢复到原来的状态，使情绪趋于积极向上，使心理趋于稳定乐观，所以新妈妈在产后练习瑜伽极有好处。

产后瘦身瑜伽范式

新妈妈产后减肥要重视的一点就是塑形，如果不进行塑形，即使瘦了，身体缺乏线条，外表也不会好看。下面这些瑜伽范式，既能减肥，又有助于塑形，是新妈妈想要恢复曼妙、窈窕身材的理想选择。

三角伸展式

1 挺直身体站立，打开双腿，两腿距离要比肩宽，再向两侧打开并伸直手臂，使两手臂在一条直线上，并保持和地面平行，然后转动右脚，使脚尖转向正右方。

2 吸气，同时将身体向右侧倾斜，注意双腿要保持不动，身体慢慢侧向下方，手臂保持伸直，直到右手碰到右脚尖前的地面时停止下降，这时两手臂依然在一条直线上。然后将头部转向左方，眼睛看着左手，保持姿势停留几秒钟。

3 呼气，同时将身体恢复为开始的姿势，右脚也转回身体正前方。换边重复上面动作。

> **小贴士**
>
> 这一式动作非常简单，但是练习这式动作能够增强新妈妈的身体柔韧性，同时能锻炼到腰部和手臂肌肉。

束脚式

1 坐立，保持脊背挺直，双脚脚心相对。

2 吸气，双手向身体两侧延展，呼气，双手交叉放于脚尖下方，缓慢俯身向下，脊背向前延展。

3 保持呼吸两肘内收，保持自然均衡的呼吸 3~5 次。

4 随后加强练习，保持位置不变，双手缓慢向两侧延展，指尖触地。

5 保持自然呼吸3~5次后，身体还原，坐回垫子上。

> **小贴士**
>
> 此动作可以促进新妈妈腹部的血液循环，加强对腹部器官的按摩，更加紧实产后新妈妈的腹部赘肉。同时可减缓肩胛的紧张，骨盆和腹部以及背部能得到足够的血液供应，能帮助卵巢正常发挥功能。

单腿平衡伸展式

1 左脚踩地，右脚脚跟向上立起，直到膝盖触地。

2 双腿尽量打开，调整身体，保持盆骨朝向正前方。

3 脊背中正，随吸气手臂向头顶上方合掌。

4 身体随手臂的带动向上延展，保持3~5次呼吸。

> **小贴士**
>
> 此动作可以改善新妈妈腿部水肿，有利于消除下肢疲惫，消除腰围多余脂肪。

弓式

1 俯卧在垫子上面，并拢双腿，脚背贴垫子，脚尖朝后，把双手放在身体两侧，手掌朝上打开。

2 弯曲双腿膝盖，向上抬起小腿，并且将小腿肚尽量贴着大腿后面，双脚不断接近臀部，然后用刚才平放在垫子上的双手一起抓紧靠近臀部的双脚。

3 深吸一口气，向后抬起头部，弯曲背部，使身体呈现一个凹形，双手用力拉住双脚。

4 慢慢放开双脚，小腿慢慢回到垫子上，恢复开始的姿势，休息一会儿继续练习几遍。

> **小贴士**
>
> 此动作能锻炼到新妈妈全身的肌肉，特别是对背部，如果新妈妈有腰酸背痛的问题，可以练习这式动作来缓解痛感。同时此动作还能帮助促进消化，提高肠胃的功能，促进血液循环，紧实肌肉，减少背部、腰腹部和大腿上的赘肉，在塑造身体线条上的作用非常大。

蛇式变式

1 俯卧，双腿并拢，脚尖点地，双手放于胸部两侧，两肘内收。

2 随吸气，手臂用力，胸部离开地面。

3 双肩下沉，臀部、后背保持收紧，目视前方。

4 缓慢抬起右腿，延展脚尖，保持膝关节伸直。

5 3~5次均匀呼吸，随呼气，右脚还原，换左腿。

> **小贴士**
>
> 此动作可以恢复新妈妈臀部弹性，防止下垂，消除腰背部的脂肪，在塑造臀、腰、背部曲线上很有功效。

新妈妈产后体内各关节组织较松弛，所以在产后练习瑜伽时，要循序渐进，逐步加大力度，最好在指导老师的指导下练习，以免身体受到伤害。在练习产后瑜伽的时间上，需要根据新妈妈的身体恢复状况来定。一般来说，顺产新妈妈产后即可开始做瑜伽，而剖宫产新妈妈大约要在42天以后，伤口愈合情况良好，才能练习产后瑜伽。

有效减肥，让新妈妈快点瘦下来

看着活泼可爱的宝宝，新妈妈会无比喜悦；可看着自己发福的体态，新妈妈又会分外苦恼。如何有效减肥，做个快乐、轻松、拥有魔鬼身材的新妈妈呢？

全力带宝宝

带宝宝是个体力活，会消耗新妈妈大量的脂肪和能量，从而在不知不觉中达到瘦身的效果。

快乐做家务

做家务无疑也是体力活，如果月子里的新妈妈每天只是睡觉、吃饭，而不沾手家务活，就错失了一个减肥的大好机会。哼着歌，整理一下卧室，擦一下餐桌，拖一下地板，手脚运动了，全身运动了，既充实了月子期相对枯燥的生活，也消耗了体内的脂肪，何乐而不为呢？

悠闲散散步

在散步中减肥，既轻松又简单，是一个不错的减肥方法。新妈妈不妨带着宝宝，心情悠闲地去散步，到楼下的公园里，或到附近的林荫道。新妈妈每天坚持散步1个小时左右，可以达到很好的减肥效果。

稍微少吃点

看见美食，爱美的新妈妈就忍忍吧。摄入身体需要的膳食营养后，新妈妈就不要那么贪吃了。美食诱惑不小，窈窕身材更是重要。

把热量少的食物请上餐桌

想要减肥，又不能饿着新妈妈，那么新妈妈最好把那些低热量、吃了又有饱腹感的食物当成餐桌的主角，如蔬菜、粗粮杂豆、薯类等食物，不仅热量低，而且营养价值还高，吃这些食物在促使新妈妈减肥的同时，也利于新妈妈的健康。

想要恢复苗条身材，产后新妈妈就要动起来，只有勤于发现生活中一个又一个的减肥妙方，并付诸实践，新妈妈才可以快速瘦下来。关键是要持之以恒，把减肥妙方执行到底，

只有这样，新妈妈的火辣身材梦才能变为现实。

不做"小腹婆"的妙方清单

宝宝终于出世了，可新妈妈小腹没有了往日的紧实平坦，充满赘肉的小肚子出现了，成了名副其实的"小腹婆"。对于影响形象的腹部赘肉，新妈妈可谓绞尽脑汁，有时却毫不见效，这里给新妈妈总结了一份消除腹部赘肉的妙方清单，新妈妈可以参考试用。

消耗腹部脂肪的运动

• **动作1**：坐在椅子上，双脚并拢，上身挺直，右手叉腰，左手上举向右伸展，深吸一口气，挺胸收腹，保持姿势几秒钟，然后还原。换侧进行，重复多次。

• **动作 2**：仰卧在地板上，双脚并拢，微微上抬，双手平行向前伸展，与地面保持平行，收腹，同时上半身也抬离地面，深吸一口气，保持 5 秒钟，恢复初始状态。重复多次。

• **动作 3**：站立，双脚自然分开，双手叉腰，抬起左腿，屈膝，直到与地面保持平行，然后吸气，抬头，挺胸收腹，保持该状态 5 分钟。然后换腿重复动作。

• **动作 4**：站立，双脚分开，屈肘，握拳在耳旁，向里回收肘部，左腿向前抬起并屈膝，直到大腿处与地面保持平行，保持 5 秒钟，收回手臂和大腿，回到初始状态。换侧重复进行 20 次。

海盐按摩

海盐能够促进身体排出废物，还能促进脂肪代谢，为肌肤补充矿物质，让腹部肌肤细致紧实。新妈妈洗完澡后，抓一把海盐，绕肚脐顺时针按摩腹部 50 圈，再逆时针按摩50 圈，然后双手交叠，上下用力按摩 50 次。新妈妈坚持 1~2 个月会见效果。

俯睡瘦小腹

如果新妈妈晚上吃得太多，仰睡会让多余的脂肪囤积在小腹周围，从而造成小腹赘肉。新妈妈简单地更换睡姿，就能帮助、促进消化与循环系统的代谢，消耗更多的脂肪。俯卧是消耗更多腰腹部脂肪、迅速平坦小腹的最佳睡姿。

早吃晚餐

新妈妈在睡前 4 小时吃晚餐就不容易发胖，如果已经有很多赘肉，可以把晚餐时间更提前一些，比如晚上 6 点之前，让肠胃在睡前有充分的时间消化、排空，这样腹部就不会囤积脂肪，新妈妈也才可能拥有平坦的小腹。

恢复修长美腿，让新妈妈更自信

身材和容颜是女性永久的话题，经历过分娩的新妈妈也不例外。有时由于生理、心理的变化，新妈妈可能比一般女性更关注身体变化。不少产后新妈妈都抱怨自己在生完宝宝后，原本优美的体形不见了，不仅脸上、身上出现了斑点、妊娠纹，而且腰部、腹部等都要比以前粗得多。特别是很多新妈妈在孕前有一双修长的美腿，可产后却变得又粗又肿，连裙子都不大敢穿了。其实新妈妈大可不必如此，只要有毅力和耐心，方法得当，新妈妈恢复美腿并非难事。

洗澡美腿

洗澡加上合适的洗浴用品，如浴盐、精油等，可以促进血液循环，能让腿部曲线更优美。

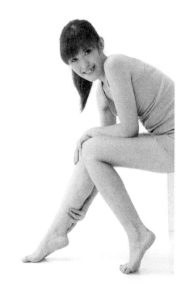

按摩瘦腿

新妈妈可以挑选一款适合自己的精油，取 1~2 滴滴在腿上，随后用捏、揉、推等方式进行按摩。

美腿操

• 小腿操

1 双腿并拢，双手放在脑后，左腿微屈，右腿向外伸直。左右腿各重复 5 次。

2 仰卧在垫上，双手叉腰，双腿向空中做蹬踢的动作，心中默数 50 个数，随后双腿弯曲放在垫上休息几秒钟，再重复上述动作。

• 大腿操

1 脚尖向外站立，腰背挺直，双腿叉开微屈，与肩同宽，双手放在大腿上。

2 右腿向前伸，脚尖向上，腿尽量向下压，连做 5 次。随后换左腿，重复 5 次。

3 双拳紧握向前，双腿微屈下蹲，上半身仍然保持挺直。

4 仰卧垫上，双手叉腰，左腿弯曲，右腿伸直由下至上，连做 5 次。随后换左腿，重复 5 次。

> **小贴士**
>
> 美腿按摩手法
> 用手捏起腿上的肌肉往上提，每次持续3秒。
> 用手掌的掌心按住大腿上的某个位置，随后做逆时针转动，反复20次。
> 双手用力放在大腿上，随后自上向下用力推，重复15次。
> 不断拍打腿部，使腿部肌肉放松。
> 将双手的手掌全部贴在小腿肚周围，双手交替动作向上抚摩。双手共做10次。
> 双手的手掌紧贴包住腿肚肌肉，双手扭动进行揉搓，一直持续到腿肚全部变热为止。

▶ 新妈妈瘦身运动面面观

爱美的新妈妈最关切的问题就是产后身材能否恢复到原来的窈窕有致。新妈妈可以安心的是，身材能否恢复的问题，答案是肯定。其中帮助新妈妈恢复身材的最好途径就是瘦身运动，对比节食、药物减肥、抽脂，瘦身运动无疑是最安全、最稳妥的。总体来说，以下运动是瘦身心切的新妈妈比较理想的选择。

游泳

游泳是一种全身运动，不但可以塑形，还可提高新妈妈的心肺功能，锻炼全身几乎所有的肌肉。如果新妈妈能坚持有规律地游泳，瘦身计划一定会见成效。

仰卧起坐

平坦紧实的腹部是每个爱美的新妈妈都希望拥有的，而仰卧起坐则可以帮助新妈妈实现这一愿望。新妈妈只要使用合适和正确的方式做仰卧起坐，一段时间后，腹部的赘肉一定会大为减少，大肚腩渐渐消失，紧实平坦的小腹渐渐出现。

俯卧撑

俯卧撑更像个体力活，但新妈妈用来减肥瘦身极有成效。如果俯卧撑做得正确，可以带来很多方面的锻炼，比如增强胸肌、背肌、三头肌，还有腹肌，使全身肌肉紧实，显得健美。

散步

散步是最简单、最有效的锻炼方式，新妈妈可以在任何时间、任何地点进行。对于散步这项锻炼，也需要循序渐进、持之以恒，只有长时间的坚持，才会出现瘦身的效果。

蹲马步

蹲马步可以锻炼到身体的很多肌肉，如四头肌、腿窝和臀肌，对新妈妈的产后塑体极有帮助。

爬楼梯

爬楼梯是一项很普遍的运动方式，可以消耗新妈妈体内多余的脂肪，锻炼新妈妈的心肺功能，对产后瘦身有非常明显的作用。

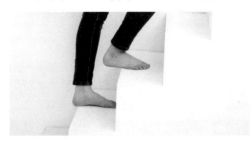

产后美胸，让胸部更坚挺

新妈妈产后，或者哺乳后，会出现乳房变小、松弛、下垂的现象。一些新妈妈为了保持乳房完美的曲线，甚至想要或者已经放弃了母乳喂养，这是不科学的。因为新妈妈产后遇到的乳房问题和给宝宝哺乳没有关系。相反，新妈妈进行母乳喂养，对产后瘦身有促进作用。其实新妈妈只要采取正确的护理乳房的方法，实施一些合理的美胸措施，无须停止哺乳，乳房也会恢复坚挺、优美的胸形。

坚持做胸部锻炼

新妈妈每天应抽出一定的时间来进行胸部体操，这样不但可使胸部更为健美，也可刺激乳腺，使乳汁的分泌更顺畅。

• **方法 1**：背肌伸直，端正姿势。手掌握拳，手肘内侧朝身体贴近。手腕最好不离开身体，肩膀打开，胸肌与背肌维持2~3 秒的紧张状态后放松，在挺胸的状态下反复进行 10 次。

• **方法 2**：双手合掌，并使手掌相互用力合压。合压时，胸部两侧的胸肌拉紧，呈紧绷状态，约进行 5 秒钟后放松。重复10 次左右。

正确选用内衣

新妈妈在产后要坚持穿合身的内衣，只有起承托作用的内衣尺寸合适，且一直穿着，才能改善胸部下垂的情况，但

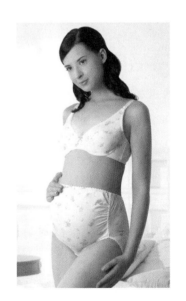

要注意不能勒得太紧，以免影响呼吸。睡觉时，新妈妈不宜穿有钢圈的内衣，因为这可能会影响胸部的血液循环，导致乳腺导管堵塞或乳腺炎。

正确哺乳

新妈妈要采取正确的方法哺喂宝宝，要让宝宝交替吮吸两侧乳房，当宝宝只吃空一侧乳房就吃饱后，新妈妈要将另外一侧的乳房用吸奶器吸空，保持两侧乳房大小对称。

选用美乳产品

如果新妈妈的乳房变形厉害，新妈妈也可以选用美乳产品，如美乳霜。但如果新妈妈母乳喂养，要等宝宝断奶后再使用美乳霜，因为美乳霜中大多含有激素，哺乳期内使用会对宝宝造成影响。

沐浴健胸

新妈妈在沐浴时，使用莲蓬头冲洗乳房，最好进行冷热交替喷洒，冷热的交替刺激有助于提高胸部皮肤张力，促进乳房血液循环，使乳房变得坚挺起来。

给乳房按摩

新妈妈在每晚临睡前或是起床前，可以躺在床上自行按摩。将一只手的食指、中指、无名指并拢，放在对侧乳房上，以乳头为中心，顺时针由乳房外缘向内侧画圈，两侧乳房各做 10 次。经常这样做，可以促进局部的血液循环，增加乳房的营养供给，有利于雌激素分泌，从而起到美胸的作用。

做好皮肤护理，保持光彩照人

每个新妈妈都想成为漂亮妈妈，可生了宝宝后，脸上冒出的痘痘、渐渐显露出的斑点和不再那么紧实的面部皮肤，让新妈妈很是纠结，想要好好护理一下，又担心宝宝受到影响；不做护理，又害怕持续下去，难以恢复以前光彩照人的容颜。这里要告诉新妈妈的是，哺乳期内，适当的皮肤护理还是应该做的。

新妈妈皮肤护理不能少的事

• 清洁皮肤

当新妈妈伤口愈合情况良好时，就应做好皮肤清洁，否则很容易导致皮肤感染，患上毛囊炎等疾病，影响健康的肤色恢复。

• 皮肤保湿

新妈妈产后容易出现皮肤干燥的情况，而保湿能很好地恢复皮肤的屏障功能。对于干性皮肤、中性皮肤的新妈妈来说，单纯喝水或者通过饮食来使皮肤保持湿润是不够的，还需要适当使用一些保湿护肤品。

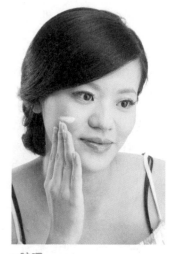

• 防晒

新妈妈产后一般会有妊娠斑等皮肤问题，而日光的暴晒或者紫外线照射都会加重色素沉积，使皮肤变黑，因此要注意防晒。

新妈妈皮肤护理要点

新妈妈外出时一定要涂抹防晒的护肤品，保护皮肤，防止色斑加深。

新妈妈可以吃一些含有维生素 C 和维生素 E 的食品，比如番茄、卷心菜、柠檬等，尽量不要吃油炸食品。

及时有效地消除脸上的色斑，如黄褐斑等。

产后新妈妈要勤于用温水洗脸，同时要选择性质温和的洗面奶。

要注意饮食均衡，不要在产后大补特补。

多喝开水，多吃水果蔬菜，注意肠胃是否排泄正常，保持睡眠充足。

新妈妈应该少用或不用具有刺激性的洗面奶、美白产品等，这些产品对皮肤有害无益。

新妈妈可以随身准备一瓶保湿喷雾，每隔一段时间喷一下，给肌肤补补水。

缓解产后肌肤松弛的方法

新妈妈可以采用冷温水交替洗浴法，先用温水洗，再用冷水冲 30 秒，重复多次，冷热交替能促进血液循环，紧致肌肤。

洗浴后新妈妈可以为肌肤涂上有紧致功效的按摩霜，进行适当的按摩，这能为皮肤组织提供营养及氧气，还能恢复肌肤的弹性。

拒绝产后发胖，预防是关键

当今时代，胖，是个不受欢迎的词，女性更是唯恐避之不及。可对于经历孕产的新妈妈来说，在整个怀胎的过程中，为了自身健康和宝宝成长，不发胖是不可能的。不过新妈妈不用沮丧，自己同样可以拒绝肥胖，但要从产后出了月子期开始。这个时候的新妈妈，拒绝产后发胖，预防是关键。具体来说，新妈妈可以从以下方面调整自己的生活，远离脂肪，健康瘦身。

母乳喂养宝宝

新妈妈坚持母乳喂养，不但有利于宝宝生长发育，也可以加强母体新陈代谢，将体内多余的营养成分输送出来，从而达到预防肥胖的目的。

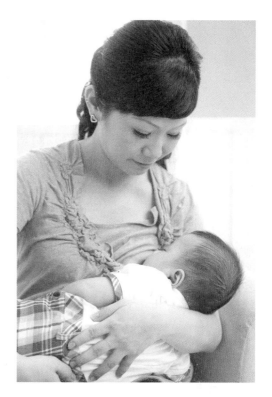

饮食有控制

新妈妈产后需要的营养依然比平常多，但也要注意饮食有节，一日多餐，按时进行，形成习惯。新妈妈应该多吃高蛋白、高维生素、低糖、低脂肪的食物，多吃蔬菜水果。

情绪要良好

不良情绪会使新妈妈体内分泌系统功能失调，影响自身新陈代谢，造成肥胖等问题。

运动锻炼不可少

运动锻炼是身上脂肪的天敌，新妈妈只有适量运动，锻炼身体，身上才不会累积过多的脂肪，从而避免肥胖。

让手臂纤细，为形象加分

人体的双臂会因年龄的增加而产生皮下脂肪，对于女性来说，尤其是做了新妈妈以后，手臂更是会变粗。怎样减去手臂上多余的赘肉，让自己的双臂纤细好看起来，是很多新妈妈迫切想知道的。新妈妈只要方法得当，找回以前纤纤玉臂是完全可以的。这里给新妈妈介绍几种锻炼手臂的运动，新妈妈可以参考使用。

绳操——塑造双臂的理想运动

绳操是配合绳子专门设计的一套健美操，在音乐的伴奏下，通过健身操协助，完成各种绳子的花样动作，重点锻炼双臂、背部、腰。

- **工具**：专业的弹力绳，要求细软、柔韧、有弹性。
- **热身运动**：将绳折成两段，用拇指、中指、食指轻轻捏住绳两端，使之易于在两手之间摇动，开始先做几个热身动作，这样可防止手臂关节在下面的绳操运动中受到损伤。热身后，按照以下步骤开始运动。

睡眠要适量

新妈妈产后夜晚睡 8 小时，午睡 1 小时，一天的睡眠时间即可保证，睡的时间不能再长了。如果睡眠时间过长，人体新陈代谢会降低，糖类等营养物质就会以脂肪形式在体内堆积从而造成肥胖。

> **小贴士**
>
> 在分娩后的半年内是瘦身的最佳时机，若好好把握这段时间，可以较顺利恢复产前身材甚至将身体的体能提升。其实产后1~2周就可以开始练习腹式呼吸或骨盆底肌群收缩（类似凯格尔运动），在一个半月后可开始做腹肌、臀腿训练等。除了许多新妈妈在意的下半身臀腿运动之外，手部肌肉的训练也很重要，可以预防胸部下垂、促进乳汁分泌。

- **绳操运动：**

1 侧并步
左脚向左侧点地时，双手拿绳，高过头顶向左摆动。右脚向右侧点地时，双手拿绳，高过头顶向右摆动。此动作可锻炼双臂和大腿。

2 举绳弯腰
双手举绳，高过头顶，手臂尽量绷直，随着腰部的左右侧弯，手臂一开一合。此动作可锻炼双臂和两侧腰。

3 举绳摆动
双脚打开，与肩同宽，脚步左右移动，双手根据脚步的拍子上下拉紧和放松绳子。此动作可锻炼双臂和腹部。

> **小贴士**
>
> 新妈妈在做这项运动前，要根据自己的身高选择适合自己的绳子。另外，新妈妈应该会一点基本的健美操动作。

日常小运动——消除手臂脂肪的健身操

运动 1：坐在有靠背的椅子上，将双手置于身体两侧，并扶在椅子的旁边。将双手手肘伸直，并将臀部缓慢离开椅子。弯曲手肘，但确保臀部不要接触椅子，保持 3 秒钟左右，恢复到原来的姿势。重复 5~10 次。

- **运动 2**：双脚分开站立，与肩同宽，小腹收紧，向外伸直双手。手指用力张开，从下方开始不断转动整条手臂，抬升到肩膀高度后，再慢慢转动放下。重复练习 5 次左右。

- **运动 3**：双手各握 1 只矿泉水瓶（或小哑铃），吸气时双臂用力向后打开，呼气双臂收回胸前。20~30 次 / 组，重复 2~4 组。

- **运动 4**：俯卧跪撑于地面（或床上），指尖向前，呼气屈臂，身体向下压，吸气双臂推直还原。15~25 次 / 组，重复 2~4 组。

- **运动 5**：双手各握 1 只矿泉水瓶（或小哑铃），将双手靠拢，双手同时用力将重物向身体的左右推移，保持自然呼吸。20~30 次 / 组，重复 2~4 组。

远离眼部皱纹，让双眼更迷人

眼睛是全身最娇嫩的部位，因此眼周皮肤最容易衰老、松弛，最先老化的是下眼角，其次是上眼角。新妈在月子里，要时时刻刻照顾宝宝，很是劳累，肌肤也跟着受累，眼部更是容易出现皱纹。所以新妈妈在忙碌中，不要忘了不时给眼部做做按摩，给眼周肌肤特殊的关照，远离眼部皱纹，让自己的双眼保持以前的明亮和迷人。

按摩祛皱法

- **沿着肌肉方向做旋转按摩**

用中指和无名指的指腹以眼窝为起点沿眼眶旋转 2 周，可以消除眼部肌肉的僵硬，使眼部从眼窝到眼角都得到润泽。

- **用手指"熨平"眼部皱纹**

由于指腹具有一定的温度，可以起到类似熨斗的效果。将眼部皮肤润湿，用食指指腹将每一条皱纹仔细"熨烫"平整。

食材祛皱法

- **茶叶**

茶叶是天然的健美饮料，除增进健康外，还能保持皮肤光洁，延缓面部、特别是眼部皱纹的出现及减少皱纹，还可防止多种皮肤病，但要注意不宜饮浓茶。

- **米饭团**

当米饭做好之后，新妈妈可以挑些比较软的、温热的米饭揉成团，放在眼部轻揉，把皮肤毛孔内的油脂、污物吸出，直到米饭团变得油腻污黑，然后用清水洗掉，这样可使眼部皮肤呼吸通畅，减少皱纹。

- **鸡骨**

鸡皮及鸡的软骨中含有大量的硫酸软骨素，它是弹性纤维中最重要的成分。把吃剩的鸡骨头洗净，和鸡皮放在一起煲汤，不仅营养丰富，常喝还能消除皱纹，使肌肤细腻。

- **水果、蔬菜**

橘子、丝瓜、香蕉、番茄、西瓜皮、草莓等瓜果蔬菜对皮肤有最自然的滋润作用，祛皱效果良好，又可制成面膜敷面，能使脸面光洁、皱纹舒展。

眼部护理3分钟

- **第一个"1分钟"**：洁面时进行 1 分钟眼部按摩。用中指逆时针在眼部打圈，至太阳穴时手指轻轻上提眼角、轻按两下。每次洁面都按摩可以彻底清洁毛孔里的尘垢和过剩油脂，增加皮肤的弹性。
- **第二个"1分钟"**：洁面后使用眼霜或眼部精华按摩 1 分钟，从而预防和减少皱纹。在眼睛四周点上薄薄的一层眼霜或眼部精华，

然后按内眼角、上眼皮、眼尾、外眼角的顺序轻轻按摩，直至肌肤完全吸收。

- **第三个"1分钟"**：略作休息后，做简单的 1 分钟眼部按摩。用中指和无名指轻按眼眶，舒缓眼部组织。再由鼻梁处开始，用中指轻柔地按压眼睑，由内眼角按至眼尾。最后从外眼角开始，用中指轻柔地按压眼睑，由眼尾按至内眼角。

▶ 产后美容，内外兼修不可忘

产后的新妈妈，以前的娇美容颜现在问题多多，黄褐斑、痘痘、皱纹、肌肤松弛等一起粉墨登场。容颜光彩照人，是每个新妈妈内心的愿望，可面对这么多问题，很多新妈妈却一筹莫展。其实对于产后脸部皮肤糟糕的问题，新妈妈只要遵循一个原则——内外兼修，那么这些烦恼就会迎刃而解。

内部调理

- **保证充足睡眠**

  睡眠是新妈妈最好的内服美容剂。睡眠充足，才会有好精力；精力充沛，才会有好气色。

- **保持好心情**

  好心情是新妈妈最好的化妆品，新妈妈只有每天精神愉快，心态积极向上，新陈代谢才能顺畅，身体机能才能灵活自如，从而实现很好的营养平衡和排毒，使皮肤整体上显得健康、有光泽。

- **多喝白开水**

  通过喝白开水补充面部的水分，加快体

内毒素排出。同时多喝水还会增进肠胃的新陈代谢功能，保持肠胃通畅。

- **多食富含维生素 C、维生素 E 及蛋白质的食物**

  这类食物如柠檬、番茄、薏米等。维生素 E 能促进血液循环，防止老化；维生素 C 可抑制代谢废物转化成有色物质，从而减少黑色素的产生。

外部调理

- **让脸部保持清洁**

  在日常生活中，新妈妈应该随时让脸部皮肤保持清洁，只有脸部清洁，毛孔不被堵塞，皮肤才能很好地呼吸，很好地新陈代谢，从而保证皮肤的健康和光泽。

- **防晒**

  防晒是新妈妈产后美容一定要做的事，因为紫外线是皮肤的大敌，会引起面部色素沉着及皮肤老化，所以新妈妈出门一定要涂防晒液。

- **选择适合自己的护肤品**

  对于护肤品来说，不是最贵的就是最好

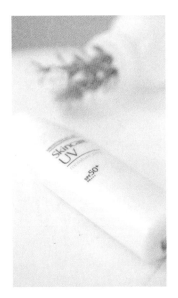

痘、皱纹就会缴械投降，皮肤松弛、老化问题就会消失不见，而新妈妈也就面色红润、有光泽，真正的光彩照人了。

美容误区，新妈妈勿入

产后新妈妈既要照料宝宝，有时也要做家务，所以容易忽略对皮肤的护理，一旦想起自己的美容问题，可能发现皮肤问题已经很严重了，这时新妈妈就会着急起来，打起皮肤保卫战，甚至因为急于求成，而踏入了产后美容的误区。一般来说，美容误区有以下几个：

• 早上只用清水洗脸

皮肤经过一整夜的新陈代谢，有汗液、油脂的分泌，也有新陈代谢中老化角质的脱落，被单、枕巾上也会有螨虫、灰尘等沾染到脸上，所以新妈妈只用清水洗脸是不能彻底清洁皮肤的。而且脸上的污垢没有清洗干净，新妈妈再化妆，很容易堵塞毛孔，产生粉刺、黑头等。

• 用毛巾擦干脸上的水分

毛巾比较粗糙，擦在细嫩的皮肤上，会刺激并伤害皮肤，让肌肤长细纹。而且毛巾的细菌较多，对面部皮肤健康有很大的负面影响。

• 过度清洁

有的新妈妈在同一天既使用磨面膏，又使用洁净面膜对皮肤进行深层清洁，这两种护肤品同时使用时，对皮肤的刺激和伤害很大，特别是干性肤质的新妈妈，会造成皮肤过度干燥。

• 将紧肤水直接倒在手上往脸上拍打

将紧肤水倒在手上往脸上拍打，既起不到再次清洁的作用，又会在拍脸时浪费掉。新妈妈应该取适量紧肤水浸湿化妆棉后，轻轻地涂抹在干净的脸部和颈部，这样不仅干净卫生，而且只需一点就能够涂满整张脸，减少浪费，紧肤水还能发挥再次清洁及滋润、调理肌肤的功效。

新妈妈一定要避免踏入以上的美容误区，同时无论是洗脸，还是做其他的护肤工作，新妈妈都要精心细心，不要快速草草地收场，快速动作会对皮肤产生很大的伤害。新妈妈应掌握一定的皮肤美容技巧，让产后的自己变得更漂亮。

的，而是适合自己的才是最好的。也不要轻易相信别人的经验，一款护肤品，别人用起来很好，未必适合自己。每个新妈妈的肤质不同，所以选用护肤品一定要谨慎，以防不仅没有保护皮肤，反而伤害了皮肤。

• 其他方法

有条件的新妈妈还可以定时到美容院做美容，每月到专业的护理中心做 2~3 次的全身护理，或者坚持使用精油内调外用 3~6 个月。这些方式，都可以很好地让新妈妈恢复娇颜，保持年轻靓丽。

新妈妈只有在日常生活中由内到外进行调节，做到养护结合，讨厌的斑点、痘

打造腰部线条，辣妈有对策

生了宝宝，新妈妈的腰部线条就不那么柔美了，腰部堆积了多余的脂肪，让新妈妈看起来显得臃肿，什么"小蛮腰""水蛇腰"，感觉自己的腰部好久没有那样的状态了。当前减肥瘦身是女性的时尚主题，所以对付产后不雅观的腰部，甩掉腰部赘肉，时尚辣妈对策也不少。

呼吸瘦腰

新妈妈挺直脊背端坐，吸气并收缩腹部，持续约20秒，然后放松并呼气。16次为1组，早、中、晚各练习1组。此法能够加快全身血液运行，带动肠部做伸缩运动，帮助清除积聚于肠内的废物和毒素，提高消化能力，降低腰腹部囤积脂肪的机会。

按摩瘦腰

新妈妈每晚洗完澡后，用西柚香熏油以顺时针方向打圈按摩肚皮。此法有助于减去肚腩和蜂窝组织，消除水肿，产生瘦腰效果。

运动瘦腰

• 第1组

新妈妈睡前躺在床上，把双手放在头后面，然后将头慢慢抬起，眼睛看着肚脐，再把头靠回手上，重复做8次。

• 第2组

1 一条腿跪地，另一条腿伸直，向一侧拉伸腰部线条。

2 先平躺，然后尽量起身，用左肘碰右膝盖，用右肘碰左膝盖。

3 两腿分开，平躺，腿部与上身同时用力起身，用手抓住足踝处。

4 在平躺的状态下，抬起两腿到达头顶上方，用双手攥住双腿。

• 第3组

1 双脚打开，比肩略宽，吸气收腹夹臀，双手置于大腿两侧。

2 从右边开始，双眼直视前方，身体上半身往右边侧下，右手贴着大腿往下滑，肩膀保持平衡，不可往前倾斜，至个人的极限定点后略停。

3 回到中间，换左边持续进行。

• 第4组

1 基本坐姿，背部挺直，头与颈部抬高，肩膀放松，腹部收缩。

2 双手拿着面纸盒或其他替换物，先将身体向右转，将面纸盒置于地上，停留10~15秒，回到中间后，再转向左边，反复进行3~5次。当持续练习后可将面纸盒放置在较远的位置。

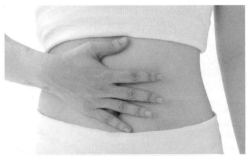

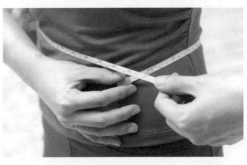

减肥注意事项

大多数新妈妈产后都会受到脂肪堆积、腰围变粗等问题的困扰，减肥也成了避不开的话题，很多新妈妈更是把产后减肥当成了必修课。新妈妈爱美，有健身塑体的要求是没有错的，但有的新妈妈采用了不正确的减肥方法，踏入了减肥的"雷区"，不仅没有达到纤体的目的，还损害了自己的健康。所以新妈妈减肥一定要选择科学的产后瘦身术，不要盲目、求瘦过切，应该量力而行。其中以下注意事项，新妈妈不应该忽视。

产后盲目节食

为了快速减肥，很多新妈妈产后即开始节食，结果产生了贫血现象。产后42天内，新妈妈不能盲目节食减肥。刚生产完，身体未完全恢复到孕前的程度，还担负繁重的哺育任务，此时正是需要补充营养的时候。如果新妈妈产后强制节食，不仅会导致身体恢复慢，严重的还会引发各种产后并发症。

产后吃减肥药

哺乳期的新妈妈服用减肥药，乳汁里会含有药物成分，这样就等于也给宝宝吃了减肥药。宝宝的肝脏解毒功能差，药物易引起宝宝肝功能降低，造成肝功能异常，因此产后哺乳期内的新妈妈吃减肥药是错误的。

过度进食高热量食物

一般情况下，哺乳的新妈妈更能早日恢复身材，并且能够降低卵巢癌、乳腺癌的发病率。可如果新妈妈为了哺乳而不注意饮食，毫无节制地吃高热量的食物，加上活动少，新妈妈变胖是不可避免的。

产后马上做减肥运动

新妈妈不宜在产后马上做减肥运动。新妈妈刚分娩不久就做一些减肥运动，可能会导致子宫康复放慢并引起出血，而强度大一点的运动也会使新妈妈的手术伤口或外阴切口的康复放慢。

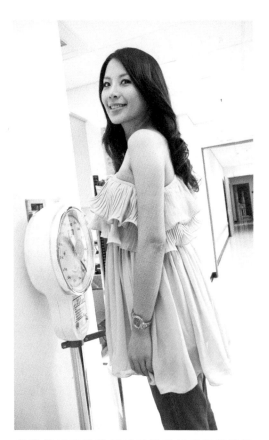

小贴士

新妈妈想要减肥，亲自哺乳、匀速适量运动、饮食均衡、远离高热量食物是最安全有效的方式。

产后减肥常识早知道

很多新妈妈生完宝宝后就急于减肥，有的却因对减肥的一些常识不了解而陷入盲点误区。比较清醒地认识减肥，才能科学、合理地减肥，以下关于产后减肥的常识新妈妈应该心里有数。

产后肥胖的内涵

新妈妈在整个怀孕过程中，体重增加9~13.5千克是合理的，而如果产后6周体重超过怀孕前体重的1/10，就是产后肥胖。

产后肥胖的原因

新妈妈怀孕后，由于内分泌和新陈代谢的改变，肠胃蠕动变慢，腹部肌肉松弛，从而导致产后肥胖。

新妈妈产后胎盘脱离母体，体内的母体胎盘素会快速下降，无法代谢体内多余的脂肪，造成产后肥胖。

产后减肥的范围

产后减肥包括因生产堆积的脂肪消除，体重降低，局部身材恢复，饮食恢复，等等。

产后减肥原则

产后减肥要遵循科学、合理、安全的原则。具体而言，新妈妈要饮食均衡，不要盲目节食。运动强度要合理，不要过于剧烈，应该循序渐进，慢慢加大运动强度。哺乳新妈妈不吃减肥药等。

产后减肥时间表

月子期间不可减肥。产后6周，可以开始低强度减肥；产后2个月，循序渐进地进行减肥；产后4个月，可以加大减肥力度。产后6个月内，是减肥的黄金期。

沐浴减肥，健身瘦身双达标

沐浴，让身体清洁又卫生，是新妈妈日常生活中一项不可缺少的内容，但很多新妈妈可能对沐浴能够减肥不大了解。沐浴，本身就属于一种运动，如果在此过程中，有针对性地做一些动作，则可以达到很好的减肥效果，使新妈妈既健身又瘦身，可谓是理想的减肥方法。

在洗澡时，新妈妈可以用喷头喷出的强劲水流冲洗身体的各个部位，尤其是有赘肉的地方，更要不断冲洗按摩。要注意的是，这种冲洗按摩要从远离心脏的部位开始，这样更有利于新妈妈的健康和安全。

沐浴时，除了全身冲洗按摩外，新妈妈也可以针对身体的个别部位进行冲洗按摩和其他方式的按摩。

腹部

在腹部以顺时针方向进行远距离和近距离的轮流冲洗，最好能保持水流的强弱。用沐浴棉在腹部从下往上搓擦，次数越多减肥效果越明显。

腿部

弯腰，将喷头对着小腿，由下往上冲。轮流冲洗按摩双腿，反复交替数次。双腿张开，上身向前弯曲，用沐浴棉从脚趾经脚踝、小腿、大腿往上擦，反复搓擦两三次。

臀部

以立正的姿势，从腿部往上经臀部至腰部，用沐浴棉搓擦五六次。

新妈妈沐浴时，除了采取站姿，也可以采取其他更为舒适的方式，这不仅能使新妈妈更放松、更舒服，而且也有一定的减肥效果。

半身浴

新妈妈将下半身泡在温热水中 20 分钟，既可以加强减肥重点区的沐浴，又不会造成心脏的负担。

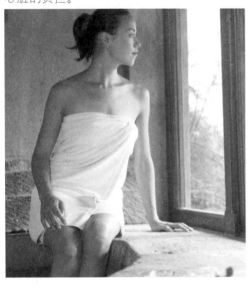

坐浴

新妈妈在温热水中泡 5~10 分钟，可以改善便秘，减少脂肪积累，达到减肥的目的。

沐浴瘦身操

新妈妈洗热水澡的时候，配合一些运动，能更直接地利用水压和浮力来减肥，同时也可以促使发汗和消耗热量。做沐浴瘦身操，最好在水位比较高的浴缸内进行。

• **腰部操**

双手扶着浴缸两侧，腰部靠着浴缸壁，左右适当用力摩擦 5 次，再前后挤压 5 次。

• **胳膊操**

双手扶住浴缸两侧，胳膊部位微屈，坚持 10 秒，从而使臀部肌肉受力，达到瘦臂的目的。

• **小腿操**

小腿左右摆动，从而充分感受水压。活动脚趾，双脚底部与浴缸壁相抵，前后用力挤压运动共 20 次，从而按摩脚底穴道。

双手扶着浴缸两侧，踮起脚尖，使身体能摆动，然后左右摆动腰部，共 5 次。

• **大腿操**

双手扶着浴缸两侧，绷直大腿，上下抬动，使腿部脂肪充分消耗。

双手交叉，从里向外抱住双腿内侧，向外使力，双腿向里使力，静止 5 秒，共 5 次。

◗ 避开不利因素，减肥更成功

很多新妈妈发现，自己一直在努力减肥，却总是收效甚微。有的新妈妈甚至发现，虽然一直在减肥，可脂肪不仅没少，还比以前多了，这对追求时尚和靓丽形象的新妈妈来说，无疑打击不小。那么，新妈妈减肥效果打折的原因是什么呢？有哪些不利因素影响着新妈妈的减肥成效呢？一般情况下，以下这些问题的存在，干扰了新妈妈的减肥瘦身计划，所以新妈妈只有规避这些不利因素，才能早日找回自己的魔鬼身材。

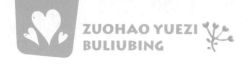

意志薄弱

减肥是个辛苦的过程，新妈妈不仅要能拒绝美食的诱惑，还要有吃苦的精神。有的新妈妈在减肥的过程中，一时忍受不了麻烦或辛苦，或者抗拒不了高热量的美食，就暂时把减肥搁置一边了，等下次重新开始减肥的时候，减肥效果当然要大打折扣。

受家人干扰

有的新妈妈可能顾忌家人，特别是宝宝，觉得家人忙这忙那，宝宝那么小，自己更应该安心照顾宝宝，也为家人分担一些家务。其实爱宝宝、爱家人和自己减肥并不冲突，新妈妈应该按照自己合理的减肥计划，每天按时进行。新妈妈健康的身体、窈窕的身材也能提高家庭的幸福指数。

在乎别人的目光

分娩不久的新妈妈，可能身材要臃肿一些，虽然想要好好减肥，可有的新妈妈又缺乏自信，在户外运动，害怕别人看到、评价自己胖胖的身材。其实很少有人太关注别人的体态体貌，新妈妈大可不必有这样的顾忌，在室内的减肥运动是有限的，只有在户外散步、慢跑等，才会有更好的减肥效果。

受情绪影响

由于经历了孕产过程，生理、心理发生了些变化，新妈妈的情绪可能不太稳定，有时候会莫名的情绪低落，有时候觉得受挫、灰心。新妈妈一旦情绪不好，就很可能把减肥抛在脑后，相反可能还会通过暴饮暴食来缓解、发泄情绪，这对减肥更是不利。所以新妈妈无论心情怎么样，既然开始减肥了，就应该持之以恒地坚持下去，别让不良的情绪使自己的减肥效果打折。

▶ 随时补水，让新妈妈更水润

新妈妈产后消化功能减弱，皮肤排泄功能增强，同时还要哺喂宝宝，这些都会消耗新妈妈体内大量的水分，如果不及时补充，不仅新妈妈的身体吃不消，皮肤也会出现干燥、细纹、瘙痒等问题。所以，新妈妈应该随时有补水的意识，而且要从内到外给自己补水，只有这样，新妈妈才能恢复以前水润的肌肤，为漂亮妈妈的形象加分。

补水保湿去角质

皮肤表面覆盖着一层由皮脂、角质细胞和汗液组成的薄膜，具有滋润皮肤的作用，而且角质层中有自然保湿成分，使水分得以保持。如果角质层中水分下降到正常水平的10%~20%时，就可能出现皮肤干燥、粗糙的现象。新妈妈在产后，由于受到内分泌的影响，暴露的面部皮肤水分蒸发加快，皮肤角质层水分缺乏，从而出现了肌肤衰老的迹象，皮肤不再像往日那般柔滑细致，脸上肤色开始不均匀，肌肤对护肤品的吸收也不好了。所以新妈妈产后肌肤护理的第一步，就是补水保湿去角质，以此达到促进皮肤血液循环、加速粗硬老化角质如期脱落，使肌肤新陈代谢功能恢复正常的目的。

新妈妈早晚按时清洁脸部。在洗脸时做几分钟脸部按摩，这样可以促进粗硬角质软化，去角质更有效。额头、鼻周、下巴部位的油垢角质最多，可以使用适量的天然角质乳或角质霜，轻轻揉擦脸部的粗糙角质。新妈妈平时要养成喷保湿喷雾、涂保湿护肤品的习惯。

小贴士

去角质时要依皮肤生长方向脱，不可太用力，也不要一下子脱得太多，以防过度刺激，引起皮肤灼伤或脱皮、敏感。

喝水有讲究

　　新妈妈内在补水，首先就是喝水。但单纯喝白开水，水分还是容易流失，所以新妈妈可以在白开水中加入少许食盐，这样就能保住摄入体内的水分。新妈妈白天喝点盐水，晚上则应该喝蜂蜜水，这既是补充人体水分的好方法，又是养生、延缓衰老的饮食良方，两全其美。

• 新鲜蔬果不能少

　　新鲜的蔬菜水果富含水分、维生素 C、维生素 E 等，是新妈妈肌肤的水分补充和营养补充离不开的美容佳品。

1天补水时间表

6：00	空腹喝 1 杯温开水，让肌体循环系统充分活跃起来，兼具排毒养颜的功效
6：30	开始精心护肤
10：30	喝 1 天中的第 2 杯水
11：30	午饭前，喝 1 天中的第 3 杯水
13：00	喷保湿喷雾
15：00	喝 1 天中的第 4 杯水
17：00	喝 1 天中的第 5 杯水
18：00	用温水彻底清洁面部肌肤
19：00	晚饭前喝 1 天中的第 6 杯水
21：30	距睡前 1 小时左右喝 1 天中的第 7 杯水
21：40	进行睡前皮肤护理

晚上肌肤保湿补水一般步骤

• 洁肤

　　洁面洗澡不宜用太热的水，以防皮肤干燥。洁面时用无名指和中指蘸洗面奶，在脸部从里向外画圈，轻轻按摩清洗。

• 爽肤

　　洁面之后，将爽肤水拍到脸上，充分吸收。其作用是可以促进肌肤吸收水分、吸收营养。

• 润肤

　　拍上爽肤水之后，应该涂保湿夜霜，边涂边由下至上、由内向外按摩，让肌肤在晚上能充分吸收营养。新妈妈切记，眼部和唇部要用专用的保湿产品。

• 全身护理

　　在全身涂上保湿的护肤乳液，方向是由下而上做打圈状，慢慢按摩。这样做不但能够起到保湿的作用，还能使肌肤紧致。

补水保湿须知

　　每周应该做 1~3 次补水面膜，视皮肤状况而定，最少也要做 1 次。

　　只用保湿护肤品是不能做好保湿的，还要每天补充足够的水分。

　　保湿补水护肤品的分子越小，就越能深入皮肤基底。如果是大分子保湿补水护肤品，就只能预防表面干燥。

　　皮肤干燥要了解清楚原因，再选用保湿护肤品，只有对症下药，才有效果，如贫血造成的皮肤干燥要补血才有效；而衰老造成的皮肤干燥要用促进再生产品才有效。

　　皮肤滋润并不意味皮肤年轻，在用保湿护肤品的同时，也应该同时使用抗氧化、抗自由基和促进再生护肤品。

　　保湿要选用容易被皮肤吸收的油脂。

　　干性皮肤以及冬天时应选用含油分的保湿剂。油性皮肤以及夏天时应选用没有油分的补水护肤品。

　　每次洗完脸以后都要使用柔肤水，再用润肤乳或者润肤霜，因为润肤乳和润肤霜只是起到润肤和保护皮肤的作用，并不能起到补水和锁水的作用，而柔肤水是很好的锁水、补水护肤品。

　　如果是油性肤质的新妈妈，包里应该经常带 1 盒吸油纸，因为出油也会影响皮肤补水的效果。

CHAPTER 5

远离月子病
保持好身体

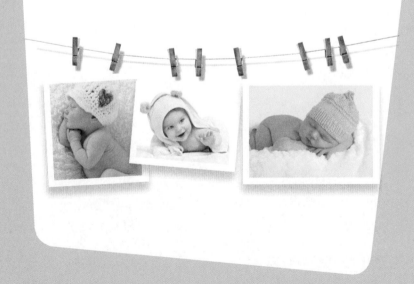

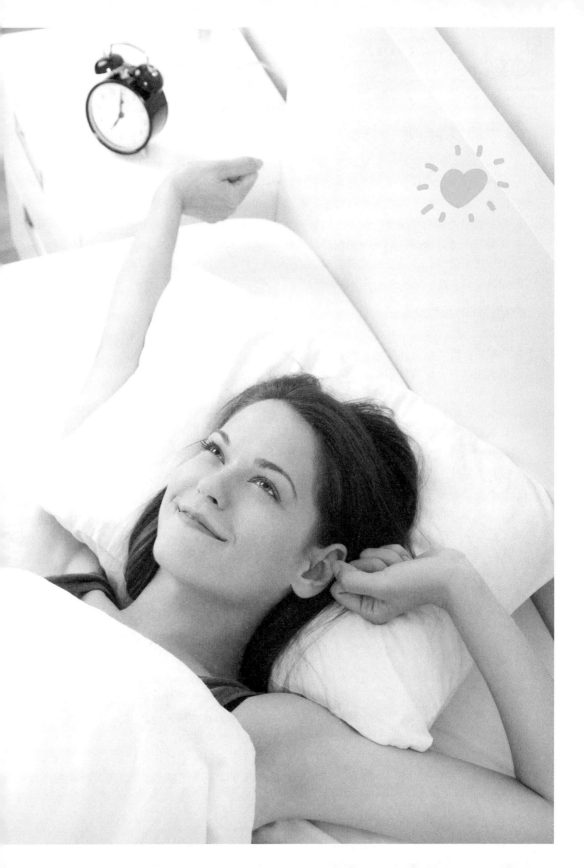

产后瘙痒，解决要及时

新妈妈在产后因为体质变化等原因，会出现产后瘙痒的症状。患有产后瘙痒的新妈妈极其难受，有时痒起来会坐卧难安，不仅影响新妈妈的休息和健康，也大大地影响了新妈妈的心情。所以，如果新妈妈产后出现了皮肤瘙痒的情况，要及时处理、解决，为新妈妈坐一个健康舒服的月子提供保障。

产后瘙痒的类型及成因

• 荨麻疹

成因： 新妈妈身体虚弱，照顾宝宝也要耗费大量精力，使得体质改变，容易引发荨麻疹。新妈妈饮食不当，吃了容易引发荨麻疹的食物，如米酒类料理等，引发荨麻疹。

表现： 荨麻疹表现为红红的丘疹，慢慢融合成一大片，全身都会发作，搔抓后红疹会变得更明显，痒感也会更厉害。

改善： 荨麻疹通常要2~3天或更久的时间才能改善，厉害的痒感需要新妈妈用口服药才能控制。

• 痱子

成因： 按照传统方式坐月子的新妈妈，在月子里不洗澡，又把自己捂得紧紧的，汗腺排汗功能受到阻碍，从而导致发炎，产生痱子。

表现： 出现在新妈妈容易流汗的身体部位，尤其是长期贴在床上的背部，是一颗颗刺痒的红丘疹。

改善： 室温不要太高，流汗多时用毛巾擦拭干净，通常病情就能改善。

• 汗斑

成因： 新妈妈产后坐月子，不洗澡，又在闷热的空间里久待，大量排汗从而造成汗斑。

表现： 通常在新妈妈的躯干、腋下、颈部等易积汗水的皱褶部分出现，呈现淡褐色或脱色的椭圆形斑块，有时候也会互相融合成一大片。如果身上有汗斑，新妈妈一流汗就会觉得很痒。

改善： 新妈妈可以用抗微菌的外用药治疗，而皮肤的通风、干爽更重要。

• 湿疹

成因： 新妈妈过度洗手，手部干了又湿、湿了又干，引发了手部湿疹。新妈妈过度清洗乳头，加上宝宝吸吮时摩擦，造成湿疹，又痛又痒，极为难受。

表现： 新妈妈患有手部湿疹，手上会有非常刺痒的小水疱，皮肤会逐渐变得粗糙、脱皮、角质化，最后皲裂。

改善： 洗手后擦乳液，减少洗手频率。用温水擦拭乳头，不过度清洗，穿哺乳内衣。

• 药物过敏引发的瘙痒

成因： 分娩时使用的麻醉药、止痛药、口服或是注射抗生素、碘酒、胶布等引起药物疹，发生产后瘙痒。

表现： 通常在使用药物或药用胶布后3~7天产生，有些也会马上发作。

改善： 药物疹的临床表现比较多，发作期的长短也不大相同，需要专科医生诊断。

• 脂溢性皮炎症

成因： 是一种过敏性表现，常在新妈妈生活压力太大、睡眠不足或季节变化之际发作。新妈妈在月子里久不洗头，引发头皮上的脂溢性皮肤炎。

表现： 脂溢性皮炎症发生在头皮、眉头及鼻子附近，皮肤发红，并发有脱屑情形。

改善：新妈妈在月子里要调整自己的情绪，不要给自己太大压力。也应该在防风防凉的前提下，做好自己的个人卫生，保持清洁。

产后瘙痒的预防策略

洗澡时，水温不要太高，更不要因为身体痒而用温度太高的水，洗完澡后要趁皮肤还湿润时涂抹保湿乳液。

容易流汗的新妈妈，要注意保持室内温度、湿度，注意个人清洁卫生，尤其要注意皮肤皱

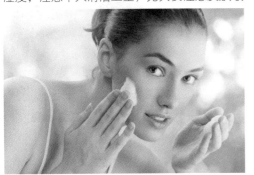

褶部位的清洁，最好穿吸汗的棉质衣物。

不要吃辛辣、寒凉的刺激性食物，不要饮酒抽烟，这些都会使身体痒感加剧。

新妈妈心情要愉快，也要保持充足的睡眠，凡事不要紧张，缓解身体及心理的压力，常可以缓解产后瘙痒的症状。

产后瘙痒治疗注意事项

新妈妈如果有轻微的产后瘙痒症状，可以用一些外用药膏涂抹。

产后瘙痒较严重的新妈妈，可以口服一些抗组胺药品。母乳喂养的新妈妈不用担心，多数抗组胺药品对宝宝是安全的。

产后瘙痒特别严重的新妈妈，一定要找专科医生诊治，以做到对症下药。

新妈妈不要自行用药，这可能会加重病情。哺乳的新妈妈更有可能因为选药不当而影响到宝宝。

慢性盆腔炎的预防和调理

很多新妈妈在生完宝宝后，都把精力放在宝宝身上，却忽视了自己的产后恢复。新妈妈只有自己有个好身体，才有充足的精力和体力更好地照顾宝宝，所以新妈妈必须细心关注自己的身体。盆腔健康就是新妈妈不能忽视的问题之一，而慢性盆腔炎很容易找上月子期体质比较虚弱的新妈妈，新妈妈一定要做好预防和护理的工作，把慢性盆腔炎拒之门外。

慢性盆腔炎的特点

慢性盆腔炎多为急性盆腔炎治疗不及时所致。慢性盆腔炎急性发作时，严重的可能会发展为慢性腹膜炎、败血症，甚至中毒性休克。

慢性盆腔炎的表现

患有慢性盆腔炎的新妈妈，大多有下腹持续疼痛、月经失调、白带增多、腰酸痛、尿急、尿频、排尿困难、食欲不佳、头痛、发热等症状，小腹两侧有条索状肿物硬结。

慢性盆腔炎的危害

• 慢性盆腔炎易致宫外孕

很多新妈妈对慢性盆腔炎不重视，治疗不及时，这是错误的。慢性盆腔炎可使输卵管内层黏膜因炎症粘连，使管腔变窄或闭锁，这样易使卵子、精子或受精卵的通行发生障碍，导致不孕。严重的盆腔炎可蔓延至盆腔

腹膜、子宫等组织，最终导致这些器官组织广泛粘连。

• **慢性盆腔炎易导致不孕**

盆腔内有子宫、输卵管、卵巢等生殖器官，盆腔的炎症直接影响到子宫、输卵管，尤其是输卵管的功能，慢性盆腔炎会导致输卵管的僵化或阻塞，使其不能输运卵子与受精卵而无法使新妈妈再次怀孕，从而导致不孕。

慢性盆腔炎的应对措施

对于慢性盆腔炎，关键在于预防和调理，积极彻底治疗急性输卵管卵巢炎、盆腔炎、腹膜炎，是预防慢性盆腔炎发生的关键。同时新妈妈还要保持心情舒畅，在日常生活中，积极预防慢性盆腔炎。首先，新妈妈应该劳逸结合，加强体育锻炼，增强体质，提高抵抗力。其次，月经期、月子期要禁止性生活，平时性生活也要注意卫生。再次，新妈妈要注意个人卫生及经期卫生，预防慢性感染。最后，新妈妈要适当增加营养，多进食银杏、山药、新鲜蔬菜等。维生素的摄入，特别是维生素 B_1 的摄入，对患有慢性盆腔炎的新妈妈大有裨益。

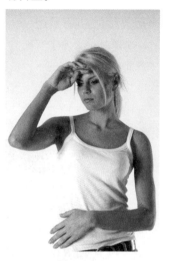

乳腺增生的预防和应对措施

乳腺增生是女性最常见的乳房疾病，生完宝宝不久，身体还没有彻底恢复的新妈妈更应该注意，因为这时新妈妈乳房的健康不仅关系着自己，还会直接影响宝宝。即使不母乳喂养宝宝的新妈妈，如果乳房出现问题，也会分散新妈妈的精力，使宝宝得不到更好的照顾。

乳腺增生自我检查很重要

• **视**：面对镜子，双手下垂，仔细观察乳房两边是否大小对称，有无不正常突起，皮肤及乳头是否有凹陷或湿疹。

• **触**：左手上提至头部后侧，用右手检查左乳，以手指之指腹轻压乳房，感觉是否有硬块，由乳头开始做环状顺时针方向检查，逐渐向外约三四圈，至全部乳房检查完为止。用同样方法检查右乳房。

• **卧**：平躺下来，右肩下放一个枕头，将右手弯曲至头下，重复"触"的方法，检查右边乳房。用同样方法反向检查左边乳房。

• **拧**：新妈妈也要检查腋下有无淋巴肿大，最后再以大拇指和食指压拧乳头，注意有无异常分泌物。

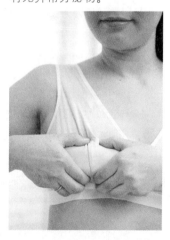

乳腺增生的日常调理

• 保持心情舒畅，情绪稳定

新妈妈情绪不稳定，会抑制卵巢的排卵功能，也可使雌激素增高，从而导致乳腺增生。所以新妈妈应该每天有个好心情，以稳定的情绪、乐观积极的心态面对生活。

• 避免使用含有雌激素的面霜和药物

有的新妈妈为了皮肤美容，长期使用含有雌激素的面霜，使体内雌激素水平相对增高，久而久之，就可能诱发乳腺增生。新妈妈在选购护肤品时一定要看清成分，买不伤害自己的产品。

• 母乳喂养宝宝

妊娠、哺乳对乳腺功能具有生理调节作用。因此，新妈妈应该尽可能母乳喂养宝宝，这对乳腺的健康十分有利。

• 保持生活和谐

新妈妈生活和睦、有规律，家庭温馨、幸福，有利于消除引发乳腺疾病的因素。

• 积极防治妇科疾病

患有其他妇科疾病的新妈妈也容易患乳腺增生，如月经周期紊乱、附件炎等，新妈妈如果有妇科方面的疾病，应该及时治疗。

乳腺炎的成因

乳腺炎多见于初产新妈妈，通常是产后第10~14天发病，主要是因为新妈妈产后身体抵抗力下降，致使病菌侵入乳腺生长、繁殖。另一个原因是新妈妈乳汁排通不畅，淤积在乳房内，引发了乳腺炎症。而有的新妈妈患乳腺炎，是因为在孕期忽视了乳头的清洁，使乳头皮肤表皮薄弱、易损裂，为产后乳腺炎的发生创造了条件。对于产后乳腺炎，新妈妈要做好预防和护理，减少月子期不必要的疼痛和麻烦。

乳腺炎的症状

新妈妈多以乳房胀痛开始，接着在乳房的外上1/4处出现明显压痛的肿块。乳房显著肿胀、疼痛、皮肤渐红、局部皮肤温度升高。若乳腺炎治疗不及时，新妈妈可出现高热、寒战、脉搏加快、同侧淋巴结肿大、白细胞增高等症状。

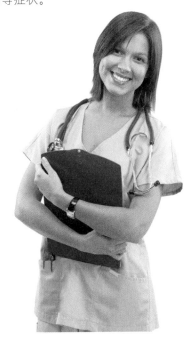

小贴士

如果新妈妈出现经常性乳房疼痛、有肿块、有异常分泌物等症状，一定要及时到正规医院做专业检查。患有乳腺增生的新妈妈，应该做到定期复查，每半年或1年做1次乳腺B超检查。乳腺增生的病因是多方面的，而新妈妈情志不遂、肝气郁结，久而久之导致气滞血淤于乳，是引发乳腺增生的很大原因，所以新妈妈应该提高自身免疫力、抵抗力，保持精神乐观、心情舒畅，远离乳腺增生带来的困扰。

乳腺炎的预防措施

想要预防乳腺炎，新妈妈就应该尽早喂奶，保持乳汁的通畅，注意乳头清洁，同时也要经常做自我胸部按摩。

每次喂奶前后，要用温开水洗净乳头、乳晕，保持干爽、干净。

每天喂奶时间要有规律，一般 3~4 小时喂 1 次（夜晚减少 1 次），应双侧乳房轮流哺喂。

每次喂奶尽量让宝宝吸空乳汁，如果未吸净，自己轻轻按摩挤出，以防止局部乳汁淤滞而引发炎症。

喂奶时不要让宝宝含着乳头睡觉，这样容易造成切咬乳头和用力吸吮，使乳头受伤而诱发感染。

喂奶姿势最好采取坐式或半坐式，侧卧有利于排空乳汁。

乳腺炎的治疗

一般的乳腺炎，乳房的奶水被吸出来后，会在一天内改善。如果症状非常严重，新妈妈已有明显的发烧、疲惫状态，或是乳头破皮皲裂，或在奶水被吸出后 24 小时内症状仍未改善，新妈妈就需要请医生诊治。

新妈妈的乳腺炎一旦使用药物治疗，即使症状改善了，也一定要吃完一个疗程，如果提早停药，乳腺炎可能会复发。如果新妈妈持续服用药物 5 天后，仍有疼痛的肿块存在，要考虑是否化脓。如果化脓，新妈妈就应该到医院接受医生的治疗。

> **小贴士**
>
> 新妈妈为治愈乳腺炎而服的药，对宝宝不会有影响，新妈妈仍可继续哺乳。

▶ 拒绝产后忧郁，做快乐妈妈

很多新妈妈在产后会出现情绪起伏、心情低落、焦虑、疲倦、失眠等症状，这些症状通常出现在产后 4~5 天，在 2 周内基本能够恢复平稳，一般不需要做特殊治疗。但不需要治疗，并不意味着没有危险，新妈妈在产后还是应该尽量调整自己的情绪，家人更应该关心、照顾新妈妈，协助新妈妈渡过产后的情绪难关。新妈妈只有拒绝产后忧郁，才能迎来快乐的月子期，做一个快乐的新妈妈。

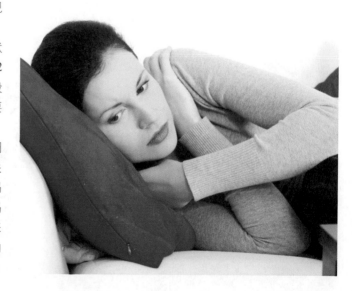

容易引发产后忧郁的因素

• 角色转换冲突

新妈妈产后不适应自己母亲的角色，很多原本可以做的事情，现在因为宝宝的出生而不能做了，新妈妈感觉自己的一生被束缚了，不自由了，所以产生了很大的心理落差，造成忧郁情绪。

• 生理因素

经过分娩这一生理过程，新妈妈的身体相当疲惫，再加上产后激素的变化，以及面对臃肿的体形，新妈妈的忧郁与不安会自然而然地出现。假如身边又缺乏亲友给予照顾宝宝上的指导协助，新妈妈的产后忧郁就会更加严重。

• 心理压力

产后因宝宝参与夫妻关系、婆媳关系，以及传统道德赋予女性的既定规范，会给新妈妈造成一定的心理压力，这也是造成产后忧郁的因素之一。

• 有过不愉快的孕产经历

有的新妈妈在怀孕期间经历了一些麻烦，或以前有过产程不顺的经历，以往的痛苦经验，让产后新妈妈在照顾宝宝时变得焦虑不安，也容易引发产后忧郁。

产后忧郁的预防措施

处理好与新爸爸的关系，不要只顾宝宝而忽略了新爸爸。

给自己适应宝宝的时间，不要要求自己做个完美妈妈。

每天空出属于自己的时间，做自己想做的事。

找家人或朋友倾诉心情，寻求支持。

如果怀疑自己罹患产后忧郁，不要害怕寻求精神科医生或心理专业人士的协助。

▶ 防治产后痔疮，让新妈妈身心舒畅

患了产后痔疮，新妈妈真是有苦难言，不仅身体难受，也影响了新妈妈月子里的情绪，同时因为新妈妈难受，宝宝也会间接受到影响。对于产后痔疮，新妈妈要以预防为主，平时的饮食起居要规律、合理。如果新妈妈已经患了产后痔疮，也不要有太大的心理压力，只要改变不良的生活习惯，保持积极乐观的情绪，结合医生的指导和帮助，或自行调养，或药物治疗，或手术治疗，新妈妈肯定能够早日摆脱产后痔疮，恢复身心舒畅。

新妈妈容易患产后痔疮的原因

新妈妈分娩后由于腹腔空虚，大便意识迟钝，常常数日不大便，造成大便在肠道内干结，排不出来。

坐月子期间新妈妈卧床较久，排便无力，使肛门受伤，从而产生排便困难。

分娩时或月子里，新妈妈由于屏气用力，而引起产后痔疮。

月子里新妈妈进食过于精细，造成便秘，引发产后痔疮。

产后痔疮的预防

• 勤喝水

新妈妈产后失血比较多，肠道津液水分不足，以致造成便秘。勤喝水，可以补充体内水分，软化粪便，有利于新妈妈排便。

• 调整饮食习惯

一些新妈妈爱吃辛辣口味的食物，同时月子里也会进食不少精细的食物，这样就容易引起大便干结、量少，使粪便在肠道中停留时间较长，从而引起便秘。新妈妈应该吃一些富含粗纤维的食物，如蔬菜、水果、豆类、燕麦、大麦等，这样的食物经消化后残渣较多，容易促使新妈妈大便。

• 早活动

新妈妈产后根据身体情况，尽量早一些活动，适量的运动可以增加肠道水分，增强肠道蠕动，从而达到预防便秘、远离产后痔疮的目的。

• 早排便

产后新妈妈应尽快恢复产前的排便习惯，一般3日内一定要排1次大便，以防便秘。产后新妈妈不论大便是否干燥，第1次排便时应该用开塞露润滑粪便，以免撕伤肛管皮肤而引起肛裂。

• 保持肛门清洁

新妈妈在产后要保持肛门清洁，避免恶露刺激污染，要勤换内裤，勤洗澡，擦拭时要选用柔软且质量可靠的毛巾。

产后痔疮的治疗

新妈妈可以在医生的指导下用药物治疗，如擦药或塞药，使用软便剂等，这些方法可以促使新妈妈排便。

患了产后痔疮，新妈妈更应该每天定时排便，尽量改变大便不通畅的状况。生活规律、勤换内裤、勤洗肛门，并且保持外阴干燥，这些方式对改善新妈妈的痔疮症状有重要的作用。

新妈妈也可以以坐浴的方式洗澡，促进血液循环，改善便秘情形。

患有产后痔疮的新妈妈可以合理做一些运动锻炼，如散步、太极拳、腹式呼吸等。

如果病情严重，新妈妈就应该接受医院的手术治疗了。

▶产后腰椎间盘突出的预防

新妈妈产后，由于内分泌系统还没有完全恢复，骨关节及韧带都比较松弛，对腰椎的约束以及坚固力量减弱，所以容易发生腰椎间盘突出症。很多新妈妈产后很少活动，所以体重会有所增加，而偏胖的腹部，使腰部肌肉负荷增大，更增加了腰椎间盘突出症的发病率。对于产后腰椎间盘突出，新妈妈应该在发病前预防，这比患病后再治疗，新妈妈承受的身体疼痛和医疗费用要小得多。

患腰椎间盘突出的早期预兆

• 经常腰扭伤

新妈妈只是弯一下腰，或起床叠被、洗脸就会突然腰扭伤，而且经常这样，可能就表明新妈妈患了腰椎间盘突出。

• 腰痛长期不愈

有的新妈妈平日经常腰痛，这可能是患了腰肌纤维炎，如果不及时治疗，很容易诱发腰椎间盘突出症。

• 发作性腰痛

一些新妈妈在过度伸位或过度屈位时曾发生过腰痛，一般可持续几天或1~2周，平常却没有任何症状，这可能也是腰椎间盘突出的先兆。

腰椎间盘突出的特点

一侧或双侧下肢疼痛、腰痛或一侧下肢痛麻。疼痛常向大腿、小腿外侧、臀部及足底蔓延。新妈妈打喷嚏、咳嗽、大便用力时都会使疼痛和腿麻加重，腰部活动时疼痛也会加剧。新妈妈卧床屈膝休息时，能使疼痛减轻。

腰椎间盘突出的预防措施

• **注意保暖**

产后新妈妈的体质非常虚弱，极容易受凉，尤其是怀孕期间受力较重的腰部，更容易受到风寒侵袭，所以要注意保暖，这是产后预防腰椎间盘突出很重要的一点。

• **注意休息**

新妈妈在月子里要有充分的睡眠。只有充分地休息，新妈妈才能恢复体力，恢复肌肉的弹性。

• **不要抬搬重物**

新妈妈一定要避免抬或搬很重的物体。即使拿不太重的物品，动作也不要过猛。拿东西时身体要靠近物体，避免闪腰。新妈妈在日常生活中一定要减少腰部受伤的机会。

• **加强锻炼**

新妈妈应该经常做一些运动和锻炼，增强腰部肌肉。长期缺乏身体锻炼，会导致腰

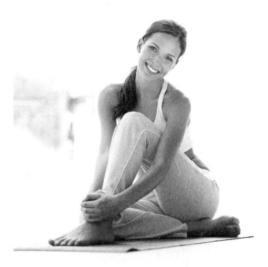

部肌肉力量减弱，不利于保护腰椎间盘。

• **控制体重**

大多数新妈妈产后体重都会有明显的增加，过于肥胖的腹部，会增加腰部的负荷，容易引发腰椎间盘突出。当然，新妈妈应该保持正常的体重，不能太胖，也不能太瘦，过于瘦弱，会降低身体的免疫力和抵抗力。

• **不要睡软床**

新妈妈长期睡在软床上，腰椎间盘承受的压力会增大，久而久之，就容易引发腰椎间盘突出，因此要改用适宜的硬床。

产后肛裂的预防和应对

产后肛裂是月子里新妈妈的常见病，往往给新妈妈带来许多难言的困扰和痛苦。对于肛裂，新妈妈应该以预防为主，平时要养成良好的饮食习惯，生活作息要规律，保持排便通畅，这样新妈妈就可远离产后肛裂，坐一个轻松的月子。

新妈妈容易发生肛裂的原因

一方面，新妈妈分娩时阴道扩张、撕裂，累及肛门，引发产后肛裂。另一方面，就是月子里的新妈妈因为饮食、身体等因素，导致便秘，引起产后肛裂。

产后肛裂的危害

• 疼痛

肛裂的疼痛非常剧烈，呈撕裂样疼痛或灼痛，新妈妈一般难以忍受，严重时可使新妈妈坐立不安，严重影响新妈妈的月子生活。

• 便秘

便秘既是引起肛裂的原因，也是肛裂导致的后果，会和产后肛裂形成恶性循环，使肛裂难以好转，让新妈妈痛苦难言。

• 引发并发症

如果早期产后肛裂得不到及时的治疗，会引发"肛裂三联症"，如果病情进一步加重，还会引发"肛裂五联症"，使新妈妈的病情变得更为严重。

• 便血

患有产后肛裂的新妈妈，在便时滴血或排便后便纸带血，多为新鲜出血，虽然每次出血量不多，但长期少量出血会引起贫血，危害新妈妈的健康。

产后肛裂的预防措施

• 平衡膳食

新妈妈在食用肉、蛋等高蛋白质食物的基础上，也要合理搭配一些含纤维素较多的食物，如新鲜蔬菜、粗粮等。适当选食红薯、土豆等，也有利于大便通畅。新妈妈平时可以多吃些植物油，以便直接润肠。新妈妈最好少吃或不吃辛辣刺激性食物。

• 多喝水

喝水是新妈妈防止便秘最有效的方法，新妈妈应该养成不时喝水的好习惯。在水的类型上，新妈妈可以饮用白开水、蜂蜜冲水、淡盐水和饭前饭后的汤水，不要过多饮用浓茶或含咖啡因的饮料。

• 注意个人卫生

新妈妈要注意个人卫生，保持肛门处清洁、干净，每天都应该用温水清洗肛门周围的皮肤，最好生活必需品能够专人专用，避免出现交叉感染的情况。

• 多运动

新妈妈要避免长时间坐着，平时可以散步、慢跑等，以促进肠道蠕动，促使排便。

• 做缩肛、提肛练习

新妈妈在身体允许的情况下，应该多做一些缩肛、提肛练习，锻炼肛门括约肌，改善局部的血液循环。做法：吸气时提缩肛门，如忍大便状，然后呼气、放松，如此反复，每次做 10~20 下，1 日做 2 次。

• 使用外用药解决便秘

当新妈妈发生便秘时，不要强行排便，可以由肛门塞入开塞露、甘油栓等外用药，促使大便排出，防止肛门裂伤。

• 定时大便

新妈妈应该养成每天定时大便的良好习惯，预防便秘。

• 便后坐浴

新妈妈排便后可以用温水坐浴 15~20 分钟，一般无须加任何药物，能够较好地预防产后肛裂。

防止产后便秘，是预防产后肛裂的关键所在，所以新妈妈在月子里要综合调节饮食结构、加强运动、合理作息、调整情绪等多种因素，保证大便通畅。不便秘，也就很大程度上预防了产后肛裂。

摆脱尿失禁，解决新妈妈尴尬事

新妈妈由于怀孕、分娩时，损伤了膀胱周围的支撑组织，使各器官相对松弛，所以很多时候都会有尿失禁的情况发生，这让新妈妈苦恼不已。新妈妈可以采取一定的方式改善尿失禁的情况，摆脱尿失禁的困扰和尴尬。

尿失禁的预防要点

首先，做好产后自我护理。

产后 2~3 天内：新妈妈要在医生指导和家人协助下，及早排尿，增加如厕的次数。

产后 1 个月内：做一些分娩后的恢复体操，尽可能地选择不用下床的运动，侧身躺卧的姿势比较有利于骨盆底的恢复。

产后 1 个月后：新妈妈可以正式开始骨盆底恢复的锻炼了。从此时到产后 8 周内，新妈妈最好坚持进行这样的锻炼，那样，骨盆底就会逐渐恢复健康，新妈妈就可以远离尿失禁了。

其次，及时治疗当前存在的疾病。

部分尿失禁是由某些疾病引起的，如支气管炎、肺气肿等，这些疾病会引起腹压增高，从而导致尿失禁。所以，如果新妈妈当前存在这些疾病，应该积极治疗。

远离尿失禁的运动疗法

• 骨盆底肌肉练习法

1. 收紧并向上提拉阴道和肛门，想象在小便时停止尿流的感觉。

2. 同时注意保持身体其他部位放松，在整个运动过程中，只有骨盆底肌肉是在用力的。练习时，可以把手放在肚子上，确认腹部是处于放松状态的。

3. 收紧骨盆底肌肉，数 8~10 秒，放松几秒钟，然后再收紧。

新妈妈可以在任何时间、任何地点进行此项练习，如果有漏尿的问题，新妈妈可以尝试在打喷嚏和咳嗽的时候练习。

• 憋尿锻炼法

新妈妈小便时，不要畅快淋漓地解出，可以先解一点，中途憋几秒钟，然后再解一点，一直到解完为止，这样可以锻炼对盆底肌肉收缩的控制力。新妈妈只要小便，就可以进行这项锻炼。一般情况下，新妈妈按照此法训练 3 个月，尿失禁的情况就能得到很大的改善。

远离尿失禁的药膳疗法

党参核桃煎

核桃仁 15 克、党参 18 克，加水适量浓煎，饮汁食核桃仁。党参有补中、益气、生津的功效，辅以核桃仁，可以补气固肾，多吃可以防止尿失禁。

远离尿失禁的按摩疗法

• 点按利尿穴

用双手大拇指按压利尿穴（在腹部前正中线上，脐下 2.5 寸），力量逐渐增大，持续 5~15 分钟，每日 1~2 次。

• 按摩小腹部

取仰卧位，双手掌叠加于小腹部中央，按顺时针方向按摩 5 分钟，以局部有微热感为宜，每日 1~2 次。

对于防治尿失禁，最重要的原则就是早发现、早治疗。新妈妈一旦发现自己的排尿不受控制，有时会在无意识的情况下排尿，就要引起重视。在日常生活中，新妈妈不要久蹲、久站、久坐矮凳，以免加大对骨盆底肌肉的压力。如果会阴部有伤口，新妈妈应少吃姜、辣椒等辛辣刺激性食物，避免伤口愈合不良而影响盆底肌。另外，新妈妈也应该加强体育锻炼，特别是要进行适当的盆底肌群锻炼。如果新妈妈在产后 4 个月以上仍然无法控制排尿，就应及时去泌尿科或妇产科接受治疗，以免影响日后生活。

谨防产后甲状腺炎的对策

产后甲状腺炎是一种对新妈妈身体危害极大的内分泌疾病。新妈妈分娩之后 1 年内，如果出现心跳过速、疲乏、神经质和甲状腺肿大，甚至闭经的症状时，就要引起注意，因为这些症状的出现，可能预示着新妈妈患了产后甲状腺炎。

产后甲状腺炎的症状

患有产后甲状腺炎的新妈妈会有乏力、心悸、体重下降、怕热、情绪激动、大便次数增多、神经质或者肌肉关节疼痛、记忆力下降、注意力不集中、水肿、嗜睡、体重增加、便秘和抑郁等症状。

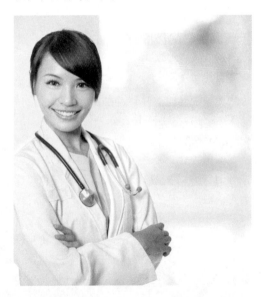

产后甲状腺炎的预防和护理

• 充分休息

新妈妈需要保证充足的睡眠，注意休息，避免劳累，减少不良刺激，如果处于急性期，更应该卧床休息，减少能量消耗，运动要适度。

• 按时复诊

患有产后甲状腺炎的新妈妈需要遵照医嘱，按时复诊检查，在医生的指导下用药。

• 膳食平衡

新妈妈在日常饮食上，要避免暴饮暴食，应该少食多餐，注意营养均衡。新妈妈如果处于甲亢期，饮食应以富含高维生素、高热量、蛋白质和糖类为主。远离烟酒，远离刺激、辛辣食物，如花椒、姜、葱、蒜、可可、咖啡等。忌食油煎、烧烤等燥热性和油腻食物。禁食海带、紫菜等含碘高的食物。另外，新妈妈要注意补充充足的水分。

如果新妈妈处于甲减期，应该以高维生素、低脂、低热量、蛋白质丰富的食物为主，多进食新鲜的水果和蔬菜，多饮水，避免便秘。

• 其他防护要点

在平时的生活中，新妈妈要避免受凉感冒，保持心情舒畅，避免情绪焦虑、抑郁或急躁，多运动，多锻炼，增强身体的免疫力和对病毒的抵抗力。

产后性冷淡的成因和对策

很多新妈妈发现，自己以前和新爸爸的夫妻生活非常和谐甜蜜，可自从生了宝宝后，自己对和新爸爸亲热不那么上心了，有时还会无意识地把新爸爸晾在一边，这让新爸爸很是苦闷，新妈妈自己也闷闷不乐。其实新妈妈出现这样的状态是有原因的，新爸爸不必过于着急，想要改变新妈妈的性冷淡，需要夫妻双方的共同努力，更需要新爸爸对新妈妈的理解和体谅。相信新爸爸的体贴、新妈妈自己的努力以及家庭的幸福，会让新爸妈的二人世界恢复到以前的和谐和甜蜜。

产后新妈妈性冷淡的成因

• 过度劳累

和谐美满的性生活，需要建立在身体健康、精力充沛的基础上。新妈妈在生育后，常把精力倾注在宝宝身上，加上自己的体质还没有彻底恢复，所以很是疲惫。过度劳累的新妈妈，身体更需要休息以恢复体力，所以难免对性生活提不起兴趣。

• 避孕措施不当

新妈妈在产后没有采取有效的避孕措施，过性生活时，因害怕怀孕而心神不宁，因分心而状态不佳。另外，有的新爸妈在中途避孕，冲淡了双方的兴致，经常如此，也容易导致新妈妈性冷淡。

• 生殖系统疾病

有的新妈妈在产后患了一些生殖系统方面的疾病，致使和新爸爸过性生活时不舒服，降低了性欲，长期如此，也会导致性冷淡。

• 产后过早恢复性生活

新妈妈生育后，因怀孕、分娩所引起的全身及生殖系统的变化，对性欲会有一定的抑制作用，一般到产后 2 个月，各器官才能恢复正常，性欲才会逐步恢复到孕前状态。如果新爸妈过早恢复性生活，特别是有些新爸爸在新妈妈不舒服的时候开始性生活，会引起新妈妈对性生活的反感、厌恶，进而发展成性冷淡。

解决新妈妈产后性冷淡的对策

• 新妈妈要放松心情

新妈妈在产后往往会围着宝宝转，而忽略了自己的需要。新妈妈应该创造机会，调整自己忙碌、紧张的生活，让自己放松下来。另外新妈妈也不要太过关注自己产后的身材，要以自信、阳光的心态面对生活，这样当和新爸爸享受二人世界时，也不会有什么顾忌。新妈妈轻松、愉快，才能使自己的性生活恢复到以前健康的状态。

• 新妈妈可以加强私处锻炼

产后新妈妈可以通过一些适当的私处锻炼，来增强阴道收缩力，增加敏感度，以提高性欲望，恢复性热情。

• 新爸爸不要勉强与新妈妈过性生活

新爸爸在新妈妈产后身体没有很好恢复或新妈妈不情愿的情况下，勉强与新妈妈过性生活，会引起新妈妈的反感和厌恶。所以在这件事上，新爸爸一定要克制自己，给新妈妈一个轻松的氛围，新妈妈不愿意，新爸爸就不要勉强。

• 新爸爸要分担新妈妈的家庭劳动

新爸爸应努力承担作为丈夫和爸爸的责任，协助新妈妈承担一部分家务劳动和照顾宝宝的事情，让新妈妈不那么累。新妈妈精力、体力都好，心情就会好起来，产后激素水平也会恢复正常，这样就自然会有心情和热情享受"性"福了。

产后阴道炎的预防措施

刚刚生完宝宝，处于哺乳期的新妈妈，气血不足，脾胃运化功能下降，再加上新妈妈运动少，而且为了哺乳大量进补，这就可能在体内产生不能及时代谢的废物质，出现带下增多的问题，此问题如果得不到及时解决，就会发生阴道炎症。其实产后阴道炎并不是新妈妈的必患疾病，有的新妈妈在产后之所以出现了阴道炎症，很可能是由于自己的免疫力下降造成的。所以应对阴道炎，最根本的解决办法在于预防，在于饮食结构、生活习惯的调整。一般来说，预防阴道炎的措施有以下方面：

新妈妈对阴道炎要有预防意识，一旦发现自己的下身出现红肿和瘙痒，同时伴随白带增多和灼痛等症状，就应该及时停止性生活，防止将疾病传染给新爸爸。

新妈妈应该穿棉质内裤，并且勤于换洗，要有专用的清洗外阴的毛巾和盆。洗后的内裤要放在太阳下暴晒，不要晾在卫生间。

大便后，擦拭的方向应由前至后，避免将肛门处的念珠菌带至阴道。

要保持开朗的心情，因为有好的情绪状态，才能提高身体免疫力，使念珠菌没有机会侵入身体。

清洗阴部时最好用清水，不要用消毒剂或各种清洁剂频繁冲洗外阴和阴道。

穿着衣物要透气，不要连续穿连裤袜或紧身牛仔裤。

在公共泳场、浴室等地方不要随便坐，公共马桶尽量不要使用。

新妈妈产后第1次月经量非常多，时间也会持续很长，所以卫生巾要勤换，如果量很大，1~2个小时就应该换一次，保持阴部的干燥和清洁。这期间也应该多用温开水清洗阴部，最好是用冲洗的方法，防止细菌进一步感染。

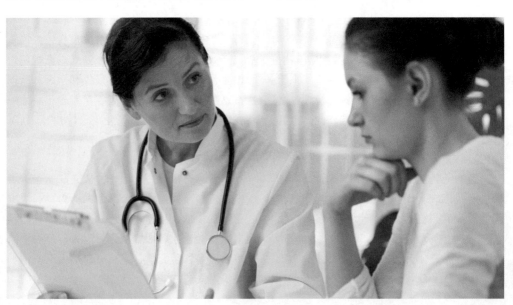

子宫内膜炎的预防和护理

刚生完宝宝，新妈妈的身体很虚弱，很容易被细菌感染，这个时期也最容易患子宫内膜炎。预防高于治疗，新妈妈最好在平时就有防患意识，做好预防，远离子宫内膜炎对身体的困扰和伤害。

子宫内膜炎就是由于细菌侵入子宫内膜，而导致子宫发炎。造成子宫内膜炎最常见的原因是产后感染及感染性流产。患了子宫内膜炎的新妈妈，整个宫腔常常会水肿、渗出，急性期还会有打寒战、发热、下腹痛、白细胞增多等症状，有时子宫略大，有触痛。慢性子宫内膜炎基本也是以上症状，有时会有月经过多、下腹痛等现象。

子宫内膜炎的防护措施

首先，新妈妈在产前应该进行全面的妇科检查，如果发现生殖道存在急、慢性炎症，一定要及时给予治疗，防止产后细菌上行感染，引发子宫内膜炎。

其次，新妈妈应该选择到正规医院分娩。手术或接生时消毒不严格是引起急性子宫内膜炎的重要原因，新妈妈及家人应该予以重视。

再次，新妈妈要避免产后感染，一定要做好产褥期阴部的卫生。新妈妈产后，子宫腔内胎盘剥离的伤口、子宫颈口的开放、阴道会阴的裂伤，为细菌浸入及繁殖创造了有利条件，因此，产后注意会阴部的清洁十分重要。

最后，新妈妈产后要注意饮食调养，应该进食易消化、富含蛋白质及维生素的营养食品，保持良好的身体状况，提高身体的免疫力和抵抗力。在恶露未排净时新妈妈应该多取半卧位，以便恶露尽快排出，减少阴部的细菌感染。

产后风的预防和治疗

新妈妈在产褥期间，由于风寒湿邪滞留体内，出现肢体关节酸楚、疼痛、麻木，严重时就称为产后风，又叫"月子病"。

产后风的原因

产后风一般是由于新妈妈因分娩而虚弱的身体，不慎受到风寒，寒气从下腹部开始扩散至全身，从而引起产后风。另外，新妈妈如果过度活动关节，也会引发产后风。

产后风的预防

- **不要过度活动关节**

新妈妈在月子里，尽量不要做一些重体力活，做提、拿、举、抬、搬等动作时一定要谨慎，不要过于用力，特别是不要过度活动关节。

- **注意着凉**

新妈妈在产褥期要避免受寒，不能吹冷风或喝凉水，饮食方面也不能吃凉或刺激性的食物。平时要特别注意避免身体劳累或精神刺激。

- **适量进补产后补药**

中药中的产后补药对补充新妈妈气血、预防产后病、帮助产后快速恢复效果显著。但新妈妈要注意的是：必须在恶露排净的产后3周后服用。

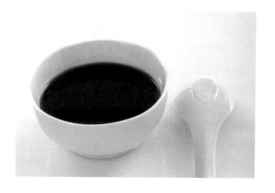

• 饮食调理

　　新妈妈在产后可以吃一些鲤鱼、南瓜、猪蹄等可以预防产后风的食品，但新妈妈吃这些食物是为了补充元气，所以应该适量，不要一次吃太多或者只吃一种。

• 其他日常预防要点

　　新妈妈在日常生活中，不要过度疲劳。要注意保证睡眠，休息好；最重要的是新妈妈要保持心平气和、心情开朗、情绪稳定，不要生气，不要急躁，平和稳定的心态是抵抗任何疾病都不可缺少的因素。

> **小贴士**
>
> 高龄分娩、难产、剖宫产、多次流产的新妈妈更易患产后风。一般在产后8周出现症状，如果放任不管，就可能持续数月甚至数年，因此新妈妈一定要注意对产后风积极预防，及时治疗。

▶ 产后脱发的诱因和预防

　　很多新妈妈在产后有掉发的现象，这与新妈妈产后激素重新分配、心理状态、饮食结构等有关，当新妈妈在产后恢复期一切恢复或达到平衡状态时，脱发现象会自行消失，新妈妈不必过于担心。

产后脱发的诱因

• 雌激素减少

　　新妈妈怀孕时，体内雌激素增多，使妊娠期的头发进入一生中最健美的时期，这时的头发"寿命"很长。可一旦生完宝宝，新妈妈体内雌激素含量开始减少，就会引起妊娠期头发纷纷掉落。而与此同时，新妈妈新的头发又一下长不出来。这种状况就是新妈妈的产后脱发。

• 心理压力大

　　头发的生长情况和新妈妈的心理状态有很大的关系。有些新妈妈产后心理压力大、情绪低落，这种负面情绪和沉重的心理负担就会加重毛发脱落，而头发过多脱落又会成为新妈妈新的烦恼，如此恶性循环，新妈妈脱发就会越来越严重。

• 缺乏营养

　　很多新妈妈怕月子里营养太丰富，导致发胖，难以恢复体形，所以在月子里就盲目节食，还有的新妈妈有挑食的习惯，这些原因就会使新妈妈营养不良，或者营养缺乏，从而影响到头发的正常生长，引起脱发。

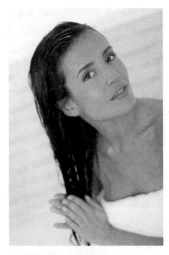

产后脱发的预防

• 保持头发清洁

　　清洁是头发健康成长的前提，头发根部的毛囊皮脂腺持续不断地活动，每天分泌的油脂容易黏附环境中的灰尘，容易增加毛发梳理时的摩擦力，造成头发表面结构翘翘，头发就会变得暗淡、干燥、开叉，甚至断裂脱落。同时，过多的油脂还是真菌、细菌的培养基，会间接引起头皮屑等问题。因此，新妈妈想要改善产后的头发脱落问题，就一定要让自己的头发保持清爽、干净。

• 洗发方法要正确

新妈妈在洗头发的时候，避免用力去抓扯头发，应用指腹轻轻地按压头皮，以促进头发的生长以及脑部的血液循环。

• 放松心情

很多新妈妈看到头发一直掉，心里就容易产生恐惧感，造成心理负担，而这反而会加重脱发的程度。其实大多数情况下，产后掉头发是正常的生理现象，只要做好充分的思想准备，配合正确的身体调养，新妈妈产后脱发一般都很容易快速恢复。因此，产后脱发并不可怕，也并不难治，只要合理清洗，不用太刺激的洗发精就可以了，新妈妈不要过于在意。

• 营养要充足

无论是在孕期还是在产后，新妈妈都应该补充充足的营养，分娩是非常耗费人精力和体力的事情，充足的营养是必需的。因此，新妈妈在产后可以根据自身的情况有针对性地补充一些微量元素、维生素、蛋白质等，这样能够减缓产后脱发的情况。

产后脱发大多属于生理现象，如果不严重的话，新妈妈无须特殊治疗，通常在半年内会自行停止并逐渐恢复。如果脱发严重的话，新妈妈可以找医生咨询，在医生指导下，适当服用一些谷维素、维生素 B_1 及钙片。

产后子宫脱垂需小心

产后子宫脱垂是影响新妈妈子宫健康的一大疾病。正常情况下，子宫前倾前屈，子宫颈在坐骨棘水平以上，这个正常位置是依靠骨盆底肌肉和筋膜以及子宫的韧带来支持的。如果这些组织过度松弛或发生了损伤，子宫就会沿阴道下降，甚至全部脱出于阴道口以外，这就是子宫脱垂。

子宫脱垂的主要症状

新妈妈阴道有肿物脱出，有下坠感，或觉得腰酸背痛，大小便存在异常。患有产后子宫脱垂的新妈妈可能有排尿困难、尿潴留，也常容易继发泌尿系统感染，白带增多，阴部分泌物增多等。

产后子宫脱垂的原因

造成产后子宫脱垂的原因包括以下方面：分娩时用力不当，如有的新妈妈子宫口尚未开全，就过早屏气、使劲。新妈妈分娩时未能很好保护会阴，产后又未能及时修复，导致子宫的支持组织松弛或撕裂。新妈妈产后经常仰卧。新妈妈产后过早活动，尤其是过早从事重体力劳动，如提拉重物，长时间蹲位、立位等。

产后子宫脱垂的预防

• 分娩时巧用力

新妈妈分娩时一定要科学地耗费自己的体力，听从医生和助产护士的指令，什么时候该用力，什么时候不该用力，要分得清楚，一定要做到不过早和不过度用力。

子宫复原

新妈妈想要避免产后子宫脱垂，就要实现产后子宫顺利复原。

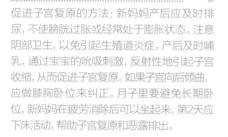

小贴士

促进子宫复原的方法：新妈妈产后应及时排尿，不使膀胱过胀或经常处于膨胀状态。注意阴部卫生，以免引起生殖道炎症。产后及时哺乳，通过宝宝的吮吸刺激，反射性地引起子宫收缩，从而促进子宫复原。如果子宫向后倾曲，应做膝胸卧位来纠正。月子里要避免长期卧位，新妈妈在疲劳消除后可以坐起来，第2天应下床活动，帮助子宫复原和恶露排出。

注意个人卫生

新妈妈应注意产时和产褥期卫生，特别是私处，要保持清洁、干燥，防止细菌感染。

防止便秘或咳嗽

新妈妈在月子里应该尽量避免便秘和咳嗽，因为这些都能增加腹腔内压，使盆底组织承受更大的压力，导致容易发生子宫脱垂。

充分休息

新妈妈在月子里要充分休息，要保持充沛的体力和旺盛的精力，这对新妈妈的子宫恢复到健康状态有很大的作用。另外，新妈妈在月子里睡觉也要经常改变卧姿，这有利于体内各器官的恢复。

警惕产后大出血，保护新妈妈安全

产后大出血是所有新妈妈最不希望碰到的问题，它属于产后严重并发症，可能产后立即发生，也可能产后一天甚至数天出院之后才发生，会出现生命迹象不稳定，甚至休克及死亡。而且即使产后大出血得到治疗，也可能留有后遗症——"席汉综合征"，所以新妈妈千万要警惕。

产后出血的特点

产后出血多发生在胎宝宝娩出后2小时内，可发生在胎盘娩出之前、之后或前后兼有。阴道流血可能是短期内大出血，也可能是长时间持续少量出血，一般为显性，但也有隐性出血的情况。如果新妈妈是短期内大出血，可迅速出现休克。

产后大出血的预防

控制体重

新妈妈在孕期要控制体重增加（不宜超过15千克），防止胎宝宝过大（3.5千克以内为好），减少难产机会，防止产后大出血。

孕期注意营养

新妈妈在孕期应该多食用含钙丰富的食物，或适当补充钙剂，充分的营养可以预防新妈妈分娩时子宫收缩乏力。同时孕期也要预防贫血，新妈妈应该适量多食用含铁丰富的食物，提高分娩时对失血的耐受能力。

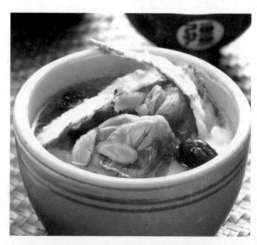

- **储备体力**

新妈妈分娩时，要注意休息和营养摄入，保存好体力。

- **注意卫生**

新妈妈产后要注意外阴清洁，最好母乳喂养宝宝，这有利于子宫收缩，可以防止产后大出血。

小贴士

患有出血倾向疾病，如血液病、肝炎等高危新妈妈，以及有过多次刮宫史的新妈妈，发生产后大出血的概率很高，所以应提前入院待产，查好血型，备好血，以防分娩时发生万一。这几类新妈妈千万不要留在家中分娩，产后出血的时间很难预先估计，往往突然发生，因此应在医护人员的监护下分娩，一旦发生产后大出血，医护人员会采取相应的措施，积极诊治，保障新妈妈的生命安全。

产后出血后遗症——席汉综合征

席汉综合征是一种在产后大出血、伴有较长时间低血容量性休克的情况下，因脑部严重缺血而使脑下垂体前叶缺血性坏死受损，失去制造激素功能，继发脑下垂体前叶多种激素分泌减少、缺乏所导致的疾病。它是产后出血新妈妈特有的后遗症，其症状并不明显，又很少见，所以常被忽略，患病新妈妈可能在数年之后才会被诊断出来，才会接受治疗。所以如果新妈妈有产后出血的情况，在治愈产后出血后，新妈妈还要细心关注自己是否患有席汉综合征，不要为以后的健康留下隐患。

席汉综合征的症状

如果新妈妈因产后出血，脑下垂体受损而罹患了席汉综合征，会缺乏一些激素，继而出现一些特有的症状：

泌乳激素。新妈妈缺乏此激素就没有乳汁分泌，无法哺乳。

性腺刺激激素。新妈妈缺乏此激素就不再有月经，性欲也会减退。

甲状腺刺激激素。新妈妈缺乏此激素容易疲倦、反应迟钝。

所以，曾有产后大出血经历，尤其是曾经休克昏迷的新妈妈，如果日后有月经不来、忧郁、疲劳无力、头晕、憔悴、贫血等多种症状，则可能是患了席汉综合征，应该请医生抽血检验激素，即可发现病因，对症下药。

产后大出血是产科的危急重症，如果新妈妈产前能积极治疗可能引起产后出血的相关疾病，产程中尽量采取必要措施，避免可能造成产后出血的因素（如产道损伤、子宫收缩乏力等），产后仔细观察、细心关注，则可大大降低产后大出血的发生率。要提醒新妈妈的是，即使产后出血得到了控制，或完全治愈，也不能彻底放松，而是应该关注产后出血是否留有后遗症——席汉综合征。只有这样，才能保证新妈妈长久和真正的健康。

谨防产后泌尿系统感染

产后的新妈妈除了照顾宝宝，还要注意保养自己的身体，使身体的各项机能恢复到产前状态。特别是在这段特殊的时间里，新妈妈很容易发生泌尿系统感染，一定要注意私处卫生，做好护理。

泌尿系统感染的原因

泌尿系统感染的产生大致有两个原因。第一，新妈妈月子期恶露和分泌物较多，又离尿道口近，细菌很容易传播到尿道口，尿道的细菌又传播到膀胱，再往上到肾脏，从而造成整个泌尿系统的感染。第二，如果新妈妈产后有尿潴留的问题，也会引起泌尿系统感染。

泌尿系统感染的症状

新妈妈发生泌尿系统感染，会出现频尿、小便疼痛、尿血以及发烧的症状，所以新妈妈在产后若发现了这些症状，应迅速就医，接受医生的指导和治疗。

泌尿系统感染的预防

• 多喝水

新妈妈应该多喝水，一天喝约 2000 毫升，可以稀释小便并且使体温下降，从而缓解泌尿系统感染。

• 注意清理恶露

新妈妈在产后应该天天都用温水清洗外阴，维持阴道清洁。恶露量多时新妈妈更要注意阴道卫生，天天用温开水或 1:5000 高锰酸钾液清洗外阴部。

• 不要憋尿

新妈妈一有尿意就应该立即排尿，不要憋不住了才排尿。排尿时，尿液会将尿道和阴道口的细菌冲洗掉，有自然的清洁作用，

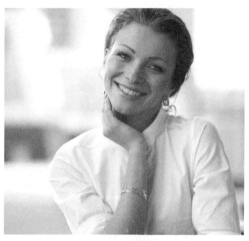

可以避免细菌的生长和繁殖，也就很好地预防了泌尿系统的感染。

• 穿宽松内裤，勤换内裤

新妈妈的内裤不要穿得过紧，宽松为宜，面料最好选择纯棉制品，化纤制品的内裤尽量少穿。此外新妈妈还要做到经常换洗内裤，在阳光下暴晒杀菌。只有让外阴保持清洁的环境，才不利于病菌的生长和繁殖，才有利于防止泌尿系统感染。

• 避免粪便污染

新妈妈应注意，大便以后要用干净的卫生纸从前到后擦拭，这样可以避免粪便污染外阴，引起泌尿系统感染。

• 选择柔软的护垫

新妈妈应该选用消毒卫生护垫，而且要柔软，并且要经常更换，减少细菌侵入的机会。

新妈妈的产后泌尿系统感染很可能会发展成为产褥热，产褥热一旦形成就会威胁到新妈妈和宝宝的健康及生命安全，所以新妈妈必须谨防产后的泌尿系统感染，做好平时的预防工作，一旦发现有泌尿系统感染症状，一定要及时有效地治疗。

应对月子病要科学

新妈妈在分娩之后一个月内因受到外感或内伤而引起的疾患，在月子里没有治愈而留下的病症，即为月子病。很多新妈妈都会受到月子病的困扰，因此如何有效预防、治疗月子病成为所有新妈妈最关心的问题之一。很多新妈妈在月子病的防治上，存在不当，比如有的新妈妈因为害怕着凉引起月子病，就关门闭窗；有的新妈妈因害怕劳累患月子病，就久卧不动。其实这些做法都是不正确的，新妈妈应该科学地应对月子病。

预防是重点

想要远离月子病，预防是重点。如果新妈妈在产后，甚至提到到孕期，就保养好自己的身体，保持科学的饮食起居和积极乐观的情绪，那么就可以在产后远离月子病。具体的预防措施包括：

第一，要保证营养摄入。只有充足丰富的营养，才能满足新妈妈的机体需要，才能加快新妈妈的身体恢复，从而增强体质，避免月子病。

第二，要注意充分休息。在月子期，新妈妈要保证充足的睡眠，这样才能恢复孕产期的疲劳和消耗，才能提高抵抗力和免疫力，使新妈妈远离月子病。

第三，要进行适量的运动锻炼。新妈妈产后就应该尽早下地活动，随着身体的逐渐恢复，新妈妈应适当加强运动强度，使体能得以恢复。

第四，注意保暖。病从寒中来，因此新妈妈在月子里要注意保暖，防止着凉受寒，惹上月子病。

第五，居室空气要清新。有的新妈妈害怕着凉，月子里就门窗紧闭，致使室内空气污浊，利于细菌、病毒的传播。新妈妈的月子房应该定时通风换气，使空气流通，保持空气清新。

早发现、早治疗

月子里，新妈妈无论哪里不舒服都要及时观察处理，自己解决不了的，更要及时就医，以确定是否患有什么病症，做到早发现、早治疗。如有的新妈妈产后发热持续不退，就必须查明原因，警惕体内可能存在感染病灶，如乳腺炎、子宫内膜炎、盆腔炎、会阴侧切伤口或剖宫产伤口炎症等，一旦确诊，就应及时进行有效的抗感染治疗。如果新妈妈忽视这一问题，或误认为是一般伤风感冒而不及时就医，使炎症蔓延扩散或变成慢性病灶，病程就容易迁移，甚至久治不愈，成为月子病。

对症治疗

新妈妈无论是在平时，还是在月子里，身体不舒服需要就医时，都应该到正规医院找专业医生进行治疗。如果新妈妈盲目乱投医，热衷于什么秘方、土法，或想当然地自购药物服用等，可能会延误诊断，耽误治疗，使疾病转为慢性，长期难以摆脱。如果新妈妈已经患了诸如腰背疼痛之类的月子病，就更应该进行对症治疗。

月子病比较难缠，新妈妈在预防、治疗月子病时，一定要持之以恒，直至彻底摆脱病症。更重要的是，新妈妈防治月子病的方法一定要科学。

产后下肢静脉曲张的预防

新妈妈产后下肢静脉曲张与孕期生活和产后月子生活有密切关系。因此，新妈妈在整个孕产期都应该做好预防，调整自己的饮食结构，培养良好的生活习惯，按时作息，避免下肢静脉曲张的发生。

避免久站久坐

新妈妈久站久坐不利于血液循环，应该多活动身体，如果站的时间长了，就坐下休息一下，或慢慢地散会儿步。坐的时间长了，站起来运动运动，对促进血液循环、预防下肢静脉曲张有很好的效果。

做抬高下肢的运动

为了促进血液循环，新妈妈每天可以将下肢抬高到高于心脏的水平1~2次，也可以躺下时将下肢垫高。

做下肢的屈伸运动

新妈妈经常做下肢的屈伸运动，可以起到调动小腿肌肉泵的作用，能增加静脉血流速，促进下肢静脉血回流，减少下肢静脉的压力，防止静脉曲张。

经常锻炼身体

散步和游泳是促进下肢血液循环的好方法，新妈妈可以根据医生的建议选择适合自己的运动，经常锻炼身体。

不要穿高跟鞋

新妈妈在月子期不要穿高跟鞋，低跟鞋对预防下肢静脉曲张更有益处。

热敷

新妈妈睡前可以用热水泡一下脚，继而浸泡患肢，能起到消除疲劳、活血化瘀、预防静脉曲张的功效。

预防便秘

新妈妈在日常饮食中，应该多吃一些麦片、水果、蔬菜等，这类食物可以缓解便秘。与此同时，新妈妈也应该限制饮食中盐的摄入，避免水肿的发生。新妈妈不发生便秘和下肢水肿，就能很好地预防下肢静脉曲张。

穿循序减压弹力袜

有条件的新妈妈可以购买进口的循序减压弹力袜，弹力在15~20毫米汞柱即可。

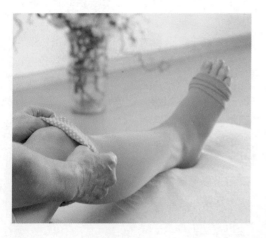

小贴士

新妈妈选用循序减压弹力袜时，首先要选择合适的弹力袜，所谓"合适"，即穿上后感觉踝部压力最大，小腿次之，膝以上最小，并且不影响膝关节活动，坐下或下蹲时不会起褶，舒适贴身。如果新妈妈穿上弹力袜后感觉整个袜子的压力基本一致，则表明不合适，这样的弹力袜，不仅不具有改善血液循环的功效，相反还会阻碍血液循环。其次新妈妈要根据病变部位选择袜子的长短。

产后恶露不净的预防及护理

产后恶露排出，是每个新妈妈都要经历的正常的生理现象，但有新妈妈产后恶露持续了 20 天以上，仍然在源源不断地排出，同时还伴有异味，或腹痛、发热、腰腿酸痛等异常。对于产后的恶露不净，新妈妈一定要重视，如果处理、治疗不及时，很可能引起其他病变，危害新妈妈的健康。

产后恶露不净的原因

• 宫缩乏力

新妈妈产后如果没有很好地休息，或者分娩时间过长，耗伤气血，或者平时身体虚弱多病，致使宫缩乏力，都会导致产后恶露不净。

• 宫腔感染

如果新妈妈在月子里洗盆浴，使用卫生巾没有注意清洁，产后未满月即开始性生活，或者因手术操作者消毒不严密等原因，均可致使宫腔感染，继而使恶露有臭味，出现不净现象。

• 组织物残留

新妈妈因子宫畸形、子宫肌瘤等原因，或者因手术操作者技术不熟练，致使妊娠组织物没有完全得到清除，导致部分组织物残留于宫腔内，从而出现了恶露不净的现象，同时还伴有出血量时多时少，内夹血块，并有阵阵腹痛之感。

产后恶露不净的危害

产后恶露不净可能导致新妈妈局部和全身感染，严重者可发生败血症。还易诱发晚期产后出血，甚至大出血休克，危及新妈妈的生命。剖宫产所导致的产后恶露不净容易引起切口感染裂开或愈合不良，严重时甚至需要切除子宫。

产后恶露不净的预防

对胎膜早破、产程长的新妈妈，一般医生会给予抗生素预防感染，如果医生没有及时采取措施，新妈妈的家人也可以向医生提出异议和建议。

新妈妈分娩前，应该积极治疗各种妊娠病，如贫血、妊娠高血压综合征、阴道炎等。

分娩后，新妈妈应该配合医生仔细检查胎盘、胎膜是否完全，如有残留要及时处理。

产后，新妈妈最好坚持母乳喂养宝宝，宝宝对乳房的吮吸和刺激，有利于新妈妈子宫收缩和恶露排出。

分娩后，新妈妈应该每天观察恶露的颜色、量和气味，正常的恶露，应无臭味但带有血腥味；如果发现恶露有臭味，则可能是子宫内有胎物残留，应立即治疗。

新妈妈在月子期一定要保持阴道清洁。因为有恶露排出，新妈妈应勤换卫生棉，保持私处清爽。另外，新妈妈在月子里也应该禁止性生活。新妈妈阴道清洁、健康，才能避免感染，才能预防恶露不净。

新妈妈要定期测量子宫收缩度，如果发现子宫收缩差，应该找医生开服宫缩剂，促使子宫收缩，以使恶露早日排净。

新妈妈产后的恶露不净，如治疗及时会很快痊愈；如治疗不及时，或新妈妈身体抵抗力差，排恶露时的少量出血有可能会发生产褥期严重感染或遗留慢性盆腔炎，若严重感染还会导致子宫内膜坏死出现大出血，会危及新妈妈的生命。所以月子里，如果新妈妈有恶露不净的症状，一定要给予重视和及时治疗。

产后血晕的应对策略

新妈妈分娩后，突然头昏眼花、不能坐起或心胸满闷、恶心呕吐、心烦不安、痰涌气急，甚至口噤神昏、不省人事，这被称为产后血晕，也叫产后血运。对于新妈妈产后血晕的治疗，需先抗休克抢救，待病情稳定后再根据病症分型治疗。

产后血晕的原因

产后血晕大多是因为新妈妈气血虚弱，生产时产程过长，失血过多，气随血脱，或

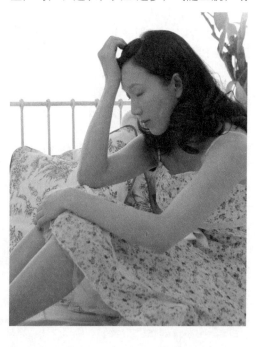

产时体虚受寒，寒凝血瘀，气逆于上，从而引起产后血晕。

产后血晕的预防

新妈妈分娩后，最好母婴同室，尽早进行哺乳，以促进宫缩，减少出血量，防止产后出血，避免产后血晕。

新妈妈产后 2 小时内，要密切关注、监测其生命特征、子宫收缩、阴道出血以及会阴伤口情况，若产后 2 小时出血大于 100 毫升，或产后 2~4 小时小于 200 毫升，必须及时寻找原因以便及时处理。

要正确处理分娩期的 3 个产程，防止滞产，促进宫缩，仔细检查胎盘胎膜是否完整，有软产道损的新妈妈，应该及时缝合。

要及时治疗可能引起产后出血的疾病，如高血压综合征、贫血、羊水过多等，有产后出血史的新妈妈，应该提前择期入院，做好预防产后出血的准备。

若发现新妈妈阴道出血量多或者有休克先兆，应立即采取头低足高位，给予氧，迅速给予止血和输血。

一般来说，产后血晕是产后危急重症之一，如果处理不好，甚至会导致新妈妈死亡。因此，为了新妈妈的身体健康和生命安全，做好产后血晕的预防措施是非常重要的。

产后乳房硬块的预防

乳汁淤积引起的乳房硬块是较为常见的一种乳房问题，如新妈妈处理不当，容易引起乳腺炎，有的宝宝还因此而失去了吃母乳

的机会。为了自己的健康，更为了宝宝的茁壮成长，新妈妈一定要护理好自己的乳房，预防因乳汁淤积引起的乳房硬块。

产后乳房硬化的成因

乳汁淤积引起的乳房硬块最常见于哺乳初期的新妈妈，也可发生在哺乳期的任何时段。如果新妈妈最初几天没有做到有效的母乳喂养，未及时排空乳房，致使乳汁淤积在乳房内，导致乳腺管阻塞，就会引起乳房硬块。而宝宝错误的吸吮姿势使新妈妈的乳头发生皲裂，新妈妈怕疼而拒绝哺乳，也是导致乳房硬化的一个成因。

产后乳汁淤积的预防

孕晚期乳头结痂较多、较硬，新妈妈可用小块的纱布蘸少许烧热冷却的植物油或婴儿润肤油敷在乳头上，待痂皮软化后，用温水轻轻擦洗掉痂皮即可，千万不能强行剥去。

在孕晚期，新妈妈应该注意乳头、乳晕的清洁，可以在洗澡的时候用温水轻轻擦洗，以锻炼乳头皮肤，使产后乳头能承受宝宝的吸吮。

新妈妈在哺乳前应该用温开水洗净乳头，不要用酒精或肥皂等刺激物洗擦乳头。哺乳后新妈妈最好留一滴乳汁涂在乳头上，这有助于保护乳头皮肤。

新妈妈要采取正确的哺乳姿势，纠正宝宝的吸吮方法，让宝宝张大嘴巴，将乳头和大部分乳晕含在嘴里吸吮。新妈妈不要让宝宝含着乳头睡觉，一方面对新妈妈的乳房健康不利，另一方面也存在着使宝宝窒息的潜在危险。

新妈妈每次哺乳后，如宝宝未吸空乳房，可用手或吸奶器挤出乳汁，排空乳房。每次让宝宝吃完一侧乳房的乳汁后再吃另一侧的乳汁。

已发生乳汁淤积的应对措施

乳汁淤积后，新妈妈依然要按需喂哺宝宝，及时挤出多余乳汁。

在乳汁淤积早期，新妈妈要佩戴胸罩，改善血液循环，可以局部冷敷 3~5 分钟，以减少乳汁分泌。

当新妈妈乳汁较多，整个乳房皮肤紧绷，宝宝难以含住乳头吸吮时，可挤出部分乳汁使乳晕变软，这样宝宝才能正确含吮新妈妈的大部分乳晕。

新妈妈的乳头已有破溃或皲裂，而且疼痛较剧烈时，可用吸奶器吸出乳汁或用手挤出后再喂给宝宝吃。也可以用乳头护罩哺乳。同时应积极治疗，如将次碳酸铋和鱼肝油配成擦剂，哺乳后涂擦局部，哺乳前洗净。

如乳汁淤积形成的乳腺硬块局部已经出现红、热、痛、肿等症状，新妈妈也出现高热、寒战，可能是因为细菌感染已进一步发展成了乳腺炎，这时新妈妈要及时去医院诊治。

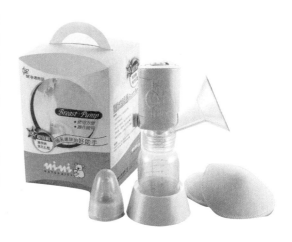

CHAPTER 6

科学育儿，
哺喂与护理

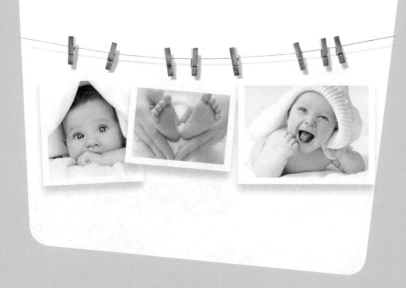

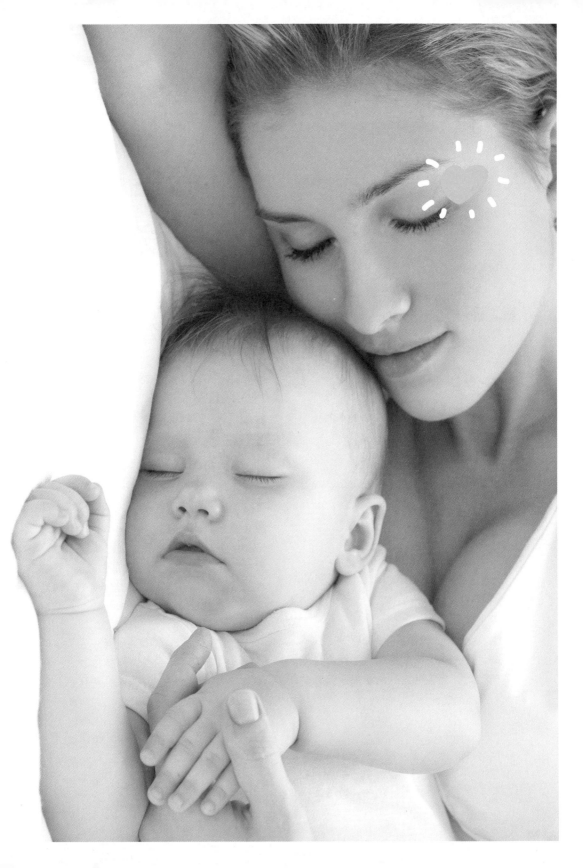

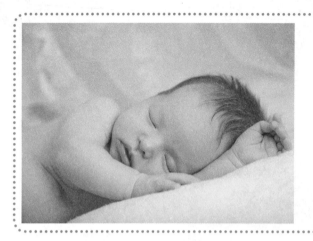

新生儿的
发育

新生儿发育状况

新生儿，医学上是指出生时到满 28 天前这一期间的宝宝。此期间称为新生儿期。

足月儿指胎龄 ≥ 37 周，且 <42 周（259~293 天）的新生儿。

早产儿指胎龄 ≥ 28 周，且 <37 周（196~258 天）的新生儿。

过期产儿指胎龄 ≥ 42 周（294 天以上）的新生儿，又称过熟儿。

低出生体重儿指出生时体重 < 2500 克者，< 1500 克者为极低体重儿。低出生体重儿大多为早产儿。

巨大儿指出生时体重 ≥ 4000 克的新生儿。

高危新生儿指已发生或可能发生危重病情的新生儿。常包括：高危孕妇所分娩的新生儿，有疾病的新生儿。

睡眠

1 个月内的新生婴儿每天睡眠时间很长，至少在 18 小时以上，睡的时间不规则，白天睡得多，晚上较清醒，这种情况在 2~3 个月后才会改变。

呼吸

新生儿的呼吸频率较快，一般 40~60 次 / 分，早产儿可达 60 次 / 分以上。新生儿以腹式呼吸为主，易出现呼吸节律不齐及深浅交替。观察新生儿的呼吸变化，要在新生儿安静的情况下，观察其胸、腹部起伏情况，每一次起伏即是一次呼吸。注意观察胸廓两侧的呼吸运动是否对称；呼吸是否急促、费力，有无呼吸暂停；口周皮肤的颜色有无青紫。

体重

孩子生长发育，体重是非常重要的指标。体重轻的孩子不容易养。但体重达到、超过 4000 克的"巨大儿"，属于高危孩子。大部分"巨大儿"的母亲都能找到一些病因，比如妊娠糖尿病。母亲糖尿病生出的巨大儿，别看他体重很大，其实发育是不成熟的，他的血糖代谢可能会有问题。这样的孩子出生后 24 小时内容易出现低血糖，低血糖对新生儿来说是非常严重的问题。在医院里对"巨大儿"会监测血糖，比如出生半小时内提前喂奶、糖水，这样能够避免低血糖。

另外，别看孩子很大，但是实际上他的器官发育也可能是不成熟的，一般来说，糖尿病母亲生出的孩子，孕周相当于小2周，比如孩子是40周生的，可能发育的水平就是38周。当然，4000克以上的孩子也有一部分是没有其他问题的，同正常新生儿。

体重轻的原因有两个：一是早产。没到日子，体重也不可能长到正常体重。还有一个就是身体有某种疾病。足月出生但体重不到2500克，这种孩子叫"足月小样儿"。

· 宝宝出生后体重增减平均值

出生月数体重增减（平均值）		
1~2周	−	稍微降低
第3个月	+	30克／日
第4~6个月	+	20克／日
第7个月~1周岁	+	10克／日

脐带

新生儿脐带在离肚脐1~2厘米处被结扎。

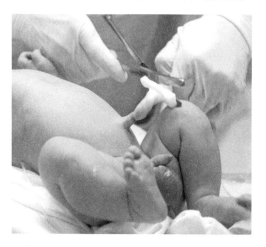

前囟

前囟是新生儿头顶的柔软部位，是头颅骨尚未连接的间隙。前囟要到宝宝2岁左右时才完全闭合。宝宝的头皮覆盖着这个间隙，它虽然十分坚韧，但是千万不要让宝宝的前囟受重压。不必对前囟做特别的照顾。但是，一旦发现覆盖其上的头皮绷紧膨胀凸出，或在前囟部位出现不正常的萎陷时，应立即带宝宝前往医院请医生诊查。

· 囟门的位置

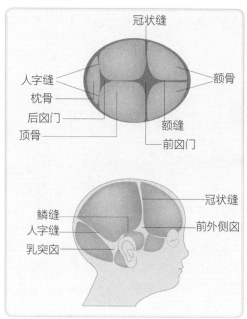

皮肤

新生儿的皮肤会被白色的脂质所覆盖。医院对于胎脂的处理方法各不相同。有的医院予以保留，因为胎脂提供了一道抵抗轻度皮肤感染的天然屏障。它在2~3天之内会自然地被皮肤所吸收。但是，如果在宝宝皮肤的皱褶内有大量胎脂堆积并可能引起刺激时，就应把它擦拭干净。

体温

新生儿的正常体温为 36~37℃，但新生儿的体温中枢功能尚不完善，体温不易稳定，受外界温度环境的影响体温变化较大，新生儿的皮下脂肪较薄，体表面积相对较大，容易散热。因此，要对新生儿注意保暖。尤其在冬季，室内温度保持在 18~22℃ 为宜，如果室温过低则容易引起硬肿症。

视觉

新生儿一出生就有视觉能力，34 周早产儿与足月儿有相同的视力。父母的目光和宝宝相对视是表达爱的重要方式。眼睛看东西的过程能刺激大脑的发育，人类学习的知识 85% 是通过视觉而得来的。

听觉

新生儿的听觉是很敏感的。如果用一个小塑料盒装一些黄豆，在宝宝睡醒状态下，距宝宝耳边约 10 厘米处轻轻摇动，有的宝宝能用眼睛寻找声源，直到看见盒子为止。为了发展宝宝听力，只要宝宝醒着，就要随时随地和宝宝说话，还可以给宝宝播放优美的音乐，摇动有柔和响声的玩具，给予听觉刺激。

▶ 新生儿特殊的生理现象

体重减轻

新生儿出生后2~3天，由于皮肤上胎脂的吸收、排尿、体内胎粪的排出及皮肤失水，以及刚出生的新生儿吸吮能力弱、吃奶少，体重不增反而出现暂时性下降。在出生后3~5天体重下降有时可达出生体重的6%~9%，在出生后7~11天恢复到出生时的体重，这称为生理性体重下降。如果体重下降超过出生体重的30%，或在出生后第13~15天仍未恢复到出生时的体重，这是不正常的现象，说明有某些疾病，如新生儿肺炎、新生儿败血症及腹泻或母乳不足等，应做进一步检查。

黄疸

新生儿出生后的皮肤为粉红色，生后2~3天时，细心的父母会发现宝宝的皮肤发黄，有的眼睛巩膜（俗称白眼珠）也发黄，第4~5天明显，8~12天后自然消退。宝宝除皮肤发黄外，全身情况良好，无病态，医学上叫作生理性黄疸。

生理性黄疸的表现是：宝宝吃奶很好，哭声响亮，不发热，大便呈黄色，4~6天时黄疸明显，在出生后第8~12天消退，如果是早产儿可以在出生后第3周消退。

一半的足月儿，还有50%~60%以上的早产儿都要经历过黄疸的过程，这是一个很普遍的现象。绝大部分属于生理性黄疸，其中有一少部分是病理性黄疸。

头部血肿

新生儿头颅血肿是头经产道娩出时受到挤压，位于骨膜下的血管受损伤出血所形成的，多于出生时或出生后数小时出现，数日后更明显。其表现为血肿发生在骨膜下，不超过骨缝，局部肤色正常，有波动感，消退时间至少需2~4周。此症多无明显不良后果，如果头颅血肿过大，可引起新生儿贫血或胆红素血症，即出现黄疸，此时应做相应处理。

乳房肿胀

不管是男婴或是女婴，受到母亲激素的影响，造成单侧或双侧的乳房肿胀，通常发生在出生后几天，2~4周后，乳房即恢复正常的平坦。

脱皮

出生3~4天的新生儿全身皮肤开始"落屑"，有时甚至是大块的脱落，这也是一种生理现象。1~2周后一般可自然落净，呈现出粉红色、非常柔软光滑的皮肤。

尿红

新生儿出生后2~5天，有的父母发现宝宝尿血，其实，宝宝并没有尿血，一般持续数天可自行消失。如果36小时后无尿，应立即诊治。

生理性脱发

有些新生儿在出生后几周内出现脱发。新生儿生理性脱发，大多数会逐渐复原，属正常现象，妈妈不要着急。目前医学对新生儿生理性脱发，还没有清晰的解释。

呼吸时快时慢

新生儿正常的呼吸频率是每分钟40~60次。新生儿中枢神经系统的发育还不成熟，呼吸节律有时会不规则，特别是在睡梦中，会出现呼吸快慢不均、屏气等现象，这些都是正常的。

出怪相

新生儿会出现一些如皱眉、咧嘴、空吸吮、咂嘴、屈鼻等表情，这是新生儿的正常表情，与疾病无关。

▶ 认识新生儿反射

家长可以先对这些反射动作有基本认识，若有觉得异常或担心的现象，必要时为宝宝做进一步的检查。

什么是"新生儿反射"

"新生儿反射"是指婴儿脑部发育成熟前，受到外界刺激时，为了保护自己或寻找食物，未经过大脑皮质而由脑干或脊髓直接反应所产生的动作。通常在婴儿出生后的几个月内，儿科医生会为宝宝做一些基本的新生儿反射检查，以观察宝宝是否有脑部或神经肌肉的异常。不过新生儿反射动作有很多种，有些反射动作一出生就有，有的可能会等几个月后才出现（所以刚出生时还看不出来）；随着大脑皮质的发展成熟，会逐渐抑制婴儿的原始反射，但每个反射动作的消失时间亦不相同。因此，新生儿反射动作须由专业的医生来做检查和判断。

医生建议，家长可以先对这些反射动作有基本认识，若有觉得异常或担心的现象，可于每次带宝宝回医院接种疫苗时，请教医生，必要时为宝宝做进一步的检查。

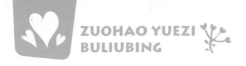
"新生儿反射动作" 有哪些

• 瞳孔光反射

当医生用手电筒照新生儿眼睛时，其瞳孔会缩小，此反射动作可看出其第二对脑神经（即视神经）和第三对脑神经（动眼神经）是否正常。医生做此检查时同时会观察新生儿的瞳孔颜色：正常的瞳孔颜色为黑色（不分种族），若是红色，可能是先天性视网膜母细胞瘤（恶性瘤）；若是黄色，则可能是罹患先天性白内障。

• 觅乳反射

将手指头轻轻触碰新生儿的嘴角时，他的头会自然转向该侧，找到手指头后会想要含住、吸吮。不过此反射动作在出生后1~2个月，随着大脑的发展，就不太明显了，4个月左右就完全消失。宝宝在母亲子宫内即已有吸吮和吞咽反射动作（因为会吞羊水），这些反射虽然终生都会存在，但到了4个月左右，宝宝已可使用情绪反应来表达肚子饿时，反射动作就不会那么明显了。

• 行走反射

将宝宝双手托起使其直立、并微微前倾时，他的脚会开始上下踏步，好像要准备走路一样。此反射动作大约在出生后6个月内会消失。测试时要护好婴儿颈头部。

• 踏足反射

将宝宝的脚背轻轻碰向桌面，他的膝盖会缩起，并将脚抬起，再往外跨出，好像在做踏步动作一样。这是因为宝宝的脚背感受到障碍物后，会躲开，然后接着寻找一平面去踩。此反射动作大约在出生后6个月内会消失。测试时要护好婴儿颈头部。

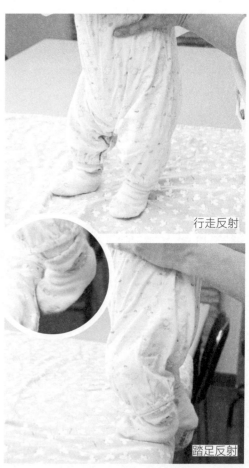

行走反射

踏足反射

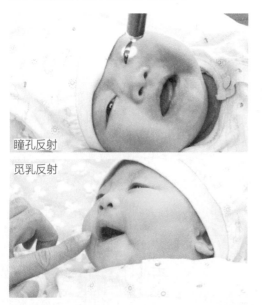

瞳孔反射

觅乳反射

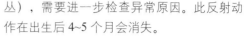

• 手、脚的抓握反射

将东西轻碰宝宝的掌面时，他会马上抓握不放开；将东西放到宝宝的脚掌并触碰脚趾时，宝宝的脚趾头会立时像"含羞草"一样，想要包住该物。抓握反射动作出生时就会出现，大约在出生后2~3个月消失，但持续具有抓握的能力。

• 惊吓反射

让宝宝躺在床上，正面朝上，一手抬高头部约15度，突然将头放开往下坠落再接住；放手的瞬间，正常状况下，宝宝的两只手臂会突然往外伸展，之后手臂弯曲成拥抱状（此动作较危险，不建议父母做，建议由医护人员执行）。宝宝若没有惊吓反射反应，表示可能有中枢神经系统的问题；若是单一侧的手臂无法做出正常动作，代表可能有锁骨骨折，颈椎神经或是臂神经丛有问题（肩难产时，在将肩膀拉出的过程中，有可能伤及臂神经

丛），需要进一步检查异常原因。此反射动作在出生后4~5个月会消失。

• 非对称强直性颈反射

宝宝平躺时，将其头部转向某一侧，此时该侧手臂会伸直，另一侧的手臂则会弓起，好像"弓箭手"一样。这个反射动作因为牵涉到比较多的神经肌肉，以及平衡系统的发展，因此在宝宝出生后1~2个月内才会开始出现，在6~7个月消失。

• 膝反射

在宝宝的膝盖肌腱处用小槌子轻轻敲一下，宝宝的小腿会立时弹一下。若宝宝的膝反射太强（一直来回摆荡），表示脑部可能有损伤情形（例如：脑性麻痹）；反之，若宝宝的膝反射太弱，则表示有周边神经或肌肉的问题，上述两种情况都需要做进一步的检查。

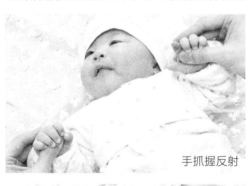

手抓握反射

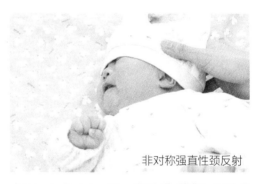

非对称强直性颈反射

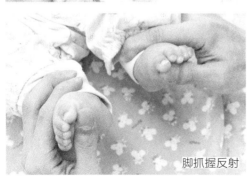

脚抓握反射

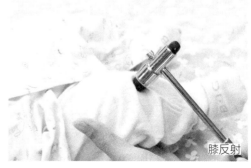

膝反射

1岁以前出现的反射动作

出生后2个月左右，爸妈会发现宝宝有"追寻反应"，这是指宝宝的视线会随着物体的移动而移动（60厘米内、90°内的距离）；另外，当你将宝宝正面向上扶起时，其胸部会微微向上抬起，这是"牵引反射"，可看出宝宝的肌肉张力是否正常。

出生2个月内的新生儿，其平躺时的正常身形会呈现"W+M"形，也就是宝宝的两只手臂会向上自然蜷缩成W形，两条腿会向内自然弯曲成M形。将宝宝面朝下平放在手上时，正常状况下宝宝的背部会呈现平直、手臂微张，若是呈现"倒U"形（背部拱起）、手臂下垂无力，则是异常状况。

当宝宝3~4个月大时，颈部肌肉已有力量，俯卧时可抬高约45°，并且直立抱住时，颈部不需支撑已可直立；6个月大时，靠着手臂力量的帮助，颈部甚至可抬高约90度，并且能够用手抓取可接触范围内的物品（若是不行，表示可能肌肉力量或中枢神经系统有问题），且具备左、右手交换对象的能力。

当宝宝8~9个月大时，会出现"降落伞反射"动作，也就是将宝宝抱起、面朝下移动，接近地面时，其手臂会自然向下准备撑住，这是一种自我保护的反射动作，若是没有出现此动作，表示宝宝的大脑可能有损伤情形，或是手部肌肉无力。这个阶段的宝宝也会出现"侧位支持反射"动作，就是当宝宝坐着时，若是用手轻推宝宝某一侧，他的另一侧手臂会马上出现撑住身体的动作，不让自己摔倒。

脑部有重度损伤、异常，或是神经肌肉严重障碍的宝宝，基本上在出生一两个月内就可借由上述这些肢体或反射动作异常而发现；但若是轻微的脑部或神经肌肉障碍，可能就要等比较大时才能观察得出来。比方说，若是6个月大还不会翻身，七八个月尚不会坐、爬，或是习惯用单侧手臂，或有身体、动作不协调，吞咽困难等现象，家长就需带宝宝进一步就医检查、找出原因，并尽早接受治疗或复健。

宝宝肢体动作异常的可能原因

宝宝若无法出现上述正常的反射和肢体动作，不外乎是在以下四个方面中的任一项出了问题：脑细胞、神经纤维、神经纤维与作用部位的交接处、肌肉组织，需要逐项检查以找出问题所在。

脑细胞的问题通常是因为缺氧（在子宫内或是生产过程中发生）、在子宫内受到病毒感染（母亲感染后经由胎盘传给胎儿，如：疱疹病毒），或染色体异常而造成。

脑瘫为常见的肢体异常原因，它的特征是一旦脑细胞受到伤害，将无法复原，但也不会再恶化。不过脑瘫的儿童因为仍在发展阶段，随着年龄不同会有不同的表现和变化。

脑瘫的原因很多，比如染色体异常、早产、产程过长、在母体内即受到感染、妊娠高血压（胎盘功能降低，或因母体血流供应不佳造成胎儿缺氧）、母亲吸毒，或是出生后罹患脑膜炎、脑炎、头部外伤、剧烈摇晃等，都是造成脑部伤害的危险因子。脑瘫会影响到肢体的协调，甚至智力。严重的脑瘫宝宝在出生后两三个月内就可发现其肌肉张力异常，关节僵硬、两脚交错（剪刀脚）等反常动作。

若是家长发现孩子有吞咽问题，发展迟缓、张力反射异常或是抽筋的现象，都有可能是脑瘫的症状，须尽快就医检查，以把握黄金早疗时间。虽然脑部的伤害已无法复原，但是早期疗育和做复健与物理治疗，可让现有的功能发挥最大效果，对于往后的发展和功能的提升有很大帮助，亦可预防肌肉挛缩。因此，掌握早期疗愈的黄金时间非常重要。

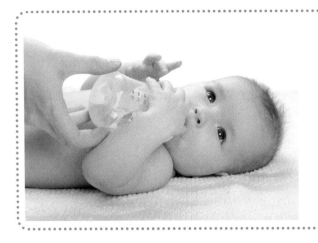

新生儿的喂养

喂母乳很简单

1 宝宝出生后 1~2 小时内，母亲就要做好抱婴准备。

2 纯母乳喂养的宝宝，除母乳外不添加任何食品，包括不用喂水，宝宝什么时候饿了什么时候吃。纯母乳喂哺最好坚持 6 个月。

3 宝宝出生后头几个小时和头几天要多吸吮母乳，以达到促进乳汁分泌的目的。宝宝饥饿时或母亲感到乳房充满时，可随时喂哺，哺乳间隔是由宝宝和母亲的感觉决定的，这也叫按需哺乳。一般白天每 3~4 小时喂一次，夜间可 6~7 小时喂一次，一天喂 5~7 次，夜里若宝宝不醒也可不喂。一般出生后 2 周左右才能按需要自然形成定时喂养。要注意，不要宝宝一哭就用喂奶来哄宝宝，因为宝宝哭的原因有很多，应查找原因。

4 一般来说，每次喂奶 15~20 分钟就可以了，最多不超过 30 分钟。母亲将奶头和乳晕全部塞进宝宝嘴里，宝宝的嘴唇、齿龈和舌的吸吮运动，能使奶液从乳晕内的乳腺管中流出。一半以上的奶液在开始喂奶的 5 分钟就吸到了，8~10 分钟吸空一侧乳房，这时再换吸另一侧乳房。让两个乳房每次喂奶时先后交替，这样可刺激产生更多的奶水。

5 纯母乳喂养不要再喂水。对于单纯母乳喂养的婴儿，是不需要喂水的。如果过早、过多喂水，会抑制新生儿的吸吮能力，使他们从母亲乳房吸取的乳汁量减少，反而不利于新生儿的生长发育。

Q&A

Q：医院鼓励新妈妈产后马上喂母乳，但我的奶量只有一点点，宝宝吃得饱吗？

新妈妈刚开始分泌的奶水称之为初乳，初乳的分量很少，但初乳的营养价值极高，同时也能够满足新生儿头几天的营养需求，所以妈妈不需要担心宝宝吃不饱。

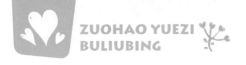
Q：生病的妈妈，例如感冒等，是否能喂母乳？

妈妈即便生病也还是可以喂母乳，除非患有艾滋病或其他少数情况才不能喂母乳。由于大部分的传染性疾病都是接触性传染，例如感冒，宝宝并不会因为喝母奶被感染，而是因为妈妈的接触才会被传染。

所以若妈妈感冒的话，可以戴口罩，勤洗手，这样可以避免传染给宝宝。另一方面，妈妈会因为感冒产生抗体，使喝母乳的宝宝也因此产生抗体。不过，至于其他类疾病，还是要根据具体的病情和治疗情况，遵从医生的建议而决定是否可以母乳喂养。

▶ 哺乳的姿势

妈妈在哺乳时，要以自己最轻松的姿势为佳，妈妈先调整好姿势，再让宝宝贴近哺喂，不能迁就宝宝。假如这样哺喂时间较长时，才不会造成腰酸背痛，哺乳才会持续。另外哺喂时要注意宝宝的头、颈和身体有无呈一直线，下巴贴着妈妈的乳房，正确含乳。

摇篮式抱法

妈妈大腿平放。

先确定背部有可倚靠支撑的力量。

在大腿上放靠垫，将宝宝抱过来靠近妈妈的胸部，将宝宝和妈妈胸部较近的手臂放在妈妈身后，以前臂支撑宝宝的身体，让宝宝的头、颈和身体呈一直线。

让宝宝紧贴着妈妈的身体。

确认宝宝正确含乳后，可在手肘下方放靠垫。

卧姿

妈妈侧躺，并在自己的头部、背后或两腿之间各放一个靠垫来支撑身体。

妈妈可以舒服地躺着或用手臂支撑自己的头部（右侧躺用右手支撑，左侧躺用左手支撑），另一只手搂着宝宝的头部及背部，让宝宝贴近乳房。

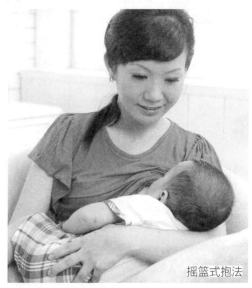

摇篮式抱法

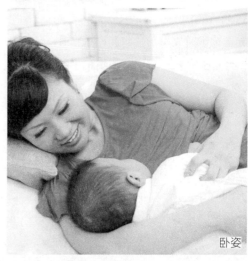

卧姿

可随时调整自己的角度，若乳房的位置过高或过低，可在哺喂的那侧乳房下方垫毛巾支托乳房，协助宝宝正确含乳。

假如要换另一侧的乳房喂，可稍微调整身体使另一侧乳房靠近宝宝，或与宝宝一同翻身后再喂。

修正橄榄球式抱法

以类似橄榄球式的抱法，但是让宝宝的身体横过妈妈的胸部，吸吮另一边乳房，这个姿势非常适合新生儿或较小的宝宝，妈妈可以清楚观察到宝宝的含乳、吸吮状况。

刚开始哺喂时，若宝宝还无法将乳头含得很好，妈妈可在宝宝口中先用手挤出几滴母乳，让宝宝知道含吸住是有奶水的，或是协助宝宝含住乳头和乳晕。

橄榄球式抱法

可用靠垫将宝宝垫高，让宝宝的头部和身体呈水平躺在上方。

妈妈用手掌及腕部托住宝宝的头，以整个手臂支撑宝宝的身体，或是以手臂及手肘轻轻地把宝宝夹在腋下，如此宝宝的脚就会在母亲的腰际或是背后。

这个姿势可以左右同时哺喂两个宝宝，适合双胞胎。

采用这个姿势时，妈妈要注意不可在宝宝的后脑勺施压。

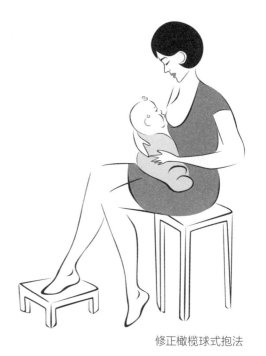

修正橄榄球式抱法

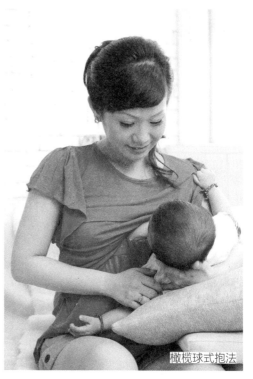

橄榄球式抱法

乳头较短平怎么办

妈妈不要以为自己乳头短平宝宝就喝不到奶了，婴儿并不是借由吸乳头吸到奶，而是吸吮乳晕、乳房，再从乳头得到奶水。

一般来说，在婴儿的吸吮之下，短或平的乳头也会被拉长，这是因为乳头有伸展性。如果妈妈的乳头有良好的伸展性，那么即便乳头短、平，在宝宝的吸吮下，也会逐渐伸展并且变长。检查乳头是否有好的伸展性的办法是：轻轻地将乳头拉出来，如果乳头可以被拉出来，那么它的伸展性是好的；如果要拉出乳头的时候，乳头反而陷进去，那么就代表乳头的伸展性不好，并且是乳头凹陷。

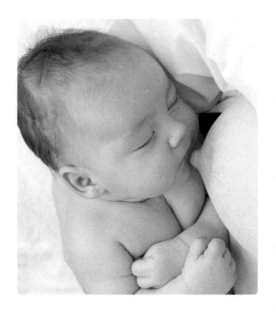

乳头过大怎么办

如果妈妈的乳头较大，对宝宝来说，可能无法整个含住妈妈的乳头，所以在喂宝宝的时候，不要强迫宝宝含住整个乳晕，可以橄榄球式抱法喂宝宝，这样才能看得见宝宝含住乳房的状况，确认宝宝有无吸到奶水。也有一些妈妈采用让宝宝直接趴在身上喂奶的方法。哺乳时可以将乳房压平一点再放入宝宝嘴巴，并且鼓励宝宝张大嘴，喂奶前你可以张大嘴跟宝宝示意。假以时日，宝宝就会模仿你。等到宝宝逐渐长大之后，嘴巴也变大了，就较容易含住妈妈的整个乳头与乳晕。

乳头大的妈妈，刚开始哺乳会比较辛苦，但随着宝宝长大，问题会迎刃而解。最好的方式就是及早哺乳，让宝宝在吸第一口母乳时就认识妈妈的乳房。

宝宝正确含乳

哺喂母乳时，除了妈妈的姿势要注意，宝宝的含乳是否正确也会影响宝宝吸到乳汁。妈妈哺喂时将宝宝抱起靠近乳房，用手靠着胸壁托着整个乳房，妈妈可调整角度，增加乳房和宝宝鼻孔间的空隙，让宝宝吸吮时能含住整个乳晕，帮助宝宝顺利吸到乳汁。新手妈妈哺喂时，可以先用乳头轻碰（刺激）宝宝的嘴角，测试宝宝的反应，当宝宝的嘴巴有想要吸吮或张大的反应时，再迅速将宝宝紧贴妈妈的身体。

正确含乳姿势

含住整个乳晕，而不是只有乳头。
宝宝下巴贴近妈妈的乳房。
宝宝的嘴巴张大并且嘴唇往外翻。
宝宝吸吮时，上方的乳晕会露出较多。

宝宝的头、颈和身体呈一条直线。

脸颊没有凹陷。

妈妈的乳房不会疼痛。

舌头位置

宝宝的舌头伸长，超过他的下牙龈。

舌头包围着乳房。

宝宝喝够了没有

如何判断宝宝是否真正吸到乳汁

以缓慢有节奏的速度去吸吮和吞咽，频率为一秒一次（一吸、一放）。

可观察到宝宝嘴巴张大—暂停—再闭起来。

可借由宝宝深而慢的吞咽声和太阳穴轻微地动，观察宝宝是否有吸到奶水。

宝宝喝完后表现出放松、饱足的样子，有的时候甚至会直接睡着。

母亲有下乳的感觉。

判断宝宝是否喝到足够的乳汁

每天 2~3 小时喂一次，一天喂 8~12 次以上。

排尿：第一天湿 1 片、第二天湿 2 片、第三天湿 3 片，类推到第七天，变成一天湿 6~8 片。

宝宝喝足够奶水会表现安详饱足感或舒服入睡。

在出生后三个月内，每一周的体重增加 120 克。

宝宝出生后的生理性脱水，体重下降约 10%以内，2 周后就恢复到出生时的体重。

排气、吐奶与溢奶

排气

通常母乳宝宝喝完奶后不会有胀气现象，因为通常不会有空气进入宝宝口中。不过，喂配方奶宝宝或多或少都会吸进一些空气，因此妈妈可要记得在喂完奶后替宝宝排气，否则宝宝容易有腹胀或溢奶的状况。

- **方法一**：让宝宝坐在腿上，并让宝宝的头及胸部靠在手腕上，并以另一只手扶住宝宝的背部。将手指与手掌弯曲，对着宝宝的背部由下往上拍，帮助他排气。
- **方法二**：抱起宝宝，让宝宝的身体靠在肩膀上。亦可在肩膀上铺毛巾，以毛巾垫在宝宝的嘴巴下方，防止溢奶。手指手掌弯曲拱起，由下往上拍打宝宝的背部。

当宝宝顺利排气，爸妈会听到打嗝的声音。如果拍了 10~15 分钟都没有听到打嗝的声音，可以停止排气，让宝宝侧睡，降低溢奶的情形。

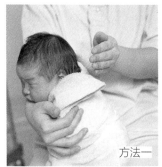

方法一

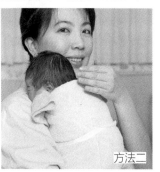

方法二

预防吐奶与溢奶

1 少量多餐。

2 每次喂奶中及喂奶后，把宝宝抱直排气。

3 喂奶时勿让宝宝吸食太急，中间应暂停片刻。

4 奶瓶嘴孔应适中，因孔洞太小吸吮较费力，空气容易由嘴角处吸入口腔再吞入胃中；奶嘴孔洞太大，奶水会淹住咽喉，很容易呛到。

5 喂食后勿马上平躺，上半身应抱直并轻拍背部（妈妈手呈杯状）。若要躺下时，要将宝宝上半身放高，并采取右侧卧。

6 喂食后避免宝宝激动或任意摇动。

● 婴儿每日哺奶量、次数参考表

宝宝年龄	每天哺喂次数	每次哺喂奶量	哺喂间隔时间
0~2周	8~10次	90~140毫升	1~2小时
2周~1个月	6~8次	90~140毫升	1~2小时
1~2个月	6~7次	110~160毫升	约3小时
3个月	5~6次	110~160毫升	约4小时
4~5个月	5~6次	170~200毫升	约4小时
5~6个月	4~5次	170~200毫升	4~5小时
6~9个月	4~5次	200~250毫升	5~6小时
9~12个月	3~4次	200~250毫升	5~6小时

▶ 民间发奶方法有哪些

民间的发奶食物

仔细分析几乎都是高蛋白质与富含水分的食物，这些食物的确有助于奶水的分泌，例如花生炖猪脚汤、青木瓜排骨汤、山药排骨汤、鲜鱼汤、鸡汤、红糖姜汤、黑糖芝麻汤圆、牛奶、酸奶、豆浆、黑麦汁等，其中，较少为人知，但也被列在发奶食物的啤酒酵母其实也是高蛋白质食物，因为它含有50%的蛋白质。

温和药材

补充气血以增加乳汁：当归、黄芪、麦冬等，以四物汤或八珍汤为底的药材。疏通局部气血：白通草、地黄、川芎、王不留行。

有特殊体质或情况，例如燥热体质、子宫肌瘤、乳房瘤或囊肿、发热、感染性、发炎性等疾病，不适合食用上述药材。

刺激乳汁分泌穴位

- **膻中穴**：在身体正中在线，乳头相连的中心点。
- **乳根穴**：乳房中心点向下，乳房根部的正下方。
- **天宗穴**：肩胛骨中央凹陷处。
- **少泽穴**：小拇指指甲外侧下方 0.1 寸。

不同居住地区或是族群都各有祖先们流传下来的发奶食谱，只要在饮食均衡的原则下摄取这些发奶食物，对妈妈们都是有益无害的。

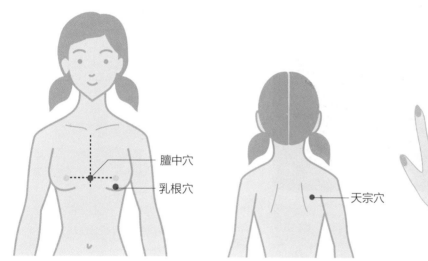

膻中穴
乳根穴
天宗穴

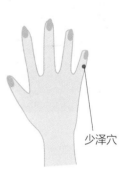

少泽穴

妈妈缺乳的饮食调理

有些妈妈产后身体太过虚弱，加上没有配合适当的饮食，就可能会影响乳汁的分泌。妈妈在一天中摄取的水量总共要 2000~3000 毫升，才能提供足够的奶水量以哺喂宝宝。若是要调理身体、补充气血和增加乳汁，可以依照妈妈的体质，用温和的中药调养。另外可以搭配按摩穴位去疏通乳腺，增加乳汁分泌。

红豆汤

材料 红豆 200 克，带皮老姜 30 克，米酒 3000 克。

调料 红糖 150 克。

做法

1 将红豆泡入米酒水中，加盖泡 8 小时。

2 老姜切成丝，放入已泡好的红豆中。

3 大火煮滚后，加盖转中火继续煮 20 分钟。

4 转小火再煮 1 小时后熄火，加入红糖搅拌后即可食用。

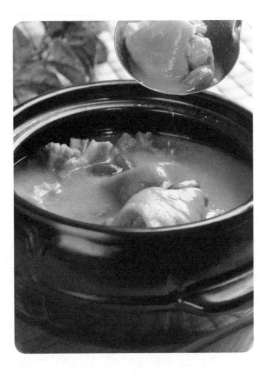

花生炖猪蹄

材料 猪蹄 2 只，花生 150 克。

调料 味精、盐各适量。

做法

1 将猪蹄除去蹄甲和毛后，洗净。

2 猪蹄和花生一起放入炖锅中，加水适量，小火炖熟。

3 加盐、味精调味即可食用。

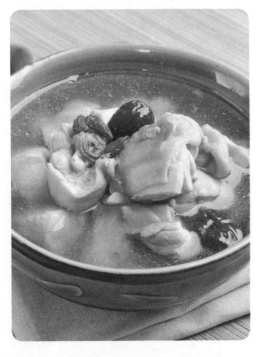

黄芪炖鸡汤

材料 母鸡 1 只，黄芪 50 克，枸杞子 15 克，红枣 10 颗。

调料 葱 10 克，姜 5 克，盐、米酒各适量。

做法

1 黄芪入滤袋内；母鸡洗净，汆烫、冲凉、切块；葱切段、姜切片备用。

2 所有原料放进锅内，加入清水，小火炖焖 1 小时后加盐、米酒即可食用。

TIPS

黄芪甘温，功能补气健脾，益肺止汗，可补气生血而化生乳汁，民间常用于治疗产后乳汁缺少，又可补虚固表，治疗产后虚汗症。此汤适用于产后体虚、面色萎黄、乳汁过少、易出虚汗等症。

母乳妈妈的饮食禁忌

最好不吃冰凉的食物

月子期间应尽量避免冰凉食物，夏天很多食物会放冰箱，建议食用前最好先微波炉加热或常温后再吃。

妈妈吃西瓜，宝宝会拉肚子吗

此说法没有经过验证得到证实，母乳宝宝大便本来就像水一样很稀，与妈妈吃哪些食物并无绝对关联。肠胃不好的人，吃太多凉性食物较容易引起腹泻，所以最好避免。

妈妈吃苦瓜，宝宝气管会不好吗

中医将苦瓜归为凉性食物，月子期最好少吃或不吃。如果过了月子期，就不需太在意食物是否属于凉性。

禁忌食物清单

- 韭菜：是大家熟悉的退奶食物，虽然不清楚哪些成分有退奶作用，不过很多想退奶的妈妈试过都觉得效果不错，正在喂母乳的妈妈最好少碰。

- 人参：一样具有退奶作用，产后妈妈如果要持续哺育母乳，最好少吃。
- 大麦芽：它会加速退奶，母乳妈妈应该避免，而我们平常喝的大麦茶或未发芽的大麦并没有回乳作用。
- 生鱼片：主要怕细菌污染造成无法预知的危害，除非确定经过正确的处理，否则母乳妈妈的食物应该一律煮熟再吃。
- 咖啡、茶、巧克力、可乐：含有咖啡因的食物都应该禁止。
- 海鲜类食物：为避免透过乳汁增加宝宝过敏机会，哺乳妈妈食用海鲜要特别小心，尤其虾、螃蟹等高风险的带壳海鲜最好禁止。

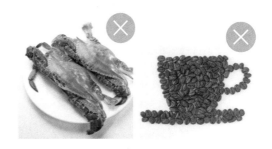

奶胀痛可频繁喂奶

有的妈妈觉得胀奶的疼痛甚至大过生产之痛，可见得乳房肿胀的痛苦程度。胀奶时，最好的缓解方法就是让宝宝吸吮；宝宝若是吃饱了，乳房却仍有肿胀不适感时，就先将奶水挤至瓶内，但不需要完全排空，只要感到乳房柔软下来、没有不舒服就好；若是排空，反而会刺激大脑分泌更多奶水，乳房很快又会胀痛。

若是感到乳房周围有些奶水肿胀的硬块，可以用二、三指并拢，在硬块处轻揉，由外侧往内按（往中央轻推）。只有在喂奶或挤奶前才建议热敷约10分钟让奶水流出；但如果乳房很胀时不建议热敷，可以稍微冷敷以降低疼痛感，但千万不要冷敷乳晕乳头，否则反而会抑制乳汁排出。

国外已有研究指出，将圆白菜叶洗净放冰箱冷藏，可用来冷敷乳房、缓解乳房胀痛。因为圆白菜本身所释放的酵素有助于舒缓肿胀，又容易取得，让妈妈不需一直重复拧毛巾冷敷，省事许多；圆白菜叶的"环形"叶状又正好可以包住乳房、露出乳晕乳头处，可说是天然的冷敷好帮手。

胀痛可能是婴儿吸奶的方式不对，或是乳房某一部分的奶水蓄积，所以妈妈应以不同的方式喂奶，只要婴儿可以吸到奶水的姿势都可以，这样一来，乳房中每一个部位的奶水都可以被排出。其实，让宝宝的下颌对着肿胀处哺乳，也是许多妈妈疏解胀奶的小秘方。另外，要多以肿胀的那一侧喂母乳。

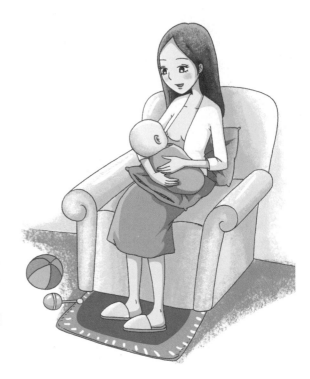

• 婴儿喂奶量与体重关系表

体重	每3小时喂奶量	每4小时喂奶量
2千克	45~65毫升	60~90毫升
2.5千克	55~70毫升	70~90毫升
3千克	65~85毫升	90~110毫升
3.5千克	75~95毫升	100~130毫升
4千克	90~110毫升	120~150毫升
4.5千克	95~120毫升	130~165毫升
5千克	105~130毫升	150~195毫升
6千克	120~140毫升	180~220毫升

乳头酸痛、破皮怎么办

不少妈妈会有乳头酸痛、破皮的现象，喂母奶是否会疼痛因人而异，因为每个妈妈的耐痛度不同。不过，即便一开始喂奶会有些许疼痛感，只要喂的姿势正确，疼痛感是会消失的。如果疼痛感一直存在，就表示妈妈的喂法或是姿势错误。乳头破皮也是一样，在正确的喂姿之下，妈妈的乳头是不会破的，因为婴儿是同时含住乳头与乳晕吸吮母乳，而不是直接吸吮乳头。

假使乳头已破皮，将乳汁涂在伤口处可有助于好转。也可以涂点羊脂膏，让它风干，通常一两天后就会康复。当乳头受伤时，要暂停使用吸乳器，以免更痛。建议妈妈即使在家，也要穿戴胸罩，以免衣物摩擦乳头，亦可能容易发生破皮现象。若乳头出现小白点或水疱，表示乳汁出口有阻塞情形，可以多让宝宝吸奶，或者可用纱布蘸点生理食盐水轻擦乳头，有时会自己畅通；若仍无法改善时，可请医师帮忙用无菌针头挑开。

乳腺炎要及时治疗

如果出现乳腺炎，务必先要将奶水挤出来，否则感染现象不会好转，而且妈妈的奶水有可能就此停止供应。感染乳腺炎的乳房，仍然可以直接哺喂宝宝，但妈妈若担心发炎状况会影响宝宝，可以先用手或吸奶器将奶水挤出，并且用未感染的那一侧直接喂奶。此外，亦可在两次喂奶的间隔时间里冷敷乳房镇痛，或是做按摩。

得了乳腺炎，医生也会给予抗生素以及止痛、退热药加以治疗，而服用这些药物时是否能继续喂奶，则必须要遵医嘱。如果婴儿发生嗜睡、起红疹或不吃奶的现象，就须留意是否是药物造成的影响。

至于脓肿，只有在乳腺炎未加以治疗后才会产生，这时候通常必须将乳房切开把里面的脓引流出来。

另外提醒妈妈，不要穿着过于紧绷的胸罩，因为钢丝可能会压迫到乳腺，也不利奶水的分泌与排出。

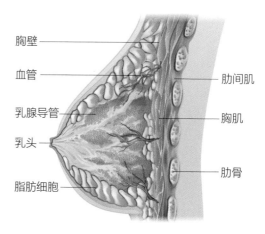

胸壁　血管　乳腺导管　乳头　脂肪细胞　肋间肌　胸肌　肋骨

女性乳腺解剖图

211

小奶瓶大学问

目前市面上的奶瓶共分为玻璃、PES、PPSU、PP及PC等五种材质，每种材质各自有优缺点，可斟酌其材质特性及使用需求去选购：

PES、PPSU奶瓶

PES及PPSU塑料奶瓶是现在市面上询问度最高的奶瓶，而PPSU是较PES更顶级的材质，这一类奶瓶的特性是轻巧、耐摔，冲泡热水及高温消毒时不会产生化学毒素双酚A，耐热度可达到180℃，能用蒸汽消毒、紫外线消毒，使用上很安全，因此相对单价也比较高。

玻璃奶瓶

玻璃材质的奶瓶最让妈妈放心，优点是使用寿命长、易清洗、耐热度高及导热快等，也较不易产生化学物质，磨损率比塑料奶瓶来得低，价格上也比PES、PPSU材质来得便宜。不过，传统的玻璃奶瓶很重，不大适合婴儿练习手拿，外出携带也不方便。

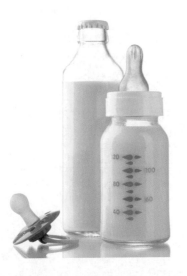

PC奶瓶

透光性佳，但由于经过高温消毒或烘干时会产生有毒物质双酚A，伴随奶汁进入宝宝体内，容易导致宝宝性器官发育不全、性早熟，或造成幼童过动及注意力散漫等障碍，目前市面上已较少见了。

PP奶瓶

PP材质的奶瓶不会产生双酚A，但受到高温时容易变形，还能放到冰箱冷冻，所以大部分消费者都会用PP奶瓶来储存母奶。

词汇解读

含有双酚A的塑料婴儿奶瓶：根据国家卫计委等六部门的新规，自2011年6月1日起我国禁止双酚A用于婴幼儿食品容器（如奶瓶）生产和进口；自2011年9月1日起，禁止销售含双酚A的婴幼儿食品容器。因为在塑料奶瓶加热时双酚A会析出到食物和饮料中，对婴儿发育、免疫力有影响，诱发性早熟，甚至致癌。

人工喂养：指采用其他乳品和代乳品进行喂哺宝宝的方法。人工喂养方法复杂一些，但只要细心，同样会收到较满意的喂养效果。

> **小贴士**
>
> 妈妈要注意，矿泉水、纯净水不宜冲奶粉。矿泉水所含的矿物质是按照成人标准设计的，不适合婴儿，宝宝如果长期饮用，会增加肾脏负担，加大患肾结石的风险。家用纯净水也叫"穷水"，它不含微量元素，还会把体内的有益微量元素带走。不管是给宝宝冲奶粉，还是直接喝，最好用普通的自来水煮沸放凉。

喂食婴儿配方奶粉注意事项

以婴儿配方奶粉喂食宝宝时，需要记住以下注意事项：

冲泡奶粉前要先洗手。

使用前要将喂食器皿彻底清洁干净并消毒。

温不温奶瓶均可，但是一旦选定一种方式不要轻易改变。

冲奶粉要按说明书的比例，不要随意增加奶粉的浓度。

加热奶瓶前，先拿掉瓶嘴、瓶盖。

120 毫升的奶瓶在微波炉中以强波加热时，时间不要超过 30 秒，240 毫升的奶瓶则不要超过 45 秒。

奶瓶嘴流量需适中。哺喂之前，先试温度，加热后，盖好瓶盖及瓶嘴，并将瓶子反复翻转 8~10 次，不要摇奶瓶。

将加热过的奶水滴一些在你的手腕背面测试温度，不烫也不太凉的温度就正适合，因那个部位比手腕内侧更敏感。

在宝宝的下巴旁边垫一条小方巾，让奶瓶从宝宝嘴巴侧边慢慢滑入嘴里，并确定奶嘴放在舌头的上方，嘴唇整个含住奶嘴，不会内翻到嘴巴里。

别强迫宝宝将奶水喝完。

已过期的配方奶粉千万不要给宝宝喝。配方奶粉配完后超过 30 分钟也不宜给宝宝喝。

别用微波炉加热玻璃奶瓶，因为可能会破裂或爆炸。

喂食后倒掉剩余的奶水。

变硬或没有弹性的瓶嘴不能再给宝宝使用。

切忌先加奶粉后加水。

> **小贴士**
>
> 新生儿需要每3~4小时喂食一次。宝宝第一天一餐的奶量大约30毫升，第二天则是一餐60毫升左右，但详细状况仍因不同的宝宝而有差异，如果宝宝没吃饱，每次可多加一点奶量，但上限是30毫升。而冲调奶粉的开水温度只要温和不烫伤宝宝即可，最好不要超过40℃。冲奶粉时，先放水后再放奶粉较容易冲开。

测试奶瓶温度及流量示意图

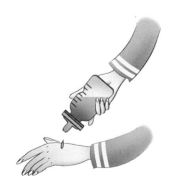

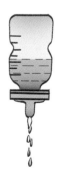

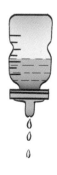

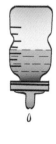

测试温度　　　　　过快　　　　　适中　　　　　过慢

Q&A

Q：宝宝喝配方奶的时间是应该固定还是饿了就喂？如果要固定时间喂，那么宝宝睡觉的时候是不是也要叫醒喂？

原则上尽量固定时间喂奶，但是如果宝宝确实很饿而哭闹不停，还是应该让宝宝吃饱。在两个月大以后，如果婴儿半夜熟睡可以少喂一次；至于白天，最好还是叫醒宝宝按时喂奶。对人工喂养的宝宝来说，前3~4天，大多数宝宝每2~3小时喂奶一次，白天为8次左右，晚上还有不少临时喂食，可能需要喂2~3次。妈妈通常可在固定的时间间隔哺喂宝宝。等到了3个月大时，通常约4小时喂一次，白天5次，夜间1~2次。

Q：混合喂养，如何掌握宝宝喝配方奶的量？

妈妈每次可稍微多冲调一些配方奶，如果宝宝没有喝完，观察一下余量，就知道宝宝这次喝了多少配方奶，下次冲调时就按照这个标准掌握量就可以。反之，如果宝宝把配方奶都喝完了还有点意犹未尽，就说明这次冲调的量有点少。宝宝不断成长，奶量也在不断变化，这需要妈妈细心摸索。

Q：宝宝可以喝比他年龄段小的配方奶吗？

可以，阶段越小的配方奶粉，所含的营养元素越全面，越均衡，也更容易消化，所以大宝宝可以吃小宝宝的配方奶粉。但是小宝宝却不能吃大宝宝的奶粉，尤其是新生儿配方奶不要超前。

Q：配方奶粉被打开后为什么只能保存几周？

一般打开的配方奶粉，应在4周内饮用完，因为配方奶粉里含有很多高营养物质，潮湿、污染、细菌等因素都会影响配方奶粉的质量。

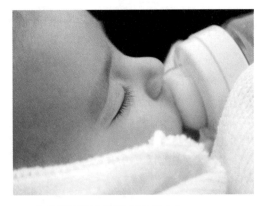

Q：宝宝喝了配方奶就便秘怎么办？

配方奶多添加纤维素，本身不会引起宝宝便秘，便秘可能是给宝宝喝了足够的配方奶后又添加了钙，或者冲调的配方奶过稠的缘故。

Q：多喝水有利于缓解宝宝便秘吗？

通常建议大家在两次喂奶之间给宝宝喝一些水。尤其是天气炎热或者宝宝出汗多的时候，水量也要相对增加。你可以通过观察宝宝小便的颜色来判断是否该给他喝水，如果小便是透明无色的，说明他身体里的水分够了；如果小便发黄，说明他需要喝一些水了。

Q：按照外国标准生产的奶粉，适合中国宝宝的体质吗？

如果宝宝喝了这种配方奶粉后没有任何不良反应，生长发育也很正常，妈妈就不用担心。

Q：宝宝喝了配方奶还需要补钙吗？

如果宝宝喝了足量的配方奶就不需要补钙，因为配方奶里的钙已经能够满足宝宝的需要，不需要额外添加。如果补的钙超出了宝宝本身的需求，就会给宝宝的代谢带来安全隐患。

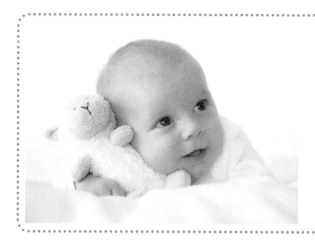

新生儿的护理

▶ 宝宝的清洁

需准备的器具

• 细轴棉花棒 • 纱布 • 冷开水或生理食盐水 • 脐带护理包，内含棉花棒、浓度 75% 的乙醇（酒精）

Part 1 清洁宝宝的眼睛

• **方向：眼头——＞眼尾**

趁着水还是最干净时先清洁宝宝的眼睛，利用纱布或棉棒蘸水，轻轻地由内（眼头）往外（眼尾）擦拭即可！切记不可以来回擦拭，来回造成重复污染，一边眼睛使用一支干净的棉花棒或是干净的纱布一角。

平时若看到宝宝眼睛有眼垢，可以利用棉花棒或是纱布的一角蘸生理盐水或冷开水，由内往外擦拭即可。此外，家中宝宝的棉花棒盒避免大人共同使用。

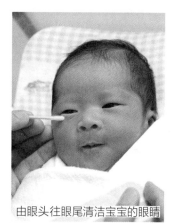

由眼头往眼尾清洁宝宝的眼睛

Part 2 每晚睡前以纱布清洁口腔

宝宝喝完奶后，让宝宝喝点水来清洁宝宝的口腔。家长最好在每晚睡前都能用纱布帮宝宝清洁一次口腔。将干净纱布套在手指上，将纱布蘸点冷开水，当妈妈把纱布轻轻地放入宝宝的口中时，宝宝会有吸吮的动作，这时候就可以顺势旋转擦拭宝宝舌头上的舌苔。

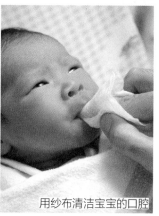

用纱布清洁宝宝的口腔

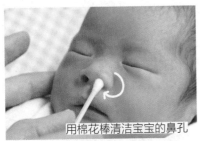

用棉花棒清洁宝宝的鼻孔

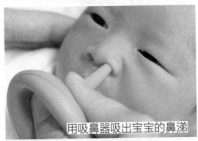

用吸鼻器吸出宝宝的鼻涕

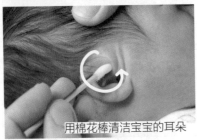

用棉花棒清洁宝宝的耳朵

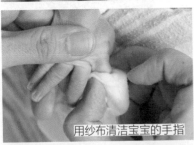

用纱布清洁宝宝的手指

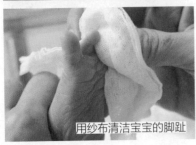

用纱布清洁宝宝的脚趾

Part 3 清洁宝宝的鼻孔

宝宝洗澡后是清洁鼻孔的最佳时机，用棉花棒蘸冷开水或生理食盐水，用旋转的方式，就能把鼻腔分泌物卷出来。棉花棒伸入鼻孔的深度约1厘米即可，并不是愈深入就能清理愈干净。

• 使用吸鼻器时

当宝宝有鼻涕时，可使用吸鼻器将鼻涕吸出。先将吸球中的空气尽量挤出，再轻轻放入宝宝的鼻孔中，将鼻涕一点一点地吸出。趁宝宝睡着的时候再使用，会比较容易进行。

Part 4 清洁宝宝的耳朵

给宝宝洗澡时，妈妈可以将纱布蘸湿，轻轻擦拭宝宝的耳缘部分。如果宝宝的耳朵进水了，妈妈可以拿棉花棒在外耳处轻轻旋转，将水慢慢吸干。平时若看到宝宝的外耳有污垢，可用棉花棒蘸冷开水，轻轻旋转将外耳的脏东西卷出即可。

有时候家长担心宝宝的耳朵进水，便一直拿棉花棒清洁宝宝的外耳道，反而造成宝宝外耳出现红肿、糜烂的现象。新生儿患外耳道炎，大部分都是由家长过度清洁宝宝的耳朵所引起的。因此，家长每日给宝宝清洁一次耳朵即可。

Part 5 清洁宝宝的手指、脚趾

宝宝的手指、脚趾相当脆弱，平常只需用纱布蘸水轻轻擦拭每根手指、脚趾即可。如果手指、脚趾甲太长，可以趁着洗澡后顺便修剪。建议使用婴儿专用指甲剪来修剪宝宝的小指甲。修完指甲后，再用锉刀将指甲磨平，宝宝才不会抓伤自己。

为了避免宝宝抓伤自己，有些家长会给宝宝套上手套。套上手套固然能避免宝宝抓伤脸蛋，但只要修好宝宝的指甲，让宝宝脱下手套，让手指自由碰触、抓取物品，这些动作反而能帮助宝宝得到更多反射刺激。

Part 6 帮宝宝进行脐带护理

1 洗完澡后，将宝宝身体擦干，穿上衣服、尿布。最后再露出脐带的位置。

2 用干净棉花棒蘸取 75% 的酒精，由内而外，从脐带的根部开始，消毒脐带周围。消毒范围大约是半径一厘米的圆圈大小。

3 调整一下宝宝的尿布的裤头位置，一定要露出脐带，避免脐带受压迫、不透气。

宝宝脐带在脱落之前应保持干燥。洗澡之后，应先以干净棉花棒轻轻擦拭脐带周围，再进行脐带护理。

避免让尿裤的裤头覆盖住脐带！减少摩擦，同时也能避免尿液或粪便沾染到脐带。

如果脐带碰到水，一定要再使用酒精重新护理一次。

正常情形下，脐带会有淡黄色分泌物，但无臭。如果有渗血、脓黄分泌物、有臭味，周围的皮肤有红肿现象，就可能是脐带发炎了，爸妈应带宝宝到医院检查。

脐带脱落的几天之后，仍然要继续给宝宝做脐带护理，直到肚脐眼完全干燥为止。

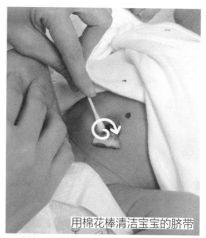
用棉花棒清洁宝宝的脐带

Part 7 清洁宝宝的生殖器

• **女宝宝的清洁方向：会阴部——>肛门**

帮宝宝清洁阴部时，要由会阴部往肛门方向清洗，不可来回擦洗，才不会将肛门的细菌又带到会阴部而诱发感染。此外，宝宝的会阴部有胎脂覆盖，清洁时并不需特别费力搓洗，只需要将皱褶处的白色皮垢清洗干净即可。

• **男宝宝的清洁重点**

帮宝宝清洁生殖器时，则要小心翻开包皮皱褶处，将皮垢清洁干净。睾丸是常令人忽略的清洁部位。同时检查宝宝睾丸的位置是否正常，两边睾丸是否都在阴囊中，观察宝宝是否有隐睾症的情况。

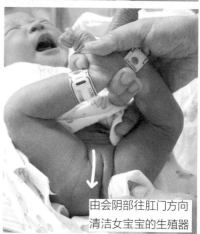
由会阴部往肛门方向清洁女宝宝的生殖器

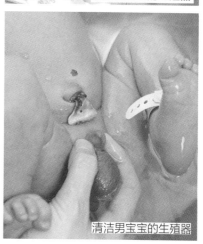
清洁男宝宝的生殖器

学会给宝宝抚触按摩

宝宝按摩好处多多

按摩可以让早产儿情绪稳定,睡眠安稳,自然也会吃得较多,有助宝宝摄取更多营养。

经常抚摸宝宝,能刺激宝宝的感觉统合能力。

在宝宝清醒时、能清楚观察宝宝的表情和反应之下,才是按摩的适当时机。

最好能选在两餐之间的间隙,此外,宝宝洗澡后也很适合进行按摩。

宝宝想睡觉或大哭、表现不开心时可停止。

避免在冷气出风口附近或是风扇附近按摩。妈妈可以摸摸宝宝的手脚,不会有凉凉的感觉即可。

按摩顺序:双脚 →背部→手部 →前胸→腹部→头部。

从腿部和脚丫子开始

- **揉捏脚趾**:一手握住宝宝的脚踝,一手轻轻地搓揉宝宝的脚趾。
- **脚背推按法**:两手轻握宝宝脚掌,一手用拇指,轻轻由脚踝往脚背方向推按。
- **大腿推按法**:双手握住宝宝大腿,利用拇指由宝宝的大腿中心往外侧推按,再由膝盖往脚趾方向推按。
- **小腿按摩**:用双手握住宝宝的小腿轻轻拉直,腿部按摩便完成。

> **按摩前的四步骤**
>
> 妈妈将饰品取下,清洁手部。
> 帮宝宝脱衣服。
> 将按摩油(或植物油)倒入手中,用手心搓热。
> 将毛巾围成圈圈,仿造子宫内的形状,再将宝宝轻放在圈圈中,可让宝宝更有安全感。

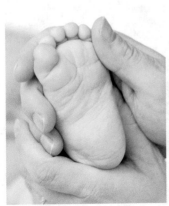
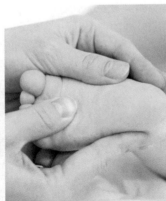
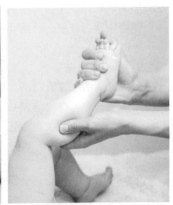

背部按摩

- **水车式**：双手交替，轻轻滑推背部。
- **脊椎旋推**：一手扶住宝宝的身体，手指合起，轻轻旋转推按宝宝的脊椎两侧。
- **旋推屁股**：双手扶好宝宝屁股，利用虎口带动拇指力量，在宝宝的屁股上由里向外推按。
- **轻捏屁股**：整个手掌包覆宝宝屁股，轻捏宝宝的屁股。

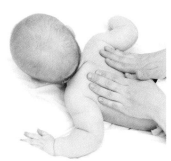
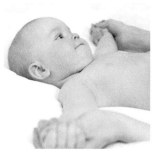

手部按摩

- **手心推按**：利用拇指，按摩宝宝的手心，往手指轻轻滑推。
- **拉拉手指**：用拇指和食指力量，轻拉宝宝的手指。
- **手背**：利用双手拇指由手背的中间往旁边轻轻滑推。
- **手臂**：双手握住宝宝手臂，由下往上，利用拇指力量从中间往两旁滑推。
- **腋窝**：将宝宝手臂轻轻拉起，轻轻按压腋窝有皱褶的地方。

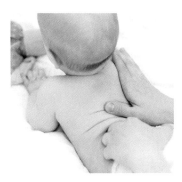
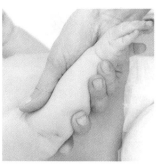

Q&A

Q：给宝宝按摩要用什么样的油？

为了避免帮宝宝按摩的时候，宝宝吸吮手指而误食按摩油，因妈妈可以选择植物性油或是食用油，如甜杏仁油、大豆油（色拉油）、花生油、橄榄油（因为比较油腻，不建议在夏天使用）都是不错的选择。

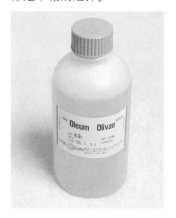

Q：如何让宝宝更放松地接受按摩？

将毛巾铺成圆圈状，让宝宝躺在里面就像待在舒服的子宫内，可以让宝宝更加安心、放松。

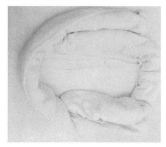

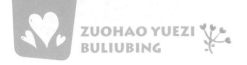
胸部按摩

- **轻轻推按宝宝胸部**：用手掌先固定宝宝身体一侧，将手指并拢，利用掌心温度，轻轻按宝宝的胸部。
- **手指旋推胸部**：利用手指，轻轻旋推宝宝胸部。
- **双手包覆宝宝胸部**：双手包覆宝宝胸部，利用拇指，从宝宝的胸部中心往外侧轻轻滑推开来。
- **胸部画爱心**：利用手指力量，从宝宝的胸骨中间一直到肩膀上侧，在宝宝的胸前画一个爱心。

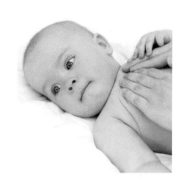

腹部按摩

- **交替滑推**：利用手掌的力量，两手交替滑推宝宝的腹部。
- **日月式**：两手放在宝宝的腹部，左手以顺时针方向画圆，接着再用右手顺时针画圆按摩。
- **I love you**：在宝宝的肚子上，轻轻画"I"、倒"L"、倒"U"。
- **点点按摩**：手指头由左往右，像用手指头走路一样，在宝宝的腹部轻轻点按。

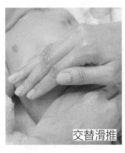
交替滑推

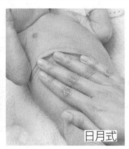
日月式

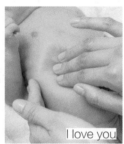
I love you

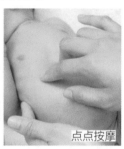
点点按摩

头部按摩

- **眉毛上方滑推**：从宝宝的眉毛上方，由眉心往眉尾方向轻轻滑推。
- **"C"字按摩**：从宝宝的鼻梁上方往颧骨方向，画一个"C"的形状。
- **人中按摩**：由人中穴位的地方，向脸颊两侧轻轻点按，或由脸颊往人中方向轻轻点按。
- **下巴部位**：由中间往两旁轻轻点按，再由两旁往中心点按即可。

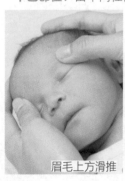
眉毛上方滑推

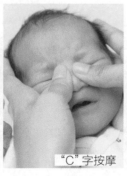
"C"字按摩

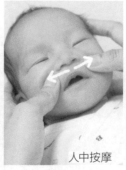
人中按摩

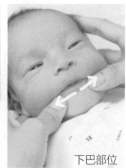
下巴部位

宝宝穿着照顾原则

1 要特别注意早晚温差较大，新生儿一抱离被窝，必须有毛巾包裹。

2 夏天气温较高，宝宝穿一件薄棉纱衣服即可；冬天可穿 3~4 件衣服，若有包巾，则不用穿得太多。

3 新生儿可以比大人多穿一件，大一些的婴儿可以比大人少穿一件。穿衣多少，应随室内或室外温度而增减。

4 有冷气的地方最好维持长袖、半长袖或披上薄外套。

5 使用空调时，要将温度调到比成人适宜温度高出 2℃~4℃，冷气口要朝向天花板，不可直接吹到宝宝；使用电扇也要使其旋转，并对着墙壁吹。

6 婴儿房的温度应与室外相差 5℃ 以内较适当。

7 理想的湿度应控制在 60%~65%。梅雨期及夏天湿度比较高，可使用除湿机。

8 出汗后应将身体擦干，换上干爽的衣服。

9 气温不稳定时，要随时测试婴儿的颈部、四肢是否温暖，或观察婴儿脸色及神情加以判断。

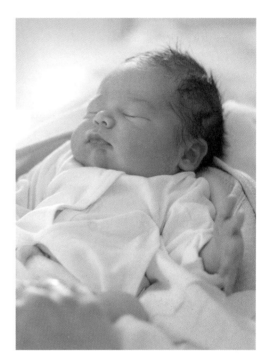

Q&A

Q：公婆常说宝宝的衣服穿得太少，但是宝宝的手并没有冰冷现象，我该怎么办？

可以检查一下宝宝唇色是否红润，四肢是否温暖，若是四肢温暖，大致来说就够了，不必担心宝宝穿得太少。

Q：宝宝刚出生时，需要睡枕头吗？

新生儿脊柱弯度与成人不同，可以直接稳固地平躺在床上，而且 3 个月以前宝宝的肢体活动都是与身体平行向的动作，也不会摇晃脊柱，因此此时的宝宝并不需要睡枕头。

新生儿病理性黄疸

病因

如果是病理因素造成的黄疸，被称为"病理性黄疸"。

1 新生儿血液方面的疾病，如 ABO 血型不合、Rh 血型不合、先天性溶血疾病等导致红细胞破坏，使胆红素代谢增加。最常见的是 ABO 血型不合，即母亲为 O 型，婴儿为 A 型、B 型，则婴儿有可能因红细胞破坏增加而出现黄疸。

2 肝脏疾病，如先天性胆道闭锁、先天性肝炎等，导致胆红素无法排出。

3 新生儿感染，导致红细胞被破坏、肝功能降低。

4 生产过程导致新生儿头皮瘀血，瘀血内的红细胞破坏而产生胆红素。

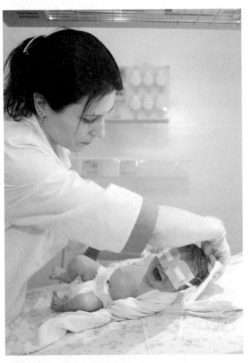

黄疸的危害

病理性黄疸的黄疸指数通常大于 15，需要及早治疗，而且若不注意，有可能导致严重的后果。

黄疸最大的危害，就是血液里黄疸素通过血液传输到全身各处，但是最关键的是到脑里去了，叫"胆红素脑病"。引起这样的病有一定的条件，比如黄疸进展非常迅速，到了一个危险的水平。例如足月的孩子，出生 24 小时内胆红素超过 15 毫克，第二天胆红素就超过 20 毫克，第三天甚至能超过 25 毫克，越高的水平胆红素越容易通过血脑屏障到达大脑。一旦出现了胆红素脑病就是不可逆的。在很早期，在黄疸短时期内增高过程当中，如果孩子反应不好，吃奶明显减少，能睡四五个小时都不醒，嗜睡，身体软了，一些正常的反射也做不出来，问题就非常严重了。

父母应注意什么

• 宝宝是否有黄疸

首先，需注意宝宝是否有黄疸。把婴儿置于明亮处，观察婴儿皮肤及眼巩膜部分，若比前一天观察到更黄，或比其他婴儿黄，就可能有黄疸。同时观察不同的部位，若只有脸部泛黄，表示黄疸程度并不是很严重；若泛黄的情形向下延伸至腹部及以下时，则黄疸可能已经达到需要照光治疗的程度了。

注意黄疸的程度：若腹部或以下皮肤泛黄，或是皮肤泛黄的速度很快（如泛黄很快由脸延伸至胸部、腹部时），须送医院检查。此外，出生 24 小时内就有黄疸，或是足月儿黄疸超过 1~2 周，早产儿黄疸超过 2~3 周，也是病理性黄疸的表现，最好送医院检查。

注意病理性黄疸可能出现的症状，包括呕吐、肤色苍白、活力变差、食欲不振、腹胀、腹泻、发热、小便变浓茶色、大便颜色变白等情形。若有以上情形须立刻送医检查。

注意某些使黄疸加重的因素，如早产、生产时曾缺氧、家族史中有溶血性疾病（如蚕豆症）、婴儿产前或产后可能有感染（如妈妈产前有发热感染、羊水早破）也是须注意的事项，并于送医时告知医生此病史。

黄疸儿的居家照顾

如果无异常状况，生理性黄疸只需多加观察，按照一般照顾的方式照顾宝宝即可，不需特别处置。建议方法如下：

给予足够的喂食。

不建议给予葡萄糖水、开水，因为不但无法改善黄疸，反而会加重症状。

照阳光或一般日光灯照射或许有点帮助，须小心不要被晒伤。

避免接触萘丸、碘酊等会引起溶血的物质。

避免感染、饮食不足、环境温度过高或过低等情形。

如果是生理性黄疸，出现得早，水平也不是太高，给孩子吃一些药。如中药三黄汤、茵栀黄，吃这些药的目的是增加代谢。但药吃完之后孩子会拉稀。喂养不足会造成胎便排不出去而出现黄疸，增加喂奶、喂糖水，目的是增加胎便的排出。这些办法可以帮助减轻生理性黄疸。

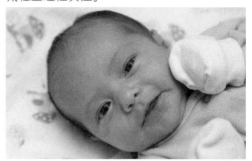

Q&A

Q: 喝母奶会引起黄疸，黄疸儿可以继续喝母奶吗？

喝母奶可能引起黄疸。若黄疸出现时间在第2~4天，称为"早发性母乳性黄疸"，原因与喂食不足导致排便量减少（随粪便排出的胆红素因而减少）有关，所以需给予足够的喂食。若黄疸在出生后10~14天才出现，则称为"晚发性母乳性黄疸"，可能持续2~3个月才会完全消退，原因和母乳内所含的物质有关。一般而言，母乳性黄疸极少引起严重的病情，不需因怕黄疸而停止哺喂母乳。

根据小儿科医生的建议，当黄疸指数小于15时，仍可放心地哺喂母乳并且照光治疗。超过此指数时可以持续哺喂母乳，或暂时以母乳加配方奶喂食，或暂时换成配方奶，再加上照光治疗。至于该采用什么方法，可以和医生讨论比较适合宝宝的处理方式。

Q: 黄疸儿什么时候需要住院？

在小儿科门诊，医生通常会询问病史，对婴儿进行身体检查，必要时抽血检查黄疸指数。当足月儿黄疸指数大于12（早产儿大于15），就需要住院照光治疗。此外，根据致病原因，再辅以其他危险因素以及临床症状，也是医生判断是否住院的依据。

1个月宝宝的观察重点

眼睛

- **婴儿眼球充血**：此为产程挤压所导致的常见现象，会自行消退。
- **鼻泪管阻塞**：新生儿鼻泪管下 1/3 段尚未发育完全，泪水无法流出鼻泪管，因而积在眼眶内形成眼垢。此现象在 1 岁内会自行好转。建议妈妈可在宝宝鼻子两边由上往下按摩，以促进鼻泪管的发育。

舌苔

舌苔并不会影响宝宝食欲，妈妈不必特别用纱布清除，可以喝奶后让宝宝喝点开水，通常 3 个月后会逐渐改善。需要注意的是，肠胃消化功能较差的宝宝，舌苔会比较厚，而且会持续存在。

皮肤

- **脱皮**：几乎所有宝宝都会发生脱皮现象，不论是轻微的脱屑症状，或较严重的如蛇脱皮，只要宝宝能吃能睡，都是正常的现象；

若合并水泡或红肿等症状，应尽快就医。

- **脓疱疮**：婴儿皮肤敏感又脆弱，照顾上要特别小心，例如脓疱疮，一旦弄破很容易引发细菌感染。此时为宝宝洗澡，用中性的沐浴用品较适宜。
- **湿疹**：脸部湿疹引起瘙痒，常会让宝宝把脸抓得像小花猫。建议使用温水为宝宝洗澡，并请教医生配合外用药膏治疗。
- **脂溢性皮炎**：出生后 1~4 个月内，宝宝眉毛、耳朵后以及头皮上会出现一些黄色油性的分泌物，干了之后呈现皮块状，类似酥油皮般地黏在皮肤上，此为暂时性现象，四五个月后会痊愈。轻微的脂溢性皮炎可以不予理会，也不可用肥皂将其清洗掉，因为越刺激皮肤，会分泌得越多。清洗时，只要以温水清洗即可；分泌较多而结块者（通常发生在头部），可用婴儿油将块状油脂润软后，再轻轻地剥下；严重者则需请教医生进行处置。

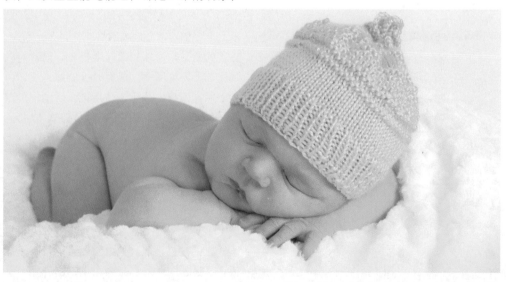

宝宝有眼垢怎么办

新生儿的眼垢较多最常见的原因是先天性鼻泪管阻塞。这是因为新生儿的鼻泪管发育未成熟，导致鼻泪管不通，眼泪无法顺利经由鼻泪管排入鼻腔中，所以患儿眼睛看起来会水汪汪的，眼垢的分泌物也会增加，有时会并发细菌感染。先天性鼻泪管阻塞多半会自行痊愈，不过，溢泪及眼垢增加的症状也可能是其他一些较严重的疾病造成的，如：倒睫、先天性青光眼、先天性结膜炎。所以，还是应该找医师诊查，加以鉴别诊断。若只是单纯的先天性鼻泪管阻塞，医师会指导家长帮新生儿做鼻泪管按摩，促进鼻泪管的通畅，必要时配合抗生素眼药膏的使用，以治疗或预防细菌感染的发生。若到6个月大以上还不通的话，可能会考虑小手术治疗。

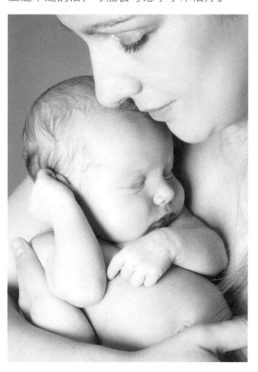

宝宝鼻塞怎么办

如果宝宝鼻子堵了，你可以在孩子的褥子底下垫上一两条毛巾，头部稍稍抬高能缓解鼻塞。

1 可以在宝宝的鼻孔中抹上一点凡士林油，往往能减轻鼻子的堵塞；也可以试着用吸鼻器，或用医用棉球捻成小棒状，带出鼻子里的鼻涕；如果鼻子堵塞已经造成了吃奶困难，可以在吃奶前15分钟用盐水滴鼻液滴鼻，过一会儿，用吸鼻器将鼻腔中的盐水和黏液吸出，宝宝的鼻子就通畅了。

2 保持空气湿润。可以用加湿器增加宝宝居室的湿度，尤其是夜晚能帮助宝宝更顺畅地呼吸。房间里可以挂两件刚洗过的衣服或是湿毛巾，在暖气上放盆水，空气就不会太干燥了。

3 为宝宝做个热敷。可以用热毛巾，不要太烫，热敷鼻梁和两眼间。

4 新生儿鼻内分泌物要及时清理，以免结痂。简便有效的方法是：把消毒纱布一角，按顺时针方向捻成布捻，轻轻放入新生儿鼻腔内，再逆时针方向边捻动边向外拉，就可把鼻内分泌物带出，重复几次，不会损伤鼻黏膜。

吸鼻器固然可以清理鼻内分泌物，但分泌物较少时，没有必要使用吸鼻器。

宝宝适合的温度和湿度

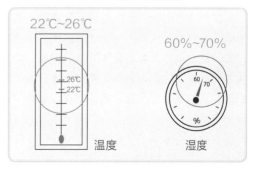

▶ 早产儿的护理

早产儿的特点

早产儿即指胎龄不足37周、提前娩出的婴儿。其外观特点显示皮肤红嫩，胎毛较多，且细、软、长；头比较大；耳郭发育不好，常因受压而紧贴头部。指（趾）甲软，一般不超过甲床；足底纹理稀少；男婴的睾丸常未降到阴囊内（隐睾），女婴的大阴唇不能完全遮蔽小阴唇；哭声常较弱。

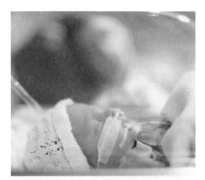

早产儿常有呼吸暂停或呼吸不规则现象。若呼吸暂停在20秒以上、脉搏减慢低于每分钟100次、出现口唇青紫或肌张力减低等现象，即称为呼吸暂停。此时需到医院吸氧及采取积极措施进行治疗。早产儿消化系统吸吮和吞咽能力差，经常把吸入食管内的奶压挤到会厌部，然后呛入气管中，引起吸入性肺炎。早产儿对脂肪及蛋白质的吸收功能也差，由于生长快，需要吃得多，但吃奶过多，又超过了早产儿的消化能力，很容易发生胃肠道功能紊乱，如出现呕吐、腹泻和腹胀等。

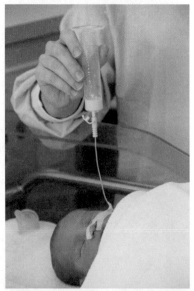

早产儿生理性黄疸的程度要比足月儿重，持续时间可长达3周，且容易引起严重并发症。为了防止早产儿黄疸过重，医生常在早产儿刚出现黄疸时就及时采取相应措施进行治疗（以蓝光照射为主）。

早产儿很容易出现营养物质缺乏，所以容易发生低血糖；若是早产儿体内维生素K缺乏，则容易发生出血；若是早产儿体内维生素E缺乏，则容易发生贫血。

早产儿抵抗能力差，要特别注意防止感染。要注意清洁早产儿的皮肤，预防皮肤感染。早产儿脐部护理要精细。早产儿应尽量少与外人接触，特别是不能接触有病的人，妈妈更不能亲吻宝宝。妈妈给宝宝喂奶时，应洗净手和乳头，戴好口罩，避免一切发生感染的可能。

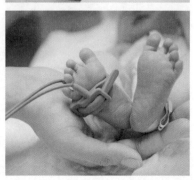

培养有日夜分际、安宁的生活

当早产儿带回家以后，早产儿的居住环境也需有所改变。在医院 24 小时都有专人照护，而无日夜之分的作息也会干扰到早产儿的生长与发展。回家以后日夜分际就应较为明显，养成孩子夜间长时间入眠的习惯，旁人尽量轻声细语、不要有太多不必要的刺激。一般而言，若是为周数较小的早产儿准备的睡眠环境，应营造处于子宫内部黑暗的感觉；等到周数较大如 32 周以后，就应尽量创造日夜分别的环境，作息如同正常婴儿。

宜控制环境的温度与湿度

居家环境也要注意温度与湿度的部分，最好将室内温度控制在 26℃～28℃，不宜让早产儿处于过热的环境内，并须注意通风；湿度也要控制在 60% 以下，避免湿气太重，并且保持环境整洁与卫生。

避免尘螨滋生

早产儿的环境应尽量避免布质窗帘与地毯、绒毛玩具等，因为早产儿呼吸道比较敏感、脆弱，容易被诱发过敏现象。其他的生活照料方式与一般婴儿一样即可，无须过于担忧。

为了安全起见，尽量不要与孩子同睡一张床。

早产儿日后发展迟缓的比例仍较足月儿高，为了及时发现问题、及早帮助早产儿顺利生长，需要定期做后续追踪检查。当早产儿的矫正年龄到达 6 个月、12 个月、24 个月及 5 岁时，应回门诊追踪检查，包括神经、心智、粗动作与细动作等，尽量使早产儿发展达到正常小孩的水平，所以带孩子持续追踪回访医生非常重要。

词汇解读

矫正年龄：矫正年龄以月为单位，算法是扣除提前出生的那一段时间，以足月来估算早产儿的年龄。比如：母亲的预产期为 2014 年 10 月 1 日，但宝宝提早在 7 月 1 日就诞生了，那么到 2014 年 11 月 1 日为止，他的矫正年龄就是 1 个月，而不是 4 个月。不过矫正年龄也不是一直无限计算，通常算到 2 岁半左右，之后就以出生实际年龄来推算。之所以需要使用矫正年龄，因为早产儿的成长、发展性是以赶上同年龄小孩为目标，应扣除提早出生的那一段时间，才能算是正常生长的水平。

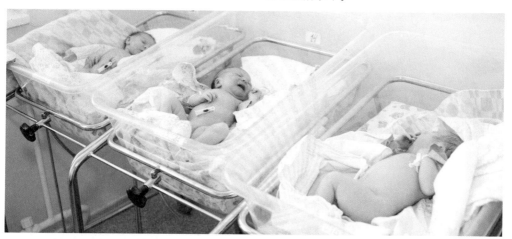

新生儿早期教育

新生儿智力发育

训练感官刺激：开发智力，首先是训练人对外界的反应。早期开发智力，就要从培养宝宝的视觉、听觉、动作和语言能力开始。

有些年轻的父母非常心疼自己的宝宝，生怕一点儿声响惊吓了他，生怕一点儿光线刺激到他，于是努力给宝宝营造了一个安静、谢绝各种"打扰"的环境，殊不知，这样"无声无息"的环境对宝宝的健康发育是不利的。

视觉能力的培养：虽然新生儿的视力有限，但半个月左右就可以分清明暗了，所以在房间里挂上五彩缤纷的花鸟、可爱的小动物图画或装饰品，对宝宝而言都有刺激的作用。黄色、蓝色和绿色等天然的颜色对宝宝具有安抚作用，鲜明的基本色可让房间充满活力，在摇床上或换尿布的小床上方悬挂色彩明亮而会舞动的小物体，可提高宝宝的注意力和观察力。

运动能力的培养：新生儿脑发育和运动有密切关系。首先是双手的运动。手的动作是由大脑支配的，同时大脑的发育又随双手的活动而进展。宝宝出生后父母应注意其双手活动能力的训练，应让宝宝的双手可以自由活动，而不要将其紧紧地包裹起来。

给新生儿选择玩具

玩具对新生儿来说并不意味着玩，而是接收对视觉、听觉、触觉等的刺激。新生儿可以通过看玩具的颜色、形状，听玩具发出的声音，摸玩具的软硬等，向大脑输送各种刺激信号，促进脑功能的发育。

1 能看能听的色彩玩具：玩具颜色要鲜艳，最好以红、黄、蓝三原色为基本色调，并且能发出悦耳的声音，同时造型也要精美。这种能同时刺激宝宝视觉与听觉的玩具，对宝宝的智力发展十分有益。彩色气球、吹气塑料玩具比较适用于新生儿。

2 体积较大的填充玩具：父母可以为宝宝选购一些造型简单、手感柔软温暖、体积较大的绒布或棉布制品填充玩具，这会给他们一种温暖和安全感。

3 视觉刺激挂图：3 个月以内的孩子喜欢看黑白图和颜色鲜艳的图形。

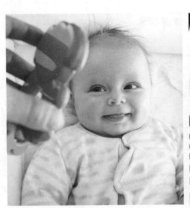
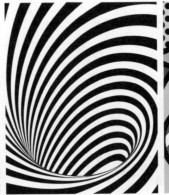
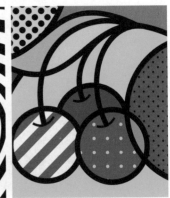

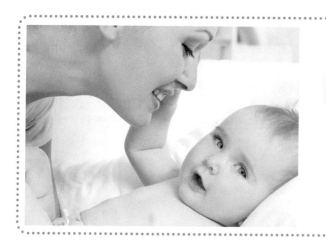

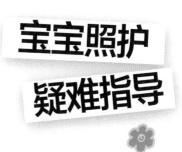

宝宝照护
疑难指导

宝宝夜哭的原因和应对措施

宝宝夜哭不止，让新爸妈很是苦恼，也十分辛苦。那么宝宝为什么总爱夜哭呢？新爸妈只要找到这一原因，宝宝夜哭不止的问题就会迎刃而解。

宝宝夜哭的原因

一般而言，宝宝隔 2~3 个小时就可能要吃奶，有些新妈妈却喜欢按时哺喂宝宝，对无法忍耐饥饿的宝宝而言，这种方式十分痛苦，因此往往哭闹不止。还有的新妈妈给宝宝规定了吃奶量，宝宝即使不想吃了，新妈妈还在哺喂，导致宝宝吃得过饱，也会引起宝宝哭闹。

哺喂母乳的新妈妈吃了口味比较重的食物，比如辣椒、洋葱、咖喱等，使宝宝受到影响而哭闹。

很多宝宝夜里忽然哭起来，是因为尿布湿了，觉得不舒服。

当宝宝自己睡时，醒来妈妈不在身边，想妈妈了，或者害怕了，也会哭起来。

太多嘈杂的声音、震动或视觉刺激，也会让宝宝变得不安，爱哭闹。

宝宝调节体温的能力还不够强，环境温度过热或过冷都会让宝宝感到焦躁或不舒服，因而哭闹。

宝宝发生了肠绞痛。

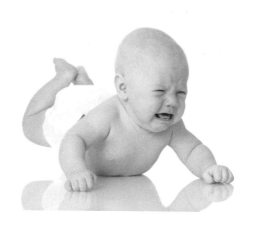

宝宝夜哭的应对措施

新妈妈应该依宝宝的具体情况按需哺喂宝宝，宝宝饿了，就及时给宝宝哺乳；宝宝吃饱了，就别强制宝宝吃到规定的量。这可以有效减少宝宝的夜哭。

哺喂母乳的新妈妈尽量避免食用刺激性或含咖啡因、酒精的食物与饮品，以免影响到宝宝的情绪反应。

夜晚及时给宝宝换上干爽的尿布或纸尿裤。

给宝宝创造一个相对安静、想妈妈时就能找到妈妈的睡眠环境。

宝宝所在居室要维持舒适的温度，特别是晚上，不要冷也不要热，保持宝宝身体的舒适。

如果宝宝夜哭，是因为发生了肠绞痛，新妈妈不要过于紧张，可以抱起宝宝，有规律地、轻轻地摇一摇，在宝宝小肚子上擦一些消胀气的药膏并按摩一下，或用温毛巾放在宝宝胃部，唱唱歌、洗个温水澡等，都可以有效舒缓宝宝的不适感。如果不能奏效，新妈妈要尽快带宝宝到医院做进一步诊断，在医生指导下使用一些抗组织胺、镇静剂等药物。一般情况下，等宝宝到了 3 个月大时，肠绞痛的发生率将大大降低。

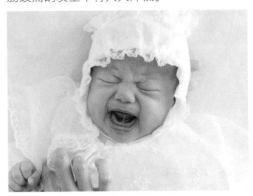

新生宝宝发热的应对措施

宝宝体温下午和夜里偏热，流汗时也偏热。宝宝上午正常状态下一般测量腋温为 36~37℃，如果超过 40℃，则可以引起惊厥发作，甚至造成脑损伤，新爸妈应该高度重视。

新生宝宝发烧后，体温在 38℃ 以下时一般不用处理，多喝些水就可以。可如果体温超过 38.5℃，就要立即看医生了。在使用药物降温的同时，也要配合物理降温，每过 1 个小时要测量一次宝宝的体温。

新生宝宝的体温测量法

口测法：舌下测 5 分钟，正常值为 36.3~37.2℃。

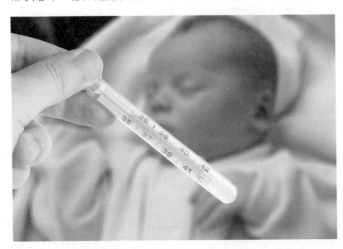

肛测法：肛门测 5 分钟，正常值为36.5~37.7℃。

腋测法：腋窝下测 5 分钟，正常值为36~37℃。

新生宝宝发热降温法——物理降温

物理降温是给发热的新生宝宝降温的最有效的方法。

• **多喝温开水**

给宝宝多喝温开水，补充体液，非常有效、实用。但禁喝冷水，因为会加重病情。

• **温水擦浴**

用温水毛巾擦拭宝宝的全身，这个方法适合所有发烧的宝宝，水的温度在 32~34 ℃比较适宜，每次擦拭的时间在 10 分钟以上。擦拭的重点部位在皮肤皱褶的地方，如颈部、腋下、肘部、腹股沟处等。

• **自然降温**

这种方法适用于 1 个月以下的宝宝，特别是夏天，只要把宝宝的衣服敞开，放在阴凉的地方，宝宝的体温就会慢慢下降。

• **空调降温**

也可以通过调节空调的温度，来给宝宝降温。如果宝宝发烧时伴随有畏寒、寒战，就不能使用空调降温。

新生宝宝发热增减衣服须知

宝宝发热，穿衣就要多加注意，增减衣服要配合宝宝发烧的过程。当体温开始上升，宝宝会觉得冷，此时应添加长袖透气的薄衫，同时可以给予退烧药。服药半小时之后，药效开始发挥，身体开始出现散热反应，宝宝会冒汗，感觉到热，此时就应减少衣物。

新生儿黄疸的应对和治疗

新生儿黄疸是新生儿期常见症状之一，尤其是 1 周内的宝宝。大部分的宝宝出生后 2~5 天内会出现皮肤发黄的现象，这是正常的现象。

新生儿黄疸分为生理性黄疸和病理性黄疸。

生理性黄疸通常出现在宝宝出生后 2~3 天并逐渐加深，在第 4~6 天为高峰，第 2 周开始黄疸逐渐减轻。发生生理性黄疸的宝宝体温正常，食欲好，大小便正常。而宝宝患有病理性黄疸，通常会表现为：出现早，出生后 24 小时内就会出现；程度重，血清胆红素超过同日龄正常儿平均值；进展快，血清胆红素每天上升速度快；持续时间长。

生理性黄疸，通常无须处理，会自行消失。而病理性黄疸若诊治不及时，会给宝宝带来严重的后果。如黄疸持续加重，可出现发热、高声尖叫、抽搐，以致呼吸衰竭。因此，一旦发现宝宝看起来越来越黄，精神及胃口都不好，或者体温不稳、嗜睡，容易尖声哭闹等，应及时请医生诊治，以免贻误病情。

新生儿黄疸的预防与护理

要注意保护宝宝皮肤、保持脐部及臀部清洁，防止破损感染，引起病理性黄疸。

新妈妈如果曾生过有胎黄的宝宝，再妊娠时应做预防。

注意观察胎黄宝宝的全身症候，有无惊恐不安、精神萎靡、吮乳困难、嗜睡、双目斜视、四肢强直或抽搐等症，以便对重症患儿及早发现、及时处理。

宝宝出生后要密切观察其巩膜黄疸的情况，发现黄疸应尽早治疗，并观察黄疸色泽变化以了解黄疸的进退。

新生儿黄疸的治疗

• 药物治疗

药物治疗也分为中药和西药。西药治疗方法是通过供应白蛋白，纠正代谢性酸中毒，肝酶诱导剂（如苯巴比妥），静脉使用免疫球蛋白。西药以酶诱导素或糖皮质激素为主，中药治疗方法则主要以茵陈蒿汤为主。

• 光照疗法

光照疗法是一种降低血清未结合胆红素的简单而有效的方法。只要是各种原因引起的间接胆红素上升都可以进行光疗，尤其确诊为母子血型不合溶血症时，适合使用光照疗法。具体方法为：将新生宝宝卧放在光疗箱中。记住双眼要用黑色眼罩保护，以免损伤视网膜；会阴、肛门部用尿布遮盖，其余均裸露。用单面蓝光或双面蓝光照射，持续24~48小时（一般不超过4天），等胆红素下降到7毫克/升以下即可。

• 换血疗法

换血疗法可以有效地降低胆红素，换出已致敏的红细胞，减轻贫血。不过这种方法的实施需要一定的条件，且也会产生一些不良反应，所以用时要严格注意掌握指征。

总之，新爸妈要对新生儿黄疸足够重视，黄疸较为明显的新生宝宝应该到医疗条件好、医学设备齐全的医院进一步检查，以全面了解宝宝黄疸的严重程度和肝功能状况，以便进行病因治疗。

宝宝尿布疹的防护

宝宝皮肤娇嫩，若长期浸泡在尿液中或因尿布密不透风而潮湿，臀部常会出现红色的小疹子或皮肤变得比较粗糙，即为尿布疹，也称"红屁股"。患了尿布疹，宝宝会难受不已，因此新妈妈应该做好宝宝尿布疹的防护工作，让宝宝干爽、舒服。

尿布疹的症状

• 轻度症状

轻度的尿布疹也叫臀红，即在宝宝会阴部、肛门周围及臀部、大腿外侧，皮肤的血管充血、发红。

• 中度症状

轻度尿布疹继续发展，则会出现渗出液，并逐渐增多，继而表皮脱落，形成浅表的溃疡，并可伴随红斑、丘疹。

• 重度症状

重度尿布疹如果不及时治疗，则会发展为较深的溃疡，甚至褥疮。

引起尿布疹的诱因

首先，宝宝皮肤娇嫩，其消化和吸收功能又处在逐渐成熟阶段，如不及时更换尿布，宝宝私处容易受尿液和粪便的污染，使其温度、湿度、pH值增加，再加之经常摩擦，致使局部抵抗力降低，容易得尿布疹。

其次，有的新妈妈无意中给宝宝使用了质量低劣的纸尿裤，其吸水性、干爽性、透气性都较差，加大了宝宝患尿布疹的概率。

最后，气温高的时候，宝宝大量排汗，如果护理不当，特别是宝宝的私处聚集污垢太多，也会增加患尿布疹的机会。

尿布疹的预防和治疗

经常给宝宝更换尿布或者纸尿裤，并保持纸尿裤的清洁和干燥。纸尿裤不要束得太紧，应当让宝宝的屁股适当通风。

宝宝每次大便之后，都要彻底清洗和干燥被纸尿裤覆盖的皮肤，但不要太用力，以免损伤宝宝的细嫩皮肤。

宝宝如果得了尿布疹，最好不要再给宝宝穿纸尿裤，以便空气接触皮肤，帮助皮肤自然痊愈。

如果宝宝的尿布疹没有好转，可在医生的指导下使用治疗尿布疹的药膏。

给宝宝换尿布的注意事项

为了不妨碍宝宝的腹式呼吸，尿片的松度应该为能容得下新妈妈两三根手指的宽度。

为了让宝宝的大腿活动自如，尿布要包得松紧适度。

尿片的后面要到宝宝的腰部，前面则应该位于肚脐下两三厘米处，这样可以减少沾湿肌肤的部分，同时可保持肚脐的清洁。

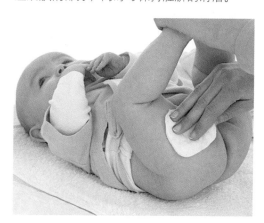

新生儿肺炎，护理是关键

宝宝刚刚降生，呼吸系统和免疫系统都尚未发育完全，因此在宝宝的新生儿期，肺炎是特别需要防范的疾病之一，新爸妈应该小心护理。平时的妥当护理，能够极大地降低宝宝患病的概率。

判断宝宝是否患了肺炎的常用办法

• 观察胸凹陷

小于 2 个月的宝宝吸气时可以见到胸壁下端明显向内凹陷，称之为胸凹陷。如果宝宝既有呼吸增快又有明显胸凹陷，就可诊断为重度肺炎，必须住院治疗。

• 数呼吸

根据世界卫生组织制定的《儿童急性呼吸道感染控制规划》（ARI）方案所定：当

小于 2 个月的宝宝，在安静状态下每分钟的呼吸次数大于或等于 60 次，可视为呼吸增快。如果数两个 1 分钟均大于（或等于）60 次可确定此患儿呼吸增快，有可能患了肺炎，应该带宝宝到医院诊治。

新生儿肺炎的护理

• 乳汁吸入性肺炎的护理

对于患有乳汁吸入性肺炎的宝宝，新妈妈在哺乳时一定要仔细。如果用奶瓶喂奶，奶嘴孔要大小合适。喂奶时，宝宝最好是半卧位，上半身稍高一点。喂奶后，轻轻拍打宝宝背部，排出胃内的气体，再观察一会儿，发现有溢奶现象，应及时抱起宝宝，拍拍后背。

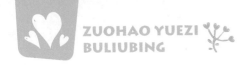
• 因感染引起的新生儿肺炎的护理

宝宝出生后，要给宝宝布置一个洁净舒适的生活空间，宝宝所用的衣被、尿布应柔软、干净，哺乳时的用具应彻底消毒。新爸妈和其他接触宝宝的亲属在护理宝宝时要注意洗手，特别是外出回来时，一定要用肥皂、流水洗净手再接触宝宝。

感冒的家人要尽量避免接触宝宝，如果新妈妈感冒，应戴着口罩照顾宝宝和给宝宝喂奶。不要让太多的客人探访宝宝，更不要让客人近距离接触宝宝，以防病菌传播和感染。

如果宝宝其他部位存在感染，如皮肤感染、脐炎、口腔感染等，病菌也可能经过血液循环至肺部而引起肺炎。因此新爸妈如果发现宝宝有脐炎或皮肤感染等情况时，应立即带宝宝去医院治疗，防止病菌扩散，引起肺炎。

新生儿鹅口疮的预防和护理

鹅口疮是一种由白色念珠菌引起的口腔黏膜炎症，多发生在宝宝身上。宝宝进食不卫生、奶具消毒不干净、新妈妈乳头不干净、照顾宝宝的人手不干净造成宝宝所用物品污染等，均是宝宝患上鹅口疮的原因。

鹅口疮的症状

口腔黏膜出现乳白色微高起斑膜，周围无炎症反应，形似奶块，无痛。擦去斑膜后，可见下方不出血的红色创面，斑膜面积大小不等，可出现在舌、颊腭或唇内黏膜上。

好发于软腭、颊舌及口唇部的黏膜，白色的斑块不宜用棉棒或湿纱布擦掉。

感染轻微时，没有明显痛感，或宝宝只在吃奶时，才有痛苦反应。

鹅口疮严重时，宝宝会因疼痛而烦躁不安、胃口不佳、啼哭，哺乳困难，有时伴有轻度发热。

受损的黏膜如果治疗不及时，会不断扩大蔓延到咽部、扁桃体、牙龈等处。

更为严重时，病变可蔓延至食道、支气管，引起念珠菌性食道炎或肺念珠菌病，出现呼吸、吞咽困难。少数可并发慢性黏膜皮肤念珠菌病，甚至可继发其他细菌感染，造成败血症。

鹅口疮的预防

新妈妈应该注意个人卫生，在喂奶前要洗手，并用温水擦干净自己的乳头。

由于弱碱环境不利于真菌生长，因此新妈妈可以用浓度为 2%~5% 的苏打水清洗宝宝的口腔。用每毫升含制霉菌素 5 万~10 万单位的液体涂抹宝宝口腔局部，每天 3 次即可，涂药时不要给宝宝吃奶或喝水。最好在宝宝吃奶以后涂药，以免冲掉口腔中的药物。在使用任何药物前都要咨询医生。

新妈妈如果有阴道霉菌病，要积极治疗，切断传染途径。

新妈妈在喂奶前，应用温水清洗乳晕，应经常洗澡、换内衣、剪指甲，每次抱宝宝时要先洗手。

宝宝进食的餐具清洗干净后，再蒸 10~15 分钟以消毒。

宝宝的被褥和玩具要定期拆洗、晾晒。宝宝的洗漱用具最好和家人的分开，并定期消毒。

鹅口疮的护理

• 清洁宝宝口腔

当宝宝患上鹅口疮时，新妈妈应更注意宝宝的口腔卫生。喂奶后，新妈妈可以给宝宝喂些温开水，使真菌不易在口腔内生长和繁殖。但要提醒新妈妈的是：不要用棉签或纱布用力去擦宝宝稚嫩的口腔黏膜。

• 涂抹药物

宝宝出现鹅口疮时，新妈妈可用浓度为2%的苏打水清洗宝宝患处，再用制霉菌素甘油涂口，每日需坚持3~5次，一般情况下，宝宝涂药2~3日就可以治愈。

• 清洗乳房

鹅口疮主要是通过真菌传播的，因此新妈妈在喂奶前应用温开水洗乳头，保持乳头卫生。如为人工喂养，要注意奶瓶、奶嘴的消毒。

• 缩短喂奶时间

宝宝患鹅口疮时，新妈妈要控制自己的喂奶时间，每次喂食时间都不要超过20分钟，同时避免使用安抚奶嘴。

对于新生儿鹅口疮，只要预防得当，是可以避免的。如果不慎感染了鹅口疮，新妈妈护理方法要科学、合理，另外也要结合有效的治疗，这样宝宝才能早日康复。

新生宝宝呕吐的护理

很多宝宝存在呕吐现象。而在日常生活中新妈妈又经常会将宝宝呕吐和溢奶混淆起来，其实二者有一定差别。溢奶是宝宝吃完奶后几分钟，就有一两口奶从嘴里吐出或是从口角自然流出，这是正常的生理现象，不是病态。因为宝宝在出生后3个月间，贲门肌肉仍未发育健全，好比胃的出口处紧而入口处松，所以容易引起胃内的乳汁倒流，出现溢奶现象。新妈妈喂完奶后，把宝宝竖直抱起靠在自己肩上，轻拍宝宝后背2~3分钟，让宝宝通过打嗝排出吃奶时一起吸入胃里的空气；再把宝宝放到床上，躺下入睡时，头稍抬高，身体向右侧卧，就可以避免宝宝溢奶的现象。

而呕吐之前，往往可以看到宝宝烦躁不安，呕吐时宝宝带着痛苦的表情，呕吐物经常从胃中冲出来，呈喷射状，多伴有奶块、绿色胆汁，或者伴有宝宝发烧、腹泻，这就要考虑宝宝是否患了胃肠炎、脑膜炎等，因为这已经是病理性呕吐，必须及时治疗。

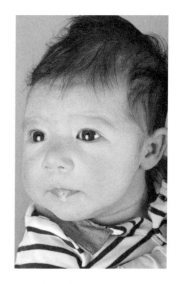

起宝宝呕吐。

分娩时宝宝吞入了含有胎粪或血液的羊水。

宝宝服用了某些对胃黏膜具有刺激作用的药物。

引起宝宝呕吐的原因

宝宝吃奶过急，奶量过多，人工喂养儿橡皮奶嘴上洞眼太大或过小，吃奶时大量空气吞入宝宝胃中，这些问题会引

环境温度过热过冷造成胃肠道功能紊乱，引起宝宝呕吐。

消化道内、外感染，如支气管肺炎、流行性腹泻、败血症、脑膜炎等，也会引发宝宝呕吐。

某些外科疾病也有可能引起宝宝呕吐，如先天性食道闭锁、幽门肥大性狭窄、先天性巨结肠，或任何肠段产生的闭锁或狭窄等。

需要宝宝马上就医的呕吐情况：宝宝发高烧伴有呕吐；每间隔 10~30 分钟就大哭 1 次，同时伴有呕吐；粪便呈白色或者是大量的血便，伴有呕吐；每次吃奶后都会喷水似的吐奶；因头部受到撞击而引起呕吐；呕吐不是由进食引起的；持续呕吐、没有小便。

新生儿湿疹的预防策略

新生儿湿疹，俗称"奶癣"，多发于颜面部（眉际、眼睑），重者也发生于颈、躯干、四肢等部位。新生儿湿疹是一种常见的、由内外因素引起的过敏性皮肤炎症，通常在宝宝出生后第 2 个月或第 3 个月开始发生，一般情况下，可在短期内治愈。

新生儿湿疹的症状

• 脂溢型湿疹

3 个月以内的宝宝，前额、颊部、眉间皮肤潮红，覆有黄色油腻的痂，头顶是厚厚的黄浆液性痂。以后，在颏下、后颈、腋及腹股沟可有糜烂、潮红及渗出现象。

• 渗出型湿疹

多见于 3~6 个月肥胖的宝宝，两颊可见对称性米粒大小的红色丘疹，伴有小水疱及

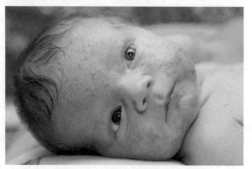

红斑连成片状，有破溃、渗出、结痂，特别痒以致搔抓出带血迹的抓痕及鲜红色湿烂面。

• 干燥型湿疹

多见于 6 个月~1 岁的宝宝，表现为面部、四肢、躯干外侧斑片状密集小丘疹、红肿，硬性糠皮样脱屑及鳞屑结痂，无渗出。

新生儿湿疹的护理

• 避免外界刺激

新爸妈要留意宝宝周围的冷热温度及湿度的变化。患湿疹的宝宝，尤其要避免皮肤暴露在冷风或强烈日照下。夏天，宝宝流汗后，应仔细为他抹干汗水。冬天，天冷干燥时，应替宝宝搽上防过敏的非油性润肤霜。新爸妈不要让宝宝穿易刺激皮肤的衣服，如丝、羊毛、尼龙等材质衣服。

• 剪短指甲

如果宝宝患上剧痒的接触性皮炎或异位性皮炎，新爸妈要经常修短宝宝的指甲，减少抓伤的机会。

• 保持宝宝皮肤清洁干爽

给宝宝洗澡的时候，宜用温水和不含碱性的沐浴剂来清洁宝宝的身体。患有间擦疹的宝宝，要特别注意清洗皮肤的皱褶间。洗

澡时，沐浴剂必须冲净。洗完后，要抹干宝宝身上的水分，再涂上非油性的润肤膏，以免妨碍皮肤的正常呼吸。

勤洗头发

宝宝的头发也要每天清洗，若已经患上脂溢性皮炎，勤洗头部可除去疮痂。如果疮痂已变硬粘住头部，则可先在患处涂上橄榄油，过一会儿再洗。

其他护理细则

给宝宝清洗时，不要使用含香料或碱性的肥皂，清水即可。除用适合宝宝的擦脸油外，不要用任何护肤品。湿疹怕热，不要把宝宝捂得过于严实。不要长期大面积涂抹虽然疗效好但含有激素的药膏。宝宝用药，必须要有医生的指导。给宝宝添加辅食时，注意暂时避开会加重湿疹的食物。避免过量喂食宝宝，防止消化不良，引起湿疹。

新生儿脐炎的防护

脐带是母体供给胎宝宝营养和胎宝宝排泄废物的必经之道。出生后，在脐带根部结扎，剪断，一般出生后 7~10 天脐带残端脱落。如果断脐后，脐带伤口处理不当，细菌入侵、繁殖，就会引发新生儿脐炎。

新生儿脐炎的症状

脐带根部发红，或脱落后伤口不愈合，脐窝湿润、流水，这是脐带发炎的最早表现。以后脐周围皮肤发生红肿，脐窝有浆液脓性分泌物，带臭味，脐周皮肤红肿加重，或形成局部脓肿，引发败血症，病情危重的还会引起腹膜炎，并有全身中毒症状。

宝宝患了脐炎，会有发热、不吃奶、精神不好、烦躁不安等现象。

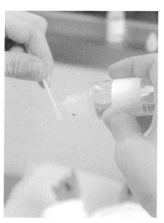

对新生儿脐炎的防护

如果遇到宝宝脐带残端长时间不脱落，应观察是否断脐时结扎不牢，此时应考虑重新结扎。

宝宝大小便后，要及时更换尿布，最好使用吸水、透气性能好的消毒尿布，且使用尿布方法要得当，尿布不要遮盖脐部，以免尿液污染脐部，引发感染。

脐部潮湿、有分泌物时，新爸妈要用浓度为 3% 的双氧水清洗后，再涂浓度为 75% 的酒精或安尔碘。

新爸妈应该掌握常规的消毒方法，仅消毒表面是不够的，必须从脐带的根部由内向外环形彻底清洗消毒。

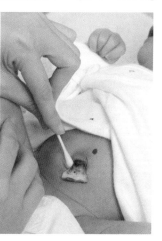

接触宝宝前必须洗净双手。

给宝宝洗澡时，注意不要洗湿脐部，洗澡完毕，用消毒棉签吸干脐窝里的水，并用浓度为75%酒精消毒，保持局部干燥。

如果宝宝出现发热、体温上升的现象，要及时送宝宝到医院就诊。

注意脐茸、脐渗血或脐部蜂窝组织炎等，如有异常，及早到医院检查、处理。

宝宝的脐带残端脱落后，注意观察脐窝内有无樱红色的肉芽肿增生，如果有，应及早处理，防止肉芽过长而延误治疗。

注意宝宝的腹部保暖。

对于患了新生儿脐炎的宝宝，可以进行抗生素治疗，一般新生儿期首选青霉素，加氨苄青霉素疗效佳，但宝宝个人体质不同，应该在医生指导下用药。

对于脐部已形成脓肿的宝宝，应该及时到医院进行切开引流换药。

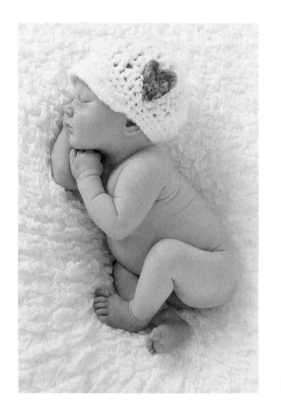

▶了解扁头综合征, 保护宝宝自然头型

什么是扁头综合征

"扁头综合征"（Flat head syndrome），是指宝宝头骨后位或侧位发生不同程度的扁平畸形，以及由此带来的宝宝机能损伤。其中，发生在脑部后侧面的，称为"斜头畸形"（Plagiocephaly）；发生在脑部正后方的，称为"平头畸形"（Brachycephaly）。

扁头综合征的形成期和危害

一般宝宝出生后的前3个月最容易形成"扁头综合征"，这段时期宝宝的绝大部分时间是在睡眠中度过，此时宝宝头骨特别柔软，发育非常快。普通婴儿床垫是平坦的，并且缺乏科学的软硬度考虑，极易使宝宝头部产生扁斜畸形。

"扁头综合征"会影响宝宝的外观形象，导致宝宝视神经发育不平衡，导致宝宝头部两侧肌肉组织发育不均衡，导致宝宝精神发育相对迟缓。"扁头综合征"带来的头颅变形，会损伤正常脑容腔结构，影响脑容量发育，并使脑附件产生错位。严重的畸形会使宝宝脑容量不足，危害智力正常发育。

"斜头畸形"不会随着年龄增长和身体发育而自行矫正修复。

传统的"睡平头文化"

在我国部分地区，民间广泛流传着给宝宝"睡平头"的说法，使得很多宝宝一出生就要被动地接受家人给"睡平头"的"照顾"。

常有新妈妈抱着刚满月的宝宝出门晒太阳，就有人会赞扬：看宝宝的头，多平，真好看！如果不是平头，新妈妈就会被熟人说成懒妈妈：看把宝宝头睡的……所谓"睡平头"，唯一的目的是通过睡姿或用枕头让宝宝的头型变成扁平头，更离谱的方法是宝宝出生后用书本等硬物作为宝宝的枕头！

受"睡平头文化"影响，我国的扁头综合征发生率远远高于其他国家。需不需要给宝宝"睡头"有时也成了婆媳 PK 的一个问题，其实没有必要人云亦云，睿智的新妈妈要相信科学、坚持科学，保护宝宝的自然头型。

睡扁平头是违反自然规律的

首先，宝宝在孕育的过程中，都是有后脑勺的，这是自然赋予每个新生命的基本特征，然而宝宝一出生就要被亲人们主观地改造这些自然的特征，这种观念本身是反自然的。其次，"睡平头"的过程必须强制，从而剥夺了宝宝对舒适睡眠的体验，要知道每个宝宝出生后 5~6 天就会找到自己特有的舒适体位，"睡平头"的过程难免干扰宝宝寻求舒适体位的需求，对一个只能用哭声表达不满的新生命，任何强制措施都是非自然的，还可能事与愿违。再次，强制措施，令宝宝烦躁，除了哭闹外，宝宝也会挣扎着变换体位，这就不能保证睡出平头。

建议每个新妈妈都学习保护宝宝头型的知识，建立预防宝宝扁头综合征的意识，统一全家人对宝宝头型的认识，全家人要为迎接新生命做好知识储备，切勿被传统的"睡平头文化"所误导。独立思考，用心按照科学的方法保护宝宝的自然头型。

观察宝宝是否扁头的方法

第一步：把宝宝放在胸前，用两只手比着宝宝的耳朵，观察手是不是在一条水平线上。在一条水平线上就是正常的，不在就需要进一步观察。

第二步：让宝宝躺在床上，从宝宝的头顶观察，看宝宝头部的形状是不是对称和正常。

第三步：从侧面观察，一个人抱着宝宝，另一个人从侧面观察，看宝宝的头是不是有特别突出的部位。

第四步：从正面观察，把宝宝抱在面前，从正面观察宝宝的面容和五官，特别注意宝宝的五官是不是对称，正常宝宝的五官是对称的。

第五步：让宝宝平躺在床上，从宝宝的脚底往上观察，看宝宝的头是不是偏向一侧，如果发现宝宝总是习惯性地偏向一侧，就要重视了。

第六步：如果发现宝宝有任何不对称的睡姿问题，都要在产后 42 天筛查的时候请教医生怎么处理。

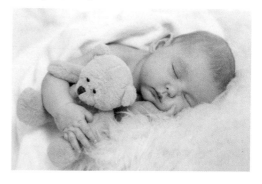

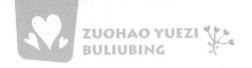
▶关注新生宝宝心理需要, 培育阳光宝宝

0~1岁期间, 与宝宝建立亲密关系的重要性

　　0~1岁的是父母与宝宝建立亲密关系最关键的时期。父母要通过和宝宝之间亲密关系的建立, 让宝宝信任自己, 为良好的信任感和安全感建立打下最早的基础, 为宝宝将来的健康心理起到重要的奠基作用。如果错过了这一阶段, 长大后父母再想通过对宝宝好来弥补就尤为困难。在生命的最初阶段, 与新妈妈亲密感和信任感建立的缺失, 会造成宝宝在成长过程中的安全感严重不足, 甚至无法与父母或其他人建立相互信任的关系, 无法表达和经营自己的情感。

0~2岁期间, 帮宝宝建立信任感的重要性

　　宝宝在0~2岁, 心理发展的任务是获得信任感, 克服对陌生世界的不安感和怀疑感。

　　如果宝宝信任感建立的好, 长大后在和他人建立关系, 尤其是建立亲密关系时就会很正常、很容易, 不会有太多的内心冲突和挣扎。同时, 这种建立关系的能力会延伸到与父母建立良好的关系之中, 同时会使宝宝对周围的环境也能有很好的安全感和掌控感, 会对身边的一切人和事物有良好的期待和希望, 会形成乐观的心态。如果父母忽视了信任感的建立, 宝宝的性格就会带有怀疑的特质, 不仅难以和身边的人尤其是具有亲密关系的人建立良好的信任关系, 而且还会影响到宝宝长大以后的人际关系。

如何通过母乳喂养帮助宝宝建立信任感

　　这里说的母乳喂养不是指母乳营养好, 而是从宝宝心理发展的需求而言, 侧重于讲母乳喂养时的姿势和眼神。哺乳时新妈妈专

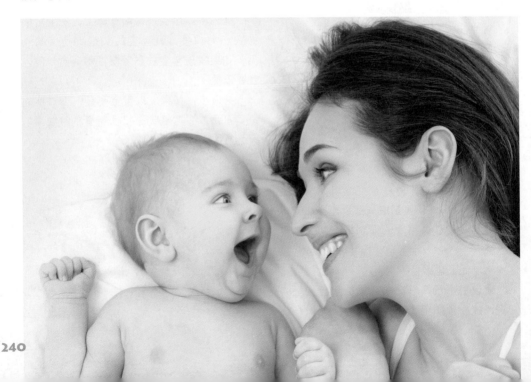

注的眼神、微笑的表情、愉悦的情绪都能给宝宝带来丰富的情感体验。宝宝一边吃奶一边看着新妈妈的脸庞，或者闭着眼睛沉浸在这种舒服的姿势之中，是宝宝最惬意的时刻。即使是非母乳喂养，只要做到了喂养的姿势和眼神的凝视，新妈妈同样能给予宝宝安全的舒适感，在心理上和宝宝建立起亲密感。

如何通过即时满足帮助宝宝建立信任感

在 0~1 岁，新妈妈要随时满足宝宝的任何需求，不提倡延迟满足。宝宝饿了、渴了、困了等这些生理方面的需求新妈妈要及时关注并解决。新妈妈对宝宝这些需求给予关注和回应，能让宝宝和新妈妈之间建立一定的联结，是在告诉宝宝：有妈妈在，你是安全的，妈妈能帮你解决这些困难。宝宝也会坚信：只要我不舒服，妈妈就会出现帮助我消除这些烦恼，我相信她，我不用怕！两人之间形成这样的互动方式，能帮助宝宝建立早期良好的安全感。延迟满足是对 3 岁以上的宝宝进行的训练内容，对这个阶段的宝宝而言，延迟的感觉容易造成心理的创伤。所以，只要宝宝有需求，父母一定要尽量而且尽快满足宝宝。

如何通过与宝宝身体接触帮助宝宝建立信任感

新妈妈与宝宝通过肌肤间的接触，达到情感交流的目的，使宝宝在心理上获得安慰感和支持。新妈妈千万不要忽视与宝宝肌肤接触的重要性。新妈妈可以抱着宝宝，也可以轻吻宝宝的脸蛋，握握宝宝的小手等。新妈妈可以用自己所熟悉的方式来接触宝宝，以宝宝的放松、愉悦为标准。整个过程应该是温柔的、缓慢的、充满爱的，新妈妈和宝宝都会感到温馨、幸福。

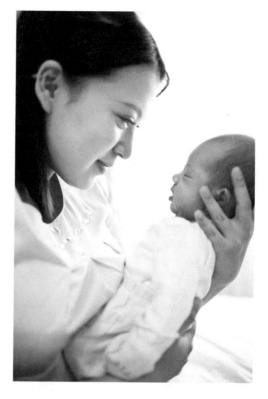

如何通过新妈妈良好的情绪帮助宝宝建立信任感

新妈妈的良好情绪是让宝宝建立信任的另一种方式。看新妈妈的脸，去读懂新妈妈脸上的表情，是宝宝出生后学会的一大本领。而且，宝宝会由新妈妈脸上的表情来决定自己的喜怒哀乐。可以说是"忧愁着妈妈的忧愁，高兴着妈妈的高兴"。如果新妈妈焦虑不安、烦恼、埋怨，宝宝也会通过读新妈妈的表情来获得感知。有时宝宝哭闹就是因为感觉不被接纳、不被喜爱、没有安全感。新爸妈要记住：宝宝是"感觉"着自己的，不是"理解"着自己的。新妈妈一定要注意调整自己的情绪，真心地接纳宝宝，用积极的、正面的眼光来看待宝宝的特点。

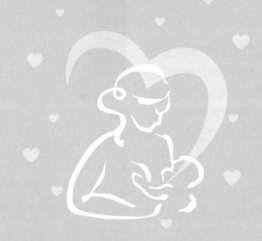